方寸之间　别有天地

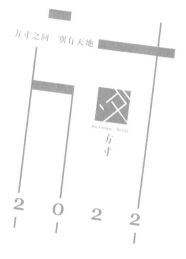

The Unique World

方寸

2 0 2 2

U0259603

献给无与伦比的古代骨骼学家

阿德里安·拉什顿

不可思议的**骨骼**

〔英〕扬·扎拉斯维奇
Jan Zalasiewicz

〔英〕马克·威廉姆斯
Mark Williams

著

SKELETONS

林安萧——译
邢立达——审校

The
Frame
of
Life

支撑生命的杰作

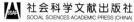
社会科学文献出版社
SOCIAL SCIENCES ACADEMIC PRESS (CHINA)

CONTENTS
目 录

致　谢

　　这本书和我们之前的几本书一样，始于一个即兴却又莫名需要继续下去并得出一些结论的想法。大多数时候，骨骼是一种隐藏在生物体内的框架，同时它也为远古时代的人类生活提供了方方面面的支持。而我们想用一种更直观更可见的方式，从支撑地球上复杂生命发展的角度来理解骨骼。

　　为了让这个想法成形，牛津大学出版社的拉莎·梅农（Latha Menon）和其他人给予了我们源源不断的支持和鼓励。为此，我们深表感谢。拉莎有一种无与伦比的能力，在我们可能触礁走偏的时候，轻柔地将我们引导回……多产的水域。当我们险些错过截稿日期的时候，珍妮·纽吉（Jenny Nugee）和她的同事们非常耐心，并极其高效地完成了出版工作。

　　这本书的主题和内容，受到了很多人的影响。在我们的学习和工作生活中，这些人深深地影响了我们对新旧骨骼化石的研究。这份名单十分冗长，其中包括一些同事，例如大卫·斯维特（David Siveter），德里克·斯维特（Derek Siveter），理查德·福提（Richard Fortey），备受怀念的、已故的迪克·奥尔德里奇（Dick Aldridge）和巴里·理查兹（Barrie Rickards）。

我们想将这本书献给对本书的内容既有直接影响，又有间接影响的阿德里安·拉什顿（Adrian Rushtan）。自维多利亚时期以来，没有哪位学者能像拉什顿那样在骨骼化石领域有着如此广泛的专业研究。同时，在拉什顿的职业生涯中，他为很多人提供了不可估量的支持与帮助。

我们还要感谢那些为本书提供图片并对图片给出建议的人们。他们是：约翰·阿尔格伦（John Ahlgren）、丛培允、伊凡·科尔帝霍（Iván Cortijo）、杰森·邓洛普（Jason Dunlop）、丹尼斯·汉森（Dennis Hansen）、汤姆·哈维（Tom Harvey）、苏拉亚·马拉利（Soraya Marali）、大卫·马提尔（David Martill）、吉尔斯·米勒（Giles Miller）、克里斯·奈德扎（Chris Nedza）、马克·珀内尔（Mark Purnell）、阿德里安·拉什顿、保罗·塞尔登（Paul Selden）、大卫·斯维特、德里克·斯维特、文森特·佩里尔（Vincent Perrier）、乌尔里希·萨尔兹曼（Ulrich Salzmann）、贝恩德·施奥内（Bernd Schöne）、伊恩·威尔金森（Ian Wilkinson）、侯先光、马晓娅和杰里米·杨（Jeremy Young）。

也非常感谢我们的家人阿希（Asih）、卡西亚（Kasia）、米拉娜（Milana）、马特（Mat），感谢他们持续的支持和鼓舞，以及在我们挤时间写这本书的时候给予我们的无尽耐心。还要感谢我们的合伙人多琳（Doreen）、勒斯（Les）、伊莲娜（Irena）以及激发了我们好奇心的费利克斯（Feliks）。

序　言

　　侵略了北美平原的风滚草，独角鲸那凸出在外的犬齿，翼龙的第四根指头，甲壳虫的甲壳，还有高达 5000 米的古代海底山脉头顶那刚刚浮出热带海面的珊瑚岛礁，这些东西的共同点是什么？它们都是骨骼的一种形式，是一个已经步入中年的星球上的生命体在演化的极晚期产生的杰作。

　　想象一下一个没有演化出骨骼的世界。我们将见不到鸟儿飞过天际，停留枝头；见不到小猫一跃而起，跳上花园的墙壁（也许就是为了抓住刚刚的鸟儿）；也见不到螃蟹快速爬过沙滩，孩童跑过操场。这些我们早已司空见惯的情景都不会存在，这个世界该多么诡异啊！但在地球生命史的大部分时间里，世界就是这个样子的。

　　现在的地球表面覆盖着大量的骨骼，从庞然大物到毫厘之微，不一而足。有些骨骼堆，例如澳大利亚的大堡礁，极其庞大，甚至在太空中都清晰可见。而有些骨骼则微小到只能通过高倍显微镜才得以一见，精致地展现出了来自数亿年前的微细结构。在古代，人类便一直心心念念地寻找着最壮观的骨骼标本，时至今日，这些骨骼仍旧散发着令人敬畏的力量。从另一个角度看，这些经年累月储存在岩石层中的骨骼，正在控制地球上一些最重要的化学循环，也成了维持地球宜居气候的重要力量。

在本书中，我们将从多个角度探究骨骼，并详细地介绍那些由矿物质组成的，曾帮助生命改造我们所在星球的骨骼。我们将从远古遗迹中观察骨骼的创新，看看微小的细胞是如何为自己搭建"脚手架"的，看看这些细胞的"脚手架"又如何一步步演变成如今我们熟悉的骨骼的样子。我们会解释骨骼形成的不同途径，还会向你们展示这些"生命的框架"如何造就了生物在外貌、体形、大小和生活史对策方面极丰富的多样性。

以骨骼为切入点来观察地球上的生命，有助于我们找到许多深奥问题的答案。为什么骨骼是由某些特定元素组成的？为什么有的动物的骨骼在外面，而有的动物的骨骼在里面？骨骼为动植物带来了哪些优势？骨骼又为生命体实现了什么样的生活方式？复杂的生物网让地球上的海洋、陆地和空气活跃了起来，给这些生物安上"框架"以后，它们又是如何

"重塑"地球的呢？

骨骼又是如何帮助人类的呢？那些恐龙和海洋爬行动物的骨骼，可不只是为博物馆增色，还能让我们得以瞥见地球那古老又令人激动的过往。骨骼还曾是农民使用的工具，虽然农民使用它们的方式普通而实用，且足以让古生物学家为此感到沮丧。如今，我们从技术上增强了自己的骨骼，也构建了新的能让我们探索这个世界和其他世界的骨骼。在这种情况下，科学家可以通过研究已演化了几亿年的骨头和壳的结构，获取为我们的社会构建新的物质结构的灵感。

在人类眼中，骨骼自古便是意义深远的图腾，象征着死亡和永恒。毫无疑问，这种联想让骨骼更加充满魅力。在本书中，我们会提到一些科学家，他们发现并研究了那些壮观的，或是活的，或是化石形式的骨骼，并致力于解答地球上那些事关生命和死亡的谜团——生命是如何繁荣和发展起来的？在那些建造骨骼的能力周期性失效的时候，生命又是如何崩析的？

随着地球逐渐衰老，骨骼的未来在何方？从太阳这颗恒星不可阻挡的演化历程来看，依附于地球的这场特定的生命实验，还能再持续约 10 亿年。因此，关于地球上的骨骼故事，还有时间发展出新的篇章。就在我们写下这个故事的同时，新的篇章似乎已经开始。我们这个世界的骨骼结构似乎即将重演远古时期的灾难，历史上的噩梦又将再现，而这也是我们留给后代的"礼物"。

然而，与此同时，我们正在产生非凡的新事物。如果未来地球上的骨骼是由金属、塑料、硅以及重组的组织和骨头制成的，那么世界会变成什么样呢？也许，那些新发明的生命骨骼框架能帮助我们前往遥远的恒星和行星，与有着不同骨骼框架的不同生命体邂逅。经过过去几年跌跌撞撞的探索，如今，这种对我们的世界或其他世界的漫长冒险，也许会在人们的预感和期待下成为现实。不管最终这些冒险会带领我们去向何方，不管骨骼会发展成什么模样，它们都会为未来的演化搭建"框架"。它们会长久地存在下去，继续讲述生命的故事。

地质年代表

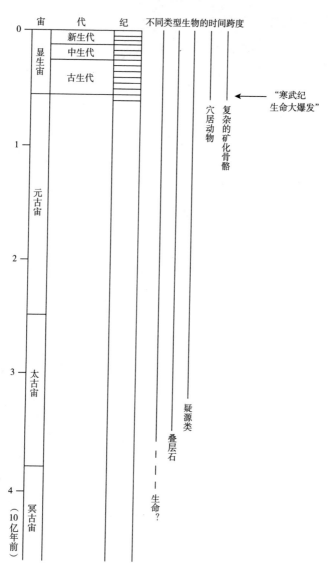

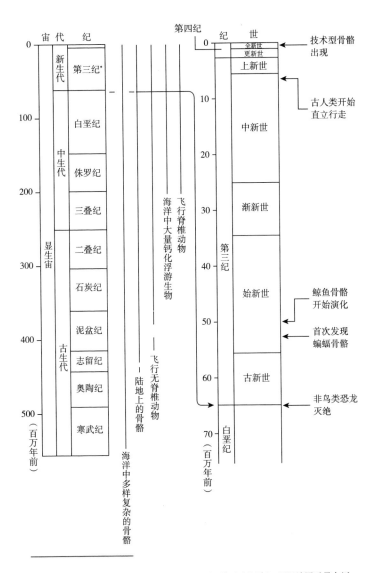

* 一般来说，最近 10 年，第三纪已改称为古近纪和新近纪，国际地层委员会新的《地质年代表》表述为：古近纪——古新世、始新世、渐新世，新近纪——中新世、上新世。——译注（书中脚注皆为译注，后不再标示）

01 骨骼出现

　　查尔斯·达尔文看到了一个分为两个部分的世界。这让他感到非常困惑。在他身边的，是他熟悉的那一部分世界。在这个世界中，猫会跑会跳，昆虫和鸽子会飞，鱼和鲸会在海里游泳，大量的贝类会生活在海底和海岸线上。作为一名跟着"贝格尔号"（*Beagle*）环游世界的年轻科学家，达尔文在加那利群岛收集到了很多贝壳化石，在阿根廷海岸收集到了已灭绝的巨型树懒和犰狳的骨骼。甚至在登上"贝格尔号"之前，作为剑桥大学的本科生，达尔文便已和维多利亚时期伟大的地质学家亚当·塞奇威克（Adam Sedgwick）一起研究这个领域。亚当·塞奇威克曾从形成于寒武纪的岩石层中剥离出无数的三叶虫壳体化石。这些三叶虫的年代，要远早于陆地上最早出现的骨骼动物。

　　然而，达尔文知道，在那些包含了不同种类骨骼化石的寒武纪岩石层下方，是形成于前寒武纪的更古老且更厚重的岩石层。在这些岩石层中，是没有骨头和外壳的。那个没有骨骼的远古世界，是如何突然间就变成一个到处都是骨骼的世界的呢？这些生命的骨骼不但十分多样化，还能经受住时间的考验。

对于这个问题，科学家们仍然十分困惑，不过现在这个问题已经被纳入了不同的体系。也许，从某种程度上说，成了一个更巨大的问题。在前寒武纪的古老岩层中，达尔文没有看到任何生命存在的证据。就他所知，当时的地球可能是一片死寂。他也无法测量那些岩层的时间跨度，从而估算出当时的年代。如今，人类已经学会了使用岩层中的某些特殊矿物质做成的原子钟来测算地质年代，所以我们知道地球存在了45.4亿年，知道岩层中那些微生物痕迹至少存在了38亿年，甚至达到了41亿年，也知道充满骨骼的寒武纪只存在了5.41亿年。因此，生命存在的时间至少占地球寿命的4/5，甚至9/10。然而，我们那熟悉的、覆盖了方方面面的骨骼，以及它们所支撑的生命体的存在时间，只占据了地球寿命的12%。从地质年代来看，骨骼也许是后来者，但它从根本上改变了这个世界。事实上，骨骼定义了目前的地质年代——以寒武纪为开端的显生宙。

现在我们知道，在生命存在于地球上的那些时间里，微生物其实是可以产生骨骼的，只不过这些骨骼要么小到达尔文看不到，要么粗糙到达尔文认不出。这样的认知让上述问题变得更加扑朔迷离。从那些极为罕见的化石中我们还了解到，软体多细胞动物在地球上存在了至少 12 亿年，而在寒武纪开始前的 6000 万年前，海洋中就出现了大量且神秘的多细胞无脊椎动物——埃迪卡拉动物群（Ediacara biota）。

不管骨骼到底是什么，很显然，它都是非常特殊的——5.5 亿年前，当克劳德管（Cloudina）带着它那全新的壳出现在地球上的时候，这颗星球便开启了一场革命。

第一个真正的骨骼

普雷斯顿·克劳德（Preston Cloud）是一位全能的杰出地质学家。20 世纪 30 年代早期，克劳德参加美国海军，然后成为海军的羽量级拳击冠军。受大萧条的影响，克劳德没能读大学。后来他去了夜校，白天则在美国国家博物馆做体力工作。出于对化石的热情，他成为博物馆古生物学实验室的清修师。自此以后，他的事业攀上了高峰。作为一位能用广阔的视角来看待地球及其在宇宙中位置的学者，克劳德最为著名的成就是用令人难以忘怀的术语来解读前寒武纪历史的大框架。例如，他创造了"冥古宙"这个词来标记前寒武纪最早最神秘的部分。因此，用他的名字来命名地球上已知的、最早的、真正的骨骼动物，实在是再合适不过了（图1）。

克劳德管（属于克劳德管科。这个命名对于克劳德这样的伟人来说，只是锦上添花罢了）是极其重要的，但绝不是那种壮观恢宏的化石。克劳德管基本上只是一种不规则的弯曲圆管，大小至多几毫米宽，几厘米长。这种管状物的结构独特，就是一组长圆锥体。这些圆锥体一个堆叠在另一个内部，第一个圆锥体在其尖端闭合，其余则开放。[1]而且它没有附着器，没有内部间隔，也没有盖子。在5.5亿年前的前寒武纪末

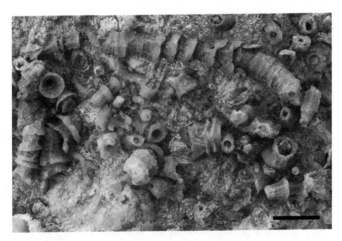

图1 *Cloudina carinata* 化石 *

埃迪卡拉纪晚期（前寒武纪），西班牙埃斯特雷马杜拉自治区巴达霍斯省埃莱乔萨德洛斯蒙特斯市（Helechosa de los Montes），比例尺为5毫米

---

* 克劳德管科的另一物种。

期地层中，克劳德管算是一种比较常见的化石。它们和神秘的埃迪卡拉动物群存在于同一个时代，但从未出现于同一岩石层中。因此，克劳德管和埃迪卡拉动物群可能生活在海底的不同位置。在我们常规的理解中，克劳德管有足够的理由来代表骨骼形成的开始。

它的管状结构似乎是由方解石构成的，而方解石则是碳酸钙的常见形式。辨别克劳德管这种早期骨骼的原始成分以及其后的形态并非易事。这些生物的外壳在它们死后会没入海底或被沉积物掩埋，或许是因为前寒武纪晚期海洋的化学成分，所以这些壳体的成分很容易发生改变。尽管有些化石涉及二氧化硅或碳酸钙，但是改变后的常见成分是磷酸钙。从保存完好的化石中可以看到，克劳德管壳体的原始成分是方解石——一种只有微米大小的晶体。这些晶体似乎最初就嵌入了某种坚硬的外部有机材料，因为管状结构的波纹状外观表明，虽然它们在死后经过再结晶会变脆，但是它们在活着的时候，是有一定柔韧性的。

克劳德管到底用了什么生化技巧来制造它的骨骼呢？所有骨骼制造者身上的这种生物矿化的基本机制都是改变组织的内部条件，促使通常以液体形式溶解在有机体内部或周围的化学物质析出晶体，从而形成坚硬的结构。总的来说，海洋中充斥着钙离子（Ca^{2+}）和碳酸根离子（CO_3^{2-}），因此碳酸钙

（CaCO₃）可以很容易析出，完全不需要生物学的帮助。然后有机体便可以通过调整周围的化学条件，集中这些成分来促进析出过程。或者，有机体可以改变影响结晶的因素。在这些因素中，最重要的是酸度，这是可以通过 pH 值来测定的，即测试氢离子（H⁺）的浓度。氢离子浓度和 pH 值 是一种逆向关系。pH 值越低，表示氢离子越多，酸度越强，也就不利于结晶。然而，提高组织内部的 pH 值，创造更多的碱性条件，便会促进结晶。很显然，克劳德管已经演化出了一种有效的生物矿化机制。虽然相对于那些我们后面会提到的诸多奇迹来说，克劳德管的骨骼带有临时性，但它也是一副真真切切的、完完全全的骨骼。

软体动物的攻击

克劳德管出现的同时，地球生物圈还经历了另一次重大变革。大约 5.5 亿年前，地层中开始出现大量的潜穴痕迹。这也意味着，动物们演化出了足够的肌肉，并主动穿过海床的沉积物。地质学家将动物穿过或搅动沉积物的过程称为生物扰动（bioturbation）。在生物扰动的作用下，岩层中出现了斑驳的纹理。在年代更久远的前寒武纪岩层中，偶尔也会出现一些更简单的痕迹，但从来没有出现过这般规模且复杂的痕迹。

但是在寒武纪早期，这种在生物扰动作用下形成的岩石纹理却处处可见。想要以这种方式穿过海床上的沉积物，就需要一种特殊的骨骼，即如两侧对称动物那样有着可辨认的头部和尾部的骨骼。

那些更原始的动物，例如水母，拥有的是简单柔软的水骨骼（hydrostatic skeleton），其内部充满液体，周身是神经系统控制的肌肉层。因为这里提到的液体——海水——是不能压缩的，所以它们的形状会随着它们肌肉的收缩而发生改变。这只是这种肌肉演化的初级阶段。水母可以在海水中用这种方式移动，但是它无法钻过沉积物。[2]

如果它有一种更先进的身体构造，例如灵活而坚韧的外角质层，它便能做到这一点，就像平时在花园的土壤中看到的蚯蚓那样（达尔文对蚯蚓进行了详细的研究，他比任何人都了解这些过程）。要想获得这种进步，就要在两侧对称动物的身体结构上演化出大量更复杂、更强健的组织结构。两侧对称动物包括大多数主要的动物群体，5.5亿年前生物扰动岩层的出现证明了这一主要演化进程的发生时间。

这个大概是为了应对捕食而产生的演化，确实是很关键的一步。虽然水母和海葵可以拥有肌肉组织、神经和简单的肠道，但是在胚胎期，它们只有两个胚层，这限制了它们可以产生的结构的范围。这些动物被称为双胚层动物。不过其中有些动物，例如珊瑚，后来建造出了有史以来最伟大的骨骼结构。大多数动物，从蠕虫到人类，是三胚层动物，因为它们的胚胎拥有三个生殖细胞层。上述演化步骤对于骨骼来说是至关重要的，因为它能使三胚层动物产生更广泛的结构，例如器官。在人类的故事中，这一演化步骤促进了源自中胚层的人类内部硬质骨骼的发展。同时，它也促进了源自外胚层的三叶虫矿化外骨骼的发展。更重要的是，这一演化过程让最早在前寒武纪的海床中挖洞的蠕虫有了非矿化却坚硬的外角质层。

这场革命是我们所在的显生宙开始的标志，因为它预示着生物圈很快便会发生变化。这种变化的结果之一，就是硬质骨骼成为生物生存"工具包"中至关重要的部分。两侧对称动物的身体是促成这次生物圈革命的一个主要因素，或者说是唯一的主要因素。且就我们的故事而言，它施与了最强的选择压力，以鼓励随后出现的硬质骨骼的发展。这次生物圈革命，是足以标记一个宙的创举。

国际上以一种独特的早期潜穴*的出现作为显生宙——我们所处的地质年代——的底界。这种潜穴呈现一种三维螺旋式运动形态，人们称其为足状锯齿迹（*Treptichnus pedum*）。

---

* 潜穴（burrow），指舌形贝、蠕虫类等动物留于沉积物中的管状洞穴痕迹，属于遗迹化石。

它首次出现于构成现在加拿大纽芬兰岛的海床沉积物中。这些潜穴类似于如今的曳鳃蠕虫为了寻找猎物而螺旋式钻过海底沉积物时留下的痕迹。人们认为，这种新的肌肉运动技巧代表着显生宙初始阶段可追溯的最稳定的水平。虽然在实践中已证明这种运动痕迹是有问题的，[3] 但它目前仍是显生宙的底界。

当时，任何拥有爬行、滑行或打洞能力的动物，仅仅通过吃掉那些富含有机物的泥土，就可以吸收其中的食物储备，而微生物席*也可以被当作食物。这个微妙的节点为未来的发展铺平了道路。对于很多早期生物来说，这种肌肉的演化开始朝着捕食其他有机体的方向发展，尤其是当其他有机体体形较小、活动能力稍弱的时候。根据我们的理解，这场缓慢又冗长的演化"军备竞赛"早已正式开始。克劳德管便是这场"军备竞赛"中已知的最早出现防守反应的生物。

化石可以清晰地证明这一点。在这些保存完好的骨骼群中，高达 1/5 的克劳德管出现了可能受到过攻击的迹象，具体表现为壳体上整齐的圆形贯穿孔。[4] 相较于那些在生命晚期被再次刺穿，有时还会被刺穿几次的克劳德管单体而言，有些

---

* 微生物席（microbial mat），缠绕的丝状微生物和球状微生物，通过自身分泌的黏液质，黏结或沉淀沉积物，并胶结成一种席状组织。

克劳德管的孔并不完整，因为其未贯穿整个壳体。克劳德管的壳体无疑会形成一种保护性的盔甲，来提高骨骼制造者的存活率。

不过，即便是在这场"军备竞赛"的早期，当时的生态环境也不简单。从所有的研究标本来看，可能只有一种掠食者，因为标本中似乎只有一类贯穿痕迹。但是除了克劳德管外，还有其他潜在可攻击对象。在克劳德管群所在地，还有另一种类似的管状壳体震旦虫管（*Sinotubulites*，它的不同之处在于其两端开口[5]）。它们共存的地方有捕食痕迹出现，但受害者只有克劳德管，而震旦虫管在迄今为止检验的标本中，并没有受到攻击的迹象。早期的掠食者似乎也是选择性捕食。

是什么保护着震旦虫管的安全？也许它分泌了毒素，让未知的掠食者不敢靠近，或者它有一层额外的、未在化石中留下痕迹的有机材料盔甲。这场机动性与盔甲的"军备竞赛"，一开始便存在一定的复杂性，而且随着骨骼结构的爆发式形成，只会变得愈加复杂。

骨骼的爆发式形成

"达尔文的困惑"（Darwin's dilemma）标志着那似乎没有生命迹象的远古贫瘠地层，突然转变成一个充满了壳体遗骸的更近代的地层。克劳德管和震旦虫管只是其中的"先遣部队"。达尔文认为，在他试图解释生命在地球上的演化方式的过程中的一个主要难点，是地层突然转变之间的缺失地带——如果知道地球孕育有骨骼生命的时间，只占其历史的1/8，他大概会更困惑。他本来希望看到能追溯至史前时代的更原始的化石遗骸。对他来说，复杂的、骨骼化的、可形成化石的生命似乎是在寒武纪早期化石"大爆发"期间突然出现的。

然而，经过一个多世纪对地层的艰苦研究，我们现在关于寒武纪生命大爆发发现了更具体的问题。这场生命大爆发到底有多突然？其与骨骼的获取有多紧密的联系？这场生命大爆发，从本质上来说，是不是复杂又柔软的多细胞有机体经过漫长而神秘的历史后出现的一种容易化石化的骨骼？骨骼制造（skeleton-making）只出现了一次，还是在生物的不同演化谱系中多次独立出现？有机体制造骨骼的能力是由足够复杂的生命机理发展引发的，还是因为某些环境的改变让骨骼制造变得更加容易，从而出现了这种能力，或是两者兼有？关于骨骼与生命机理和行星条件之间的复杂关系，疑问实在是太多了。我们可以逐个解答这些问题，至少是部分问题。

如今的化石记录，比达尔文时代要多很多［达尔文本身并不赞成利用化石来证明他称之为"后代渐变"（descent with

modification）的现象和如今我们所知的生物演化。在《物种起源》一书中，达尔文更在意来自动物育种的证据]。最关键的是，现在的化石记录都经过了年代校准。也就是说，我们可以通过放射性鉴年法确定化石形成的年代。在承载着骨骼的地层中，有着一层又一层的火山灰。这些火山灰中通常含有各种矿物晶体，例如锆石（硅酸锆）和独居石（一种稀土磷酸盐矿石）。这些晶体在形成的过程中会包含大量的放射性铀元素。这些铀放射性衰变为铅的过程为高精度原子钟的应用提供了基础。因此，在良好的情况下，这种原子钟甚至能将距今 5 亿年的地层的年龄精确到百万年。

在第一批潜穴出现后不久，便出现了克劳德管、震旦虫管和其他最早期的造壳生物，其后便出现了足状锯齿迹。用地质学术语来说，足状锯齿迹是一种独特的三维潜穴化石。同时，它也是官方认可的寒武纪和显生宙（以及处于时代划分中间位置的，灾难性地结束于 2.52 亿年前的古生代）的底界。在接下来的几百万年里，寒武纪地层逐渐形成。这些地层中包含了骨骼形成的下一阶段——"小壳化石"。小壳化石泛指各种微小的纽扣状、管状和壳状化石，大小通常从一毫米到几毫米不等。它们都是一些残骸，就像是一套支离破碎的锁子甲。因此，很难知道它们到底属于哪种动物。很多化石至今我们也不知道属于什么动物。不过经过仔细研究，人们已经将部分化石和各种有机体联系了起来。此时，寒武纪大爆发正在加速。

然后，5.2亿年前，寒武纪的标志性化石三叶虫出现了（图2）。对于很多人来说，这些极具魅力的化石，甚至比恐龙和猛犸象更能代表古生物学。它们和现存的任何生物都不一样。它们那巨大的、有光泽的、钙化的外骨骼细分为头部、身体和尾巴。不仅如此，它们通常还有凸出的棘状突起。在被用于古生物学研究之前，它们就已受到人们的关注。古代的中国人、希腊人和罗马人将它们视为珍贵的装饰品，美洲原住民犹他人也是如此。犹他人曾从美国犹他州的岩层中找到古生物学家称为金氏爱尔纳虫（*Elrathia kingi*）的极佳三叶虫标本。他们相信，用这种"小水虫"做成的护身符可以抵御疾病和子弹。这种美学上的吸引力（对于犹他人来说，则是精神上的吸引力）源自三叶虫外骨骼的复杂性和分节性。三叶虫的外骨骼结构的复杂程度，远远超过了简单的克劳德管。三叶虫甚至还存在于那些因地热和压力而发生强烈蚀变的岩层中，例如亚当·塞奇威克研究的威尔士板岩（Welsh slates）。它们的骨骼象征着寒武纪的到来所带来的变化。在古生物学家研究寒武纪早期岩层序列的过程中，它们也是唯一一种能够经常被发现的化石。

同时期也出现了其他类型的骨骼。除了包含一些神秘动

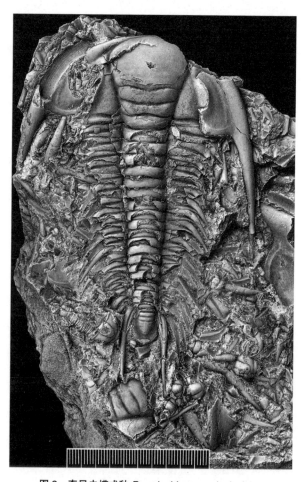

图 2 奇异虫模式种 *Paradoxides paradoxissimus*

三叶虫的一种，保存在石灰岩中，发现于瑞典西约特兰斯卡拉市以

东 12 公里处的瓦纳姆（Varnhem），比例尺为 5 厘米

物（或者称其为完全怪异的生物）的"小壳化石"之外，还有第一批棘皮动物、腕足动物、腹足动物以及古杯动物（一种已灭绝的海绵状生物，其强健的管状骨骼可以大量堆积，从而形成第一批真正的海洋生物礁）。这是一场盛大的动物展览。在寒武纪大爆发时期，骨骼的爆发式形成大概花费了3000万年，相比之下，从恐龙到人类，只不过多花了一倍的时间。普雷斯顿·克劳德称其为"寒武纪大喷发"（Cambrian eruption），因为它的发展持续了很长的时间，而且，就像克劳德曾挖苦的那样，"它没有发出任何声响"。在前寒武纪，生物在形态学上的发展，几乎停滞了数十亿年，因此随后出现的这些变化，是一次非同寻常的、极其迅速的、爆发式的骨骼创新。它有效地决定了沿袭至今的生命及其演化模式。事实上，所有生物的主要身体结构——包括脊椎动物的身体结构——都出现在这一时期。这也决定了骨骼类型直至今日的发展。

虽然这次演化非常迅速，但也不是不合常理。[6]对于此次无法用正常演化过程来解释的演化事件，达尔文是抱有疑虑的，虽然现在的研究减少了这种疑虑，但是并没有阻止人们产生各种大胆的想法。众所周知，演化不是一个单向过程，它可以从古老生物化石和年轻生物化石之间大小和形态的可见变化的角度进行衡量，也可以从现代生物的遗传模式推测其发生的变化。例如，小型岛屿通常没有足够的资源来支持大型哺乳动物，所以那些出现在小型岛屿上的大型哺乳动物（例如因海平面的变化而被困在了小型岛屿上）通常会经历"岛屿侏儒化"（island dwarfing）。也就是说，它们的体形会明显迅速缩小。化石表明，这种变化不需要数百万年，而只要几千年就能实现（由于岛屿侏儒化，西伯利亚北部的弗兰格尔岛上最后一种已知的猛犸象在4000年前灭绝时，其体形比小马驹大不了多少[7]）。重大的生物创新也会导致快速演化，因为新的特征很快就会得到锻炼，而受其影响的其他物种也会做出相应的适应性改变。寒武纪大爆发或寒武纪大喷发，是一段非同寻常而又重大的生物创新时期，因此相对应的演化速度也十分迅速。

更硬和更软的骨骼

这里，有一种类似"第二十二条军规"* 的情况。如果我们所有关于过去生命的直接证据都来自化石，那么这就只限于那些能够形成化石的生命体，也就是那些有着各式各样骨

---

* 源自小说《第二十二条军规》，在小说中，根据"第二十二条军规"，只有疯子才能获准免于飞行，但必须由本人提出申请。但一旦你提出申请，就证明你不是疯子，于是必须执行飞行任务。常用来比喻自相矛盾的、荒谬的、带有欺骗性质的黑暗规则。

骼的生物。对于一些生物来说，它们的骨骼可能如盔甲般完整地覆盖住身体，而另一些生物身上则只有一两处骨骼，其余都是软体，例如身体大多数部位由软体组成的鲨鱼那坚硬的牙齿。不管是哪种，这些骨骼都会在地层中为它们的前主人留下容易追踪的线索。但那些全是软体的生物又该怎么办呢？我们会因为关注点在骨骼上而错失多少寒武纪的演化故事呢？

幸运的是，我们现在也能对此进行一定的测量。寒武纪的岩层序列中——一些争论了很多次，现今仍然不太明确的原因——拥有丰富的化石聚集区，而在这些区域里，软体组织和硬体组织都发生了石化，因此人们得以更全面地了解那个时期的生物。人们常称这些化石聚集区为"生命之窗"，更专业的说法则是特异保存化石库（Lagerstätten，这一德语单词的意思是"储藏之地"。和德语中其他名词一样，这个单词通常是大写的，其单数形式是"Lagerstätte"）。

在这个故事中，两个这样的特异保存化石库起到了至关重要的作用。一个位于加拿大不列颠哥伦比亚省的伯吉斯页岩，另一个则是发现于中国云南省的，同样令人震惊的澄江生物群。

著名地质学家查尔斯·沃尔科特（Charles Walcott）发现了伯吉斯页岩。该特殊的页岩位于斯蒂芬山（Mount Stephen）

陡峭崎岖的侧面。1886 年，沃尔科特便听说在那附近发现了大量的三叶虫标本，但是直到 1907 年，他才设法到达那里。那是一次短暂的旅途，但他发现了一些完好的三叶虫。这样的结果激励了他再次到访。1909 年，他发现了一种从未见过的化石。这种化石中包含了海绵和一些形态怪异的甲壳动物，其腿和触角都保存完好。沃尔科特知道，这是一项重大发现，因此每年夏天都会带着妻子和孩子一起回来，骑着马，沿着山腰艰难地跋涉至化石区域。经过几个夏天，这支简易的家族小队在山腰开辟了一处相当大的采石场。他们用锤子、凿子、大铁锹（有时还用炸药）撬开大块的页岩，这些页岩滚下山坡、裂开，露出深藏其中的宝藏——规模壮观的化石群。最终，华盛顿的史密森尼学会收藏了来自该化石群的大约 65000 个标本。它们现在仍在那里，带着最初的标签，整齐地排列在抽屉里。

伯吉斯页岩代表着约 5 亿年前的寒武纪中期，即寒武纪大爆发的主要爆发期之后的那段时间。而澄江的沉积物更加古老，可追溯至三叶虫刚在地球上出现时。它们是由年轻的地质学家侯先光在偶然间发现的，[8] 当时的侯先光在中国科学院南京地质古生物研究所工作。这些无论软体组织还是硬体组织都保存完好的精美化石在淡黄色的岩石上显出鲜艳的橙色和棕色，与伯吉斯页岩中常见的黑色页岩搭配银色化石的画面形成鲜明对比。不管是伯吉斯页岩还是澄江生物群，二者之所以能高度保真地保存古生物，至少在一定程度上是因为其岩层序列代表了寒武纪动物生活的那部分海床突然被具有毁灭性的浓稠泥浆淹没时所发生的大规模掩埋事件。[9]动物尸体被掩埋后，不会被吃掉，也不会腐烂，它们会一直待在那里，直到我们这个时代充满探索精神的古生物学家让它们重见光明。这些更能代表寒武纪海床生物的标本，让人们产生了诸多疑问：具有硬质内骨骼的动物和软体动物比起来，到底是普遍还是罕见？对于我们碰巧发现的、通常因硬壳而成为化石的一大群软体动物而言，具有硬质内骨骼的动物是稀有的吗？或者说，在那些时代，它们的数量真的很丰富吗？

　　基于对这两个特异保存化石库中数万份标本的系统性研究，情况已十分明了。即便是在寒武纪大爆发的主要爆发期之后，骨骼也是寒武纪海床中司空见惯的东西。现存的大多数化石中主要有三种可识别的骨骼结构。首先是那些有着坚硬的生物矿化外骨骼的动物，例如三叶虫和腕足动物。这种"硬壳"动物不仅出现在罕见的特异保存化石库中，在"普通"地层中也很常见。

　　其次还有一些动物，包括节肢动物，它们的骨骼在生物学上和它们的那些硬壳亲戚一样，以完全相同的方式支撑着肌肉。但通常情况下，由于缺少碳酸钙或磷酸钙的额外硬化，它们的骨骼没有经过生物矿化。普通地层很少有这种非生物矿化的骨骼，需要特异保存化石库这种更好的化石保存条件才能向我们展示，从前那些有着如此轻便盔甲的动物的丰富性和多样性。如今，这种脆弱的、非生物矿化的骨骼是许多虾类和磷虾（磷虾的数量非常丰富，但化石记录非常稀少）等动物的典型特征。即便是三叶虫这种有着矿化骨骼的动物，也会有部分部位（例如四肢）缺少这种铠甲，因此它们的软体组织通常只出现在特异保存化石库的标本中。

最后，还有那些我们在上文提到过的"软"骨骼。其中像蠕虫这样的两侧对称动物就拥有一层坚硬的外角质层，这是内部软体组织的框架。在常规环境中，它们很少以化石的形式留存下来（在通常的理解中，人们也很少将它们归类为骨骼）。

在澄江生物群和伯吉斯页岩中，不管是个体数量还是已识别的物种数量，有着外骨骼的节肢动物都是它们的主力军（图3）。[10] 它们中的大多数是非生物矿化骨骼，因此会出现在这些特殊的特异保存化石库中。其他常见的骨骼化石源自腕足动物、海绵、软舌螺（一种具有圆锥形螺壳的神秘动物，最近刚被认定为腕足动物的盟友[11]）和软体动物。带有角质层骨骼的蠕虫（图4）表现出色，特别是我们已经提到过的曳鳃蠕虫［其拉丁文学名为 *Priapulida*（希腊神话中的生殖之神普

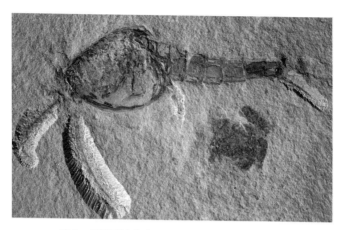

图 3　卵形川滇虫（*Chuandianella ovata*）化石

节肢动物，寒武纪早期，澄江生物群，中国云南省，体长 3 厘米，
该动物的头端在左，分节的肢干在右

里阿普斯的名字），是因为其外形与人类的阴茎惊奇地相似]。

事实上，从个体角度来说，在澄江化石库几个序列的化石藏
品中，曳鳃蠕虫都占据着主导地位。其他的动物还包括叶足
动物。叶足动物（图 5）也有灵活的、硬化的外骨骼，和蠕虫
类似，有时和矿化的骨片一起形成小壳化石。在特异保存化
石库中，很少发现像刺胞动物（海葵）和栉水母（图 6）这类
真正的软体动物。在这些地层中，脊椎动物的起源——脊索动
物也十分罕见。

　　因此，很显然，在复杂的多细胞生物诞生之初，骨骼就
起到了很大的作用。不管是"普通"化石还是来自特殊区域

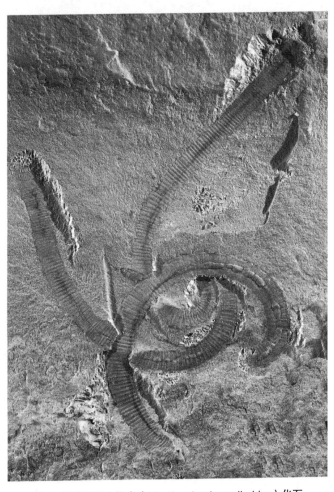

图 4　圆筒帽天山蠕虫（*Maotianshania cyclindrica*）化石

寒武纪早期，澄江生物群，中国云南省，体长 2.3 厘米

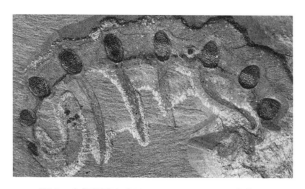

图 5　中华微网虫（*Microdictyon sinicum*）化石

叶足动物，寒武纪早期，澄江生物群，中国云南省，体长 2 厘米，
其身体左侧的狭窄卷曲部分被认为是它的头端

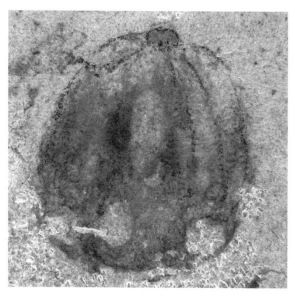

图 6　帽天栉水母（*Maotianoascus octonarius*）化石

栉水母，寒武纪早期，澄江生物群，中国云南省，体长 0.78 厘米

（例如伯吉斯页岩和澄江泥岩）的化石，都让我们深刻地理解到，在寒武纪的生命模式中，骨骼动物并不是微不足道的角色，而是其不可或缺的一部分。

"小人国"的原始骨骼?

迈克尔·韦兰（Michael Welland）的《沙》（Sand）[12] 一书完美地展现了平凡的材料在恰当的棱镜的观察下，也可以变得与众不同。沙子最引人注目的方面，并不是其颗粒本身（虽然沙砾运动的物理过程既美妙又复杂），而是那些生活在浅海或沙滩上的沙砾之间的生命。大量的微小生物在沙砾之间的狭小空隙里谋生，它们通常不到1毫米，有的甚至远不足1毫米。它们的种类丰富到足以摆满一座陈列馆，且其中大多数的名字让人感到很陌生，例如腹毛动物、动吻动物、铠甲动物、颚胃动物等。

不仅是名字，在科学上，人们对它们的了解也很少。例如，科学家直到1983年才确认铠甲动物是一个独立的分类阶元，而且一上来就被定位成了一个独立的动物门。自那时起，铠甲动物门的36个物种得到了描述。此外，至少有100多个陈列在博物馆的新形态还没得到描述。也许，还有成千上万种尚未被识别的物种散落在世界各地。铠甲动物有自己的甲壳质外骨骼，看上去有点像微型的冰激凌甜筒。这种外骨骼会牢牢地吸附在沉积的颗粒上，极难分开（这也是它们很晚才被发现的一个主要原因）。同时，"甜筒"中会延伸出大量的捕食手臂。

动吻动物是铠甲动物的亲戚，大小也和铠甲动物差不多。不过它们有一个听上去更气派的别称——泥龙，因为它们既可以生活在泥土中，也可以生活在沙砾中。动吻动物有一个只有在显微镜下才能看见的分节式躯体，躯体外是一层可作为外骨骼的坚硬的角质层，其下伸出的棘刺帮助它移动。相比之下，颚胃动物虽然有微小但又坚硬的甲壳质"牙齿"，但仍是软体动物，并且外观形似蠕虫。

这些动物和其他小人国动物一起构成了一场盛大的动物展览。它们在地球上的数量十分庞大（土壤中也发现了类似的动物群），但是大多不为我们这些"大人"所知。这些动物共同形成了小型底栖动物。[13] 关于这些动物，最重要的是，虽然它们的身体并不比单细胞的原生动物大多少（有些甚至比某些原生动物还要小），但它们（作为高度小型化的动物）是完整的。它们有着各种器官和一层层的组织，其中很多还拥有复杂的骨骼——虽然这些骨骼实在太小，矿化也太弱，以至于很难形成化石。因此，小型底栖动物或许可以解答关于寒武纪大爆发的一个关键问题：具有骨骼的复杂多细胞生物是如何在相对较短的时间内突然出现，并且（从地质学来说）完全成形的？"分子钟"（molecular clock）所带来的证据加重了"达尔文的困境"，因为分子钟对现存生物体基因的分子结构的分析表明，动物界的主要分支在大约 8 亿年前就开始彼此分离。

但也有人说，或许在像三叶虫这种具有复杂又坚硬的矿化骨骼的大型多细胞动物那明显的古生物记录出现之前，这类小型底栖动物便已演化了数千万年甚至上亿年。但是它们实在太小，骨骼也十分脆弱，在常规条件下，几乎不能形成化石，因此才一直不为人类所知。[14]

也就是说，在前寒武纪晚期，地球上便存在着一个小人国的动物世界，这是一个可爱又具有诱惑力的观点。而且某些小型底栖动物身上的一种能力，也可以用来佐证地球早期可能真的有这么一个骨骼轻薄的小型动物隐秘演化的时代。而这种能力就是可以在低氧环境下生存。在前寒武纪的海洋中，这种"低氧环境"，是随处可见的。于是，人们开始大量探寻前寒武纪地层，以期找到一些小型底栖动物的特异保存化石库，并从中发现一些机缘巧合下保存完好的这类微小又脆弱的化石，从而证明这个具有诱惑力的观点。

可惜，到目前为止，前寒武纪一直顽固地拒绝产出这类化石。但是前寒武纪产出了另外一些被广泛认为更脆弱且无法成为化石的化石，例如在中国 5.7 亿年前的岩层中发现的某些未知生物的石化胚胎。不过，古生物学家汤姆·哈维和尼克·巴特菲尔德（Nick Butterfield）最近在加拿大的寒武纪地层中发现了一块保存完好的铠甲动物化石。[15] 这个铠甲动物有着脆弱的"甜筒"状骨骼，上面缠绕着一团它自己的（柔软的）手臂。因此，这种小型动物实际上是可以形成化石的，只是十分罕见罢了。

这样看来，寒武纪大爆发（或大喷发）这种现象，很有可能和它的名字所传递的信息一样：基本上在寒武纪，主要动物群出现并形成了它们的骨骼（不论大小）。

那么，是时候更仔细地观察各种各样的骨骼了。

02 外骨骼

1945 年夏天，世界上第一颗原子弹在美国新墨西哥州的沙漠中试验成功。试爆的那片区域叫作"Jornado del Muerto"，翻译过来的意思是"亡者之旅"。过了一段时间，巨型食人蚁爬出了沙漠，威胁着栖居在洛杉矶的本地"居民"，并在城市的排水沟和下水道里构建起巨大的地下巢穴。这个场面好似好莱坞 1954 年的经典科幻电影《X 放射线》（*Them*）中描绘的场景。除了蚂蚁之外，人们对其他因被科学家修改了生物结构而发生变异的巨型节肢动物也充满了幻想。1955 年，在电影《狼蛛》（*Tarantula*，这个名字充分预示了电影内容）中，一只 30 米高的塔兰图拉毒蛛狂暴地冲出了亚利桑那州的沙漠。在电影中，科学家重新设计了它的生物结构。除此之外，他们还创造了巨型兔子和大豚鼠。这只壮观的毒蛛在吃了几头奶牛和几个人后，被美国空军投放的凝固汽油弹烧死了。其他电影也有很多以巨型节肢动物为主题：在《星河战队》（*Starship Troopers*）中，星际战队与来自外星的大量巨型虫族发生了战斗；在《异形》（*Aliens*）中，为了扭转局面，西格妮·韦弗穿上了一套人工外骨骼，与巨大的异形女王决一死战。这种巨大的会吃人的虫子，在现实生活中真的有可能出现吗？

我们回过头来看看那些曾经漫步（以及现在仍漫步）在地球上的真正的巨型生物。它们的体表有骨骼吗？幸运的是，答案是"没有"。因为一只愤怒的、30米高的、有着如钳子般巨爪的塔兰图拉毒蛛，可以迅速地解决掉任何内骨骼动物，包括大象、猛犸象和霸王龙。至少在这个星球上，那些体表有骨骼（外骨骼）的动物的生长范围是有限的。那么，对于不同类型的骨骼来说，多大是大？

多大是大？

骨骼中的"大"是一个相对概念。对于一只微小的单细胞有孔虫（阿米巴虫有壳的亲戚）来说，直径超过1厘米的骨骼，便是大的骨骼。但就是数十亿这样"大"的有孔虫——被称为货币虫（*Nummulites*）——骨骼堆积在一起，形成了建造埃及吉萨金字塔所用的石灰岩。不过，因为我们自己是脊椎动物，所以从这个角度来说，我们人类往往对巨大的脊椎动物印象深刻，例如巨大的蓝鲸。最大的蓝鲸体长超过30米（图7）。如果单从身长的角度来说，有些恐龙比蓝鲸还要大。南美白垩纪的阿根廷龙（*Argentinosaurus*）的身长可能近40米。这些"巨型"动物，它们的骨骼都是长在身体内部的。

那么，对于那些骨骼长在身体外部的动物而言，它们最大能长到多大呢？根据经验，答案似乎是3米。这个答案是针对全身覆盖外骨骼而言的。如果外骨骼在演化过程中缩小或消失了，那么约束条件变松，动物就能长得更大。大王酸浆鱿（这真的是这种动物的学名）是一种巨型软体动物，体长可近14米。它的祖先是有外骨骼的。如今的大王酸浆鱿也有

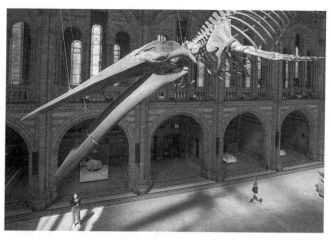

图7　伦敦自然历史博物馆主场馆中展出的蓝鲸骨骼

骨骼，只不过它们的骨骼已变成了内骨骼——因形似罗马士兵的短剑，人们称其为"罗马短剑"。大王酸浆鱿的体形真的十分巨大，比最大的大白鲨（体长超过6米）还要大。不过大王酸浆鱿主要是触手很长，它的躯干只有2~3米长。

为什么从人类的视角看，有着外骨骼的动物一般体形都比较小呢？

这其实是一个工程学问题。骨骼支撑着身体的各个组织，包括一些比较重的结构组织，例如主要器官。同时骨骼还要为肌肉提供附着点。动物生长的时候，骨骼也会随之生长，从而使得支撑结构变得更厚。这就出现了两个明显问题：那些有着外骨骼的动物，如何带着外骨骼生长呢？这种本质上中空的管状外骨骼，又是如何持续地支撑着动物的身体的呢？

对于那些拥有开放式外骨骼的动物（例如软体动物）来说，第一个问题很容易解决，因为随着它们的生长，它们的壳体也会增长。像散大蜗牛（又称庭园蜗牛）这种腹足动物会在壳体上长出新的螺圈，而双壳动物，例如扇贝，则会在边缘长出新的壳。不过即便如此，值得注意的是，现存最大的双壳动物大砗磲（*Tridacna gigas*），其体长通常也只有1米多。而远古时期最大的双壳动物白垩纪史氏叠瓦蛤（*Inoceramus steenstrupi*），可能是大砗磲的两倍大。

对于节肢动物来说，它们的组织则是完全被外角质层包裹住的，例如蜘蛛和龙虾。因此，在壳上长出新的螺圈，或在边缘长出新的壳，并不能解决第一个问题，而且也是不可能实现的。对于节肢动物，尤其是陆地上的节肢动物来说，这是一个大问题，因为它们在生长过程中必须蜕去外骨骼，从而形成新的更大的外骨骼。这时候的节肢动物十分脆弱，很容易受到攻击。这可能也是节肢动物整体的体形都较小的其中一个原因。因此，在《X放射线》中，被巨型蚂蚁攻击的洛杉矶当局什么都不用做，只要等着蚂蚁们蜕壳，然后就可以轻而易举地干掉它们。

除此之外，这些巨型蚂蚁还要面对一个重大问题：随着它们的体形越来越大，它们身下的腿会被压扁。这些巨蚁的骨骼是薄薄的中空结构，本质上是一根细长管子包裹在蚂蚁那六条细小的管状腿之外。这就是问题所在。电影中受辐射变异的蚂蚁，其体形增大了1倍，体重增加了8倍，但是它们那中空的管状腿无法承受增加的体重。于是唯一的办法便是增加骨骼厚度，可是这又会让骨骼变得太重，从而使蚂蚁的肌肉衰竭。可怜的蚂蚁！洛杉矶的市民们不会充满恐慌地逃向四面八方，洛杉矶城内只会出现这种虽然可怕但无害的场景：满地都是瘫倒在地上的、蜕了一半皮的、腐烂的巨型节肢动物尸体。当然，那只30米高的塔兰图拉毒蛛将会处于更加悲惨的境地。

　　如果《X放射线》和《狼蛛》的制片人选择有很多条腿的巨型马陆——虽然这种生物并不像巨蚁和狼蛛那样令人恐慌——也许更说得通。至今最大的陆地节肢动物是节胸蜈蚣（*Arthropleura*）——一种能长到2米多的马陆。庆幸的是，它只生活在3亿年前的石炭纪热带丛林中。节胸蜈蚣曾被认为是一种凶猛的掠食者，不过它更可能是一种有着温和口器的植食性动物。那么，节胸蜈蚣是如何长到那么大的呢？可能有几个原因。首先，根据它的体形大小可以推断，在它所处的石炭纪，节胸蜈蚣可能鲜有天敌。毕竟，在"殖民"陆地的过程中，节肢动物是赢在起跑线上的。在数亿年前的志留纪晚期，节胸蜈蚣的祖先便是移居陆地的先锋队。因此，它们早就适应了石炭纪的环境。此外，石炭纪大气层中的氧气含量很高，可能高达35%，更有利于大型陆地节肢动物。虽然我们不知道节胸蜈蚣的呼吸系统到底是什么样的，但是根据现存马陆的呼吸系统类推，它很可能通过每节身体的外骨骼上两对与气管系统相连的微小表面瓣膜或气门进行呼吸。它的气管系统本身就是一系列由外骨骼内陷形成的，从而直接将氧气输送到动物的组织内。在节胸蜈蚣身上，它的气管系统很可能连接着贯穿全身的长管状心脏。陆地节肢动物的这种气管系统，并不能像脊椎动物的肺或者鳃那样有效地将氧气输送到各个组织。这也是它们体形受限的另一个因素。

然而，节胸蜈蚣并不是有史以来最大的节肢动物。这顶桂冠属于两种水栖动物：其一是来自泥盆纪的一种巨大"海蝎"，名叫耶克尔鲎（*Jaekelopterus*）；其二是现存于日本的甘氏巨螯蟹（*Macrocheira kaempferi*，也称日本蜘蛛蟹）。耶克尔鲎是一种生活在 3.8 亿年前泥盆纪晚期的恐怖生物。虽然是一种"海蝎"，但是它生活在欧洲和北美的淡水湖中。它的身体可长达 2.5 米，螯角（爪子）长近 0.5 米。这样的体形足以让它成为一个以鱼和其他节肢动物为食的高效掠食者。日本的甘氏巨螯蟹看起来也像 20 世纪 50 年代美国恐怖电影中的怪物，但实际上并没有那么凶猛。如果算上附肢，它便是体形最大的节肢动物，爪和爪之间的距离可达惊人的 5.5 米。为了达到这样的体形，巨螯蟹避免了管状中空腿部骨骼和增长的体重之间的冲突。它的身体并不大，只有 40 厘米长，而它的腿却非常瘦长。

这也是为什么在抹香鲸和大王鱿那史诗般的深海大战中，鲸鱼总是能在"触手和下颌"的战斗中获胜。如果算上肢体，甘氏巨螯蟹和大王酸浆鱿体形都十分庞大，但是它们的身体只能保持较小的形态。拥有外骨骼便无法长出庞大的身体，至少从陆生脊椎动物的角度来说是这样的。但是大量采用了这种骨骼形式的动物，或者那些后继采用了这种骨骼形式的脊椎动物，例如豪猪、刺猬和甲龙都表明，外骨骼是很有用的，其不仅是一种支撑结构，还能成为动物的盔甲。

有盔甲的动物

在地球历史上的大部分时间里，生物体是没有盔甲的。它大约出现在 5.5 亿年到 5.2 亿年前之间的前寒武纪晚期和寒武纪早期。它的出现可能导致了掠食者和猎物之间的演化"军备竞赛"，就像青铜时代金属（金属可以说是一种人造的盔甲）的发现引发了不同人类文明之间延续至今的军备竞赛一样。

虽然体形受到了限制，但很多动物还是选择了外骨骼，不仅因为外骨骼可以支撑并连接肌肉，更因为这种盔甲层在动物们受到攻击时，为它们提供了相当大的安全保障。这些有着外骨骼的动物，有的是我们所熟悉的，例如蜗牛、牡蛎和鹦鹉螺，有的是一些"离经叛道"的软体动物，例如将残存的外骨骼藏在体内而不是放在体外的鱿鱼，还有的是珊瑚、腕足动物和一些鲜为人知的动物群体，例如羽鳃动物、外肛动物（也称苔藓虫）和帚虫动物。不过在演化出外骨骼的动物中，最成功的是蜕皮动物。它们会周期性地脱落自己的"皮肤"（学术上将这一过程称为蜕皮，它们的名字也由此而来），例如蚂蚁、有爪动物（又称天鹅绒虫）、曳鳃蠕虫、甲虫、蜘蛛和螃蟹。渔民非常熟悉的多毛虫也属于这种蜕皮动物。退潮后，渔民们会在沙滩上寻找它们弄出的那蠕虫似的小沙堆，然后从这些"泄密者"的身下挖出沙蠋（也称海蚯蚓）。你在小的时候，很可能也踩过这些形状的沙堆。

既然构建一副外骨骼会使体形受限，那为什么还有那么多不同种类的动物演化出了外骨骼呢？这个故事要追溯至那些生活在大约 5.5 亿年前的前寒武纪晚期的动物。它们很可能就是后来那些动物的祖先。根据克劳德管的壳上钻出的小洞，我们猜测最早的外骨骼可能是为了应对捕食而发展出来的。鉴于这一点，我们应该重回寒武纪的世界，寻找广泛拥有外骨骼的动物们存在的证据。

矮胖子 * 的世界

寒武纪早期，不同类型的动物都开始构建外骨骼。在这个过程中，它们尝试了多种形态和结构。它们构建的外骨骼通常是碎片式的，因此我们发现的化石，大多是一些支离破碎

---

* Humpty Dumpty，《鹅妈妈童谣》中的人物。

的遗骸。这些遗骸在海底洋流和腐蚀的共同作用下变得支离破碎，然后封存在岩石中，形成"小壳化石"。古生物学家通常根据小壳化石的英文名称的首字母缩写为 SSF。要想发现这些残骸主人的真实身份，就需要将这些支离破碎的化石重新组合。这个过程需要时间、耐心并对这些化石极为熟悉，就像《鹅妈妈童谣》中唱的那样，"国王呀，齐兵马，破蛋难圆没办法"。因为大部分的碎片都丢失了，所以几乎没办法知道"矮胖子"最初的模样。

"小壳化石"这个名字最初由古生物学家克罗斯比·马修斯（Crosbie Matthews）和弗拉基米尔·米萨热夫斯基（Vladimir Missarzhevsky）在 1975 年提出。这个名字有些"包罗万象"，因为它指的是各种动物的骨骼遗骸，包括腕足动物，海胆和有爪动物的远古亲戚，可能还有软体动物，以及一些因太过奇特而尚未分类的动物。尽管如此，这个名称还是受到了科学家的欢迎。科学家了解它的局限性，并用这个术语来帮助自己讨论前寒武纪晚期和寒武纪早期不同骨骼的起源。小壳化石是自然界在制造不同类型的复杂的生物矿化骨骼方面的第一次广泛试验。虽然一些小壳化石呈现了完整的骨骼，人们因此能猜想出它是什么动物，但是大多数小壳化石是破碎的，需要重新组装。

出生于 1851 年的英国人埃德加·斯特林·考波（Edgar

Sterling Cobbold）是研究这些早期动物那支离破碎的骨骼残骸的先锋。考波是长子，他的父亲是一名外科医生，而他是一名土木工程师，在维多利亚晚期，他参与了威尔士中部那令人印象深刻的艾兰山谷（Elan Valley）大坝的建设。这座大坝为伯明翰市提供了大部分水源。但是考波真正投入心血的是地质学。1886年，他搬到了靠近威尔士边界的什罗普郡的邱吉斯翠顿镇（Church Stretton）。邱吉斯翠顿镇附近起伏的山脉覆盖着前寒武纪、寒武纪、奥陶纪和志留纪的地层。对于考波来说，这里是真正的天堂。或者说，考波将这里变成了他的天堂。经过数十年的工作，他可以熟练又耐心地从看起来毫无线索的岩层中收集化石，然后在解剖针和放大镜的帮助下，耐心地将它们从坚硬的岩石基质中取出来。考波是一位孜孜不倦、兢兢业业的野外地质学家。他借鉴了维多利亚时期伟大的地质学家们广阔的地质学想象，并将其锻造成古生物史中既精确又详细的模型。

考波在去世前一周还在收集化石。在康姆雷村（Comley）附近的寒武纪岩层中，考波在众多化石中发现了小壳化石。考波在很多科学出版物上记录了自己的化石发现。他最重要的著作大概是发表于1921年的《康姆雷村（什罗普郡）的寒武纪世界以及当时的腕足动物、翼足动物、腹足动物等》[*The Cambrian Horizons of Comley（Shropshire）and their*

Brachiopoda，Pteropoda，Gasteropoda，etc.]。文章的标题干巴巴的，但是其中的研究细致入微又影响深远。在这部著作中，他描述了一种他称之为拉氏螺（*Lapworthella*）的动物的骨骼。这个名字取自于维多利亚时期的一位伟大人物——查尔斯·拉普沃思（Charles Lapworth）。拉普沃思是伯明翰大学教授，也是奥陶系的命名人。拉氏螺是小壳化石的一种，遍布于从南极到蒙古的寒武纪地层之中。它看起来像古代波斯士兵戴的倒锥形布帽，却只有几毫米长，并且是由磷酸钙组成的。直至今日，拉氏螺仍是一个谜。经过近 100 年的研究，还是没人知道这种帽子型骨骼的下面藏着的是怎样的动物。

有些小壳化石已经被组装成了完整的动物，但这并不会让我们更加了解这些动物的身份，例如生活在寒武纪早期的、听起来有些浮夸的开腔骨类。它们有着可能由碳酸钙构成的、毫米大小的骨片（盔甲，图 8）。这些骨片——有的像刀片，有的像星星——覆盖着动物的身体，通常会在我们认为的动物的顶端形成一个密集的"刺冠"。艾德里奇鸟窝虫（*Nidelric*）*便属于开腔骨类的一种（图 9）。

准确地说，匕首艾德里奇鸟窝虫（*Nidelric pugio*）之所以被归为开腔骨类，是因为这些动物之间的关联至今仍是

---

*　一种气球状的奇怪生物。

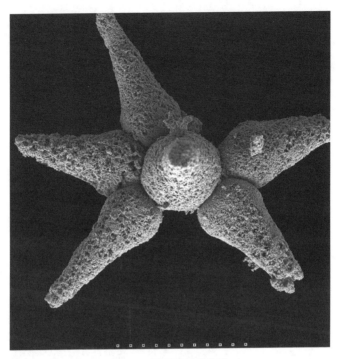

图 8 开腔骨类骨片化石

小壳化石，寒武纪早期，什罗普郡康姆雷村，比例尺为 0.5 毫米

个谜。[16] 匕首艾德里奇鸟窝虫的身体上覆盖着刀片状的骨片，这些骨片嵌入了外部"像皮革一样"的皮肤，似乎是为了防止掠食者攻击它们的软体组织。匕首艾德里奇鸟窝虫看起来像一个 10 厘米长、中空、气球状的袋子，且其"顶部"可能还有一个开口。它没有蠕虫或软体动物那样的双侧对称性（通过动物体的切面将动物分成两部分，而这两个部

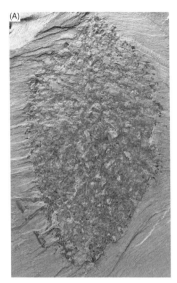

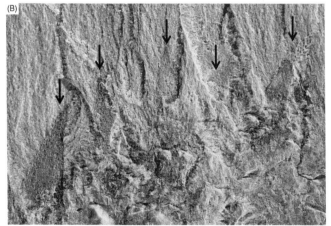

图9 （A）匕首艾德里奇鸟窝虫化石

开腔骨类，寒武纪早期，澄江生物群，中国云南省，体长 6.6 厘米

（B）匕首艾德里奇鸟窝虫嵌入身体的棘状突起

体长 1 厘米

分左右对称），而是放射状的，就像水母或珊瑚一样。这就是开腔骨类复杂的地方，因为从骨片来看，艾德里奇鸟窝虫与两侧对称动物有关。在这种情况下，这种更为简单的放射状形态，可能是从更复杂的祖先那里演化而来的。随着骨骼的相应就位，寒武纪可以说是一段主要身体结构的演化试验期。

作为海底"居民"的开腔骨类也许采纳了海绵用过的策略，演化出了直接从海中滤食性摄入有机颗粒的功能。在尖刺状骨片的保护下，它们不需要移动，也不需要器官。这些动物的形状有时被称为"仙人掌状"，而且很多人认为它们是海绵的亲戚，或者与其他神秘的寒武纪海洋生物有亲缘关系。甚至更奇怪的威瓦西亚虫（*Wiwaxia*）也有可能是它们的亲戚，因为威瓦西亚虫有着自己独特的骨骼类型。

威瓦西亚虫的外骨骼也是由很多骨片组成的，不过它们看起来并未经过生物矿化，而是由一种坚硬的有机材料组成的。因此，当人们发现它们那支离破碎的残骸时，将它们归入"小碳化石"——另一个"包罗万象"的类别。[17]威瓦西亚虫广泛分布于从中国到加拿大不列颠哥伦比亚省的寒武纪地层中。它外表古怪，像20世纪70年代的朋克发型。威瓦西亚虫的骨片呈现不同的叠加形式，一起覆盖在了威瓦西亚虫的上表面。威瓦西亚虫的大多数骨片是椭圆形的，但是与海床相接触的骨片则是香蕉形的，并且在它的顶部有两排非常长的棘刺。和静止不动的开腔骨类不同，威瓦西亚虫是会移动的。它可能靠着进食海底的有机物维持生存。这显然是一种成功的生存策略。其他拥有外骨骼的动物，例如腕足动物，则会成为看似无害的"乘客"，利用它的棘刺搭顺风车。威瓦西亚虫到底是什么？有些科学家认为它是一种覆盖着鳞片的蠕虫，而有些则认为它那"锉刀式"的口器让人联想到软体动物。现在大多数人认为，根据那个时期动物分类的不稳定性，威瓦西亚虫至少一半是朝着软体动物方向发展的。

微网虫（*Microdictyon*）也是如此。以前人们只知道，这些支离破碎的椭圆形骨片上有着网状图案，而现在人们发现，这些铰接的骨片是一种寒武纪早期叶足动物的外骨骼。它们是一种毛毛虫状的动物，与现代有爪动物存在着关联。这些骨片还揭示了另一项创举——黏结在一起的微网虫化石表明，这只动物正在蜕皮，旧的骨骼下方形成了新的骨骼。

可以说，小壳化石记录了寒武纪早期海洋中大量不同动物的演化，并让我们了解到约5.3亿年前，以骨骼为基础的开始快速演化的生物圈。然后，大约5.2亿年前，一群新的动物出现在了世界各地的岩层中。它们的骨骼带着经过"严重"生物矿化的盔甲，覆盖住了动物的整个上身。其结构十分巧妙，并一直以这样或那样的方式延续到了今天。节肢动物正在崛起。

节肢动物星球的崛起

节肢动物并不是最大的生物，但是它们那身体形态的多样性、绝对丰富的数量以及可以在地球表面任何地方生存的能力，足以弥补它们的不足。节肢动物是最早大批定居地球的动物，并且在这里，它们的身高可达 5 米。在陆地上，从温泉到干旱的沙漠，它们都可以生存。而在海中，从海岸线到海底深渊都有它们的身影。它们的多样性十分惊人。生物学家 J. B. S. 霍尔丹（J. B. S. Haldane）曾说："上帝特别偏爱甲虫。"这是因为迄今为止，人们已确认了 45 万种甲虫。这是一个惊人的数字，但如果把所有的昆虫种类都算在一起，其数量大约是这个数字的两倍。再加上甲壳动物（例如螃蟹和龙虾）、螯肢动物（蝎子、蜘蛛——世界上至少有 45700 种蜘蛛）和多足动物（蜈蚣、马陆），节肢动物的种类数量将更加惊人。相比之下，鲸类动物（海豚、鼠海豚和鲸鱼）只有 92 种，灵长类动物只有 446 种（其中 73 亿人类占据了总数的 99.5%）。

节肢动物的多样性可追溯至复杂海洋生态系统的起源。这种复杂的海洋生态系统，至少在 5.2 亿年前便已成为地球海洋的特征。节肢动物的骨骼对于构建海洋系统的复杂性起到了关键作用。在格陵兰岛和澳大利亚的寒武纪早期地层中，突然出现的三叶虫化石记录了这一变化。我们几乎可以肯定，这种突然性（很可能是化石记录并不完美的原因之一）源于三叶虫那坚硬的生物矿化外骨骼。

和那些在胚胎期形成的第一个开口是嘴的两侧对称三胚层动物（人们称其为原口动物）一样，节肢动物的外骨骼也来自那塑造它们身体的三层组织的最外层，即外胚层。因此，它们和后口动物（它们在胚胎期形成的第一个开口是肛门）不一样。后口动物的骨骼来自中间那层组织，即中胚层。后口动物包括像人类这样的脊椎动物以及海胆（虽然海胆的骨骼看上去是外骨骼，但其实是来自中胚层组织的内骨骼）。节肢动物的外骨骼是由外胚层的上皮细胞产生的一层坚硬的甲壳质（Chitin）。甲壳质是一种基于类葡萄糖分子的有机聚合物，虽然含有氮（准确地说，是 N- 乙酰葡糖胺），但是这种化学键的连接会产生微小的晶体原纤维。甲壳质广泛存在于生物界，包括脊椎动物、无脊椎动物以及真菌。它足够柔软，可以让节肢动物的身体弯曲，但是如果需要甲壳质变得更坚硬或能够提供更多的保护，例如蜘蛛的尖牙状口器，或者三叶虫的背甲，甲壳质就会被一层名为骨硬化蛋白的坚硬蛋白质所包裹，或者进行方解石的生物矿化。

节肢动物的外骨骼十分灵活，足以让它们的节状肢体（节肢动物一词的字面意思）具有很强的适应性。这些关节之间的外骨骼支撑着软体组织并提供了保护，而关节又具有很强的灵活性。事实证明，这是一种非常成功的结构系统。如果外星物种来访，它们可能会将地球命名为"节肢动物星球"。鉴于这种身体结构在地球上的成功程度，来访的外星物种很可能也是节肢动物。

从地质学角度来说，三叶虫在化石记录中的出现是突然的，但也是有迹可循的。皱饰迹（*Rusophycus*）通常被认为是三叶虫停留在海床时留下的遗迹化石，呈椭圆形凹陷。类似皱饰迹的遗迹化石发现于寒武纪地层。这些地层比最早发现三叶虫壳体化石的地层还要早几百万年。这种早期皱饰迹可能代表了与三叶虫有关的更早期节肢动物的痕迹，尽管那些更早期的节肢动物的骨骼是不能变成化石的非矿化外骨骼。随后大量出现的三叶虫成为第一种全球分布的具外骨骼的大型可移动动物。它们的数量其实并没有那么多，因为许多被发现的化石都来自蜕皮后被遗弃的骨骼。即便如此，三叶虫还是很快成为寒武纪生态系统的重要组成部分。

它们的盔甲让我们第一次领略到了骨骼那惊人的韧性。三叶虫的盔甲是为了抵挡来自掠食者的攻击，同时它也支持复杂的绞合运动，堪称一项工程学奇迹。例如，有些三叶虫可以卷成一个球（大概是为了躲避掠食者或应对其他环境压力），而有些则可以向上游至浮游生物群中。三叶虫的身体结构是为了生存而构建的。它呈三叶状，头部覆盖着大护盾，身体由一系列片状关节组成，而脊椎末端通常有一个形状类似的尾巴。有时候，骨骼之下的三叶虫身体也被保存了下来。三叶虫的身体呈分节式，且几乎每节有一对双分支附属物，一支用于爬行，而另一支上有用于呼吸的鳃状物。三叶虫拥有极好的视觉能力和前端的感官触角，可以在古生代海洋中看到和触摸周围的世界。同时，它们也是那个地质年代的典型化石之一。

在三叶虫外骨骼的所有组件中，它们的眼睛也许是它们演化过程中最出色的发明。三叶虫和很多其他节肢动物都是复眼，每只复眼内有数个小眼，有的复眼内甚至有数千个小眼（图10）。三叶虫的小眼是由矿化的方解石组成的。在一些保存完好的化石中，三叶虫的每个小眼都是由单晶方解石组成的。这些小眼至今仍可以被光线穿透。

这种眼睛对于早期奥陶纪三叶虫中的格氏卡罗林虫（*Carolinites genacinaca*）而言特别有用。它是一种会游泳的三叶虫，似乎生活在光线可穿透区域内的水体上游。它的地理分布范围十分广泛，遍布整个远古热带地区，从北美到澳大利亚都有它的身影。它的复眼十分庞大，拥有前后上下全

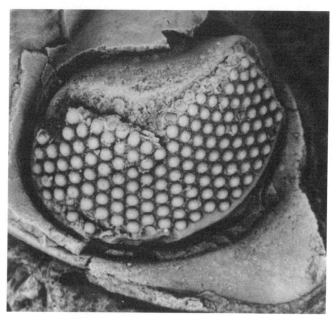

图 10　阿南虫（*Ananaspis*）的复眼

三叶虫，志留纪阿纳斯考尔组，爱尔兰丁格尔半岛，体长 0.84 厘米

方位的视觉能力。事实上，通过对格氏卡罗林虫的结构重建，人们认为它用像桨一样的肢体推动仰卧着的自己在水中前进。可惜的是，格氏卡罗林虫的肢体只是假想出来的，并未留下任何记录（或者说，还未被发现）。

三叶虫的眼睛很奇妙，其骨骼的一些特征也令人十分困惑。例如，三叶虫都有着不同的刺状或棘状突起。有的三叶虫有着明显带有防御性质的，从外骨骼表面简单向上突出的刺状突起，就像刺猬的刺（虽然没那么多）。有的三叶虫在身体的一侧有一排从头部向后延伸的刺状突起，可以在捕食时像长矛一样竖起而起到保护作用，也可以在运动时帮助它们离开海床。有的三叶虫在头部有着很特别的指向前方的刺状突起，或单一，或成对，或呈三叉状，就好像是三叶虫中的独角兽或雄鹿，但这些突起无法移动，因此似乎不是用来防御或进攻的。当代三叶虫研究的前辈理查德·福提（Richard Fortey）指出，这些突起可能是用来吸引异性的，就像雄孔雀的尾巴或锹甲的角一样。[18] 常见于奥陶纪的独特的三瘤虫科身上也存在一个独特的谜团：它的头盾有一圈宽而平的边缘，上面有成排的凹点。这些三叶虫没有眼睛，很可能看不见东西，因此有学者认为这些凹点是一种感觉器官。[19]

那些约20000种已经得到描述的三叶虫可能只是节肢动物版图的一部分，它们只是因为有坚硬的矿化骨骼而偶然被保存了下来。想要全面了解古生代节肢动物多样性的惊人爆发，就需要找到保存了坚硬的生物矿化外骨骼化石的岩石，还需要发现保存了更柔软的身体结构化石的岩石。在这些岩石中，不仅可以找到三叶虫那些极为相像的亲戚，还可以看到许多其他令人惊奇的节肢动物——这些节肢动物肯定是有外骨骼的，但是并没有矿化，因此在通常情况下不会变成化石。

三叶虫这些极为相像的亲戚的身体形态，虽然都是围绕着半椭圆的头盾和分节的身体而构建的，但具体的形态各不相同。名字十分奇妙的灰姑娘虫（*Cindarella*）是生活在寒武纪早期的一种动物。它没有水晶鞋，但有着从头盾向前延伸的触角，以及出现在头盾下方的一双可以收缩的眼睛。这双眼睛和三叶虫、蜜蜂、蜘蛛的眼睛一样都是复眼，每只眼睛含有 2000 多个小眼。这是微观工程学上的奇迹。这意味着在寒武纪早期的海洋中，灰姑娘虫很可能非常善于发现食物或潜在的掠食者。还有一种类似三叶虫的可以"透视"的纳罗虫（*Naraoia*）。透过它的外骨骼，可以看到骨骼下方柔软的身体组织，包括它那罕见的树状消化道。灰姑娘虫和纳罗虫化石只存在于那些有着罕见化石（保存了软体组织的化石）的沉积物中，例如中国南方的澄江生物群。

除了三叶虫类动物，早期古生代海洋中还有很多不同种类的节肢动物，其中奇虾类是一群真正的怪物。其分布范围广泛，例如如今的中国南部、格陵兰岛和加拿大西部，并且很有可能是那个时代的顶级掠食者。有些奇虾体长可达 1 米，奇虾的特征是一对巨大的前附肢（其长度比许多三叶虫的总长度还要长）和可以刺穿猎物的可怕的棘突。它们头部两侧长着带柄的复眼。在这种身体构造的加持下，奇虾一定是一种可怕的掠食者。这一种群很可能一直活到了泥盆纪，即首次出现寒武纪化石记录后的 1 亿多年。

从数量上来说，节肢动物在寒武纪早期的复杂生态系统中占据了主导地位，就像它们如今在许多海洋生态系统中一样。在寒武纪早期的澄江沉积物中发现的罕见生物群化石中，科学家描述了 250 个物种，其中 1/3 是节肢动物。[20] 而在整个群落中，数量上最丰富的动物是一种名为高肌虫类的小型节肢动物，它的身体几乎完全封闭在双瓣的甲壳中。这些早期节肢动物柔软的身体结构（包括被保存下来的胃容物）表明，这些动物在不同的海洋环境中有着不同的身份，如食腐动物、扫食动物（字面意思，即清扫食材然后进食），或是掠食者，甚至还可能是滤食动物。

在复杂的寒武纪生态系统中，也存在一些有着内骨骼的动物，但它们只是当时生物群中很小的一部分。它们会在接下来的 5 亿年里努力赶上节肢动物。我们接下来也会看到它们的成功故事，但是就总体的生物多样性而言，它们仍然没有超过节肢动物。

永远的介形虫

寒武纪海洋中充满了大量巨大而又令人印象深刻的节肢动物，但是活得最长久的是一个非常微小又似乎毫无特点的节肢动物群体。

在日本西南部九州天草市的合津临海实验所，一位名叫田中源吾的年轻科学家在月光下搜集到了海相介形虫。那天，他工作到深夜，在码头边弯下腰，将系在绳子上的一个小玻璃瓶抛入海中。玻璃瓶金属盖子上有个小孔，瓶子里有一小块猪肉香肠。他耐心又安静地在码头上等待着，然后缓慢地将瓶子从水中拉起，带回到附近的实验室。在他的实验室里，有一只盛着海水的大玻璃碗，他往碗中加了一点美味的香肠。他轻轻地倾斜玻璃瓶，将瓶中的东西倒入碗中，关上实验室的灯，然后在机器的嗡嗡声中等待着。这些机器为养在碗中的海洋生物提供了氧气。你可以将这间黑暗中的实验室想象为弗兰肯斯坦（Frankenstein，又名科学怪人）的实验室。随着机器的嗡嗡声，黑暗中突然出现了一道亮光，接着又是一道亮光——在碗中，体长约 1 毫米的介形虫正在进食香肠，并互相发出信号。它们不通过电来发信号，而是通过光，就像它们那活在几千万年前甚至几亿年前的祖先一样，通过生物发光来传递信号。这种热爱香肠的介形虫名叫希氏弯喉海萤（*Vargula hilgendorfii*）。

十多年来，田中一直在仔细研究这种特殊的介形虫。他尝试用不同的食物诱饵来了解它们的喜好。介形虫虽然小，但继承了非常久远的"演化遗产"。在形成了日本九州岛深层核心的山脉中，有着可追溯至 4 亿年前的非常古老的岩层。田中小心翼翼地在这些岩层中发现了古代海相介形虫的化石。这种介形虫是生活在合津临海实验所中的介形虫的亲戚。田中希望通过研究现存的介形虫来了解它们远古祖先的生活方式以及它们是如何在这么长的地球时间里存活下来的。

介形虫是水栖节肢动物，在动物进化树中是螃蟹和龙虾等甲壳动物的近亲。介形虫的身长一般为几毫米，但偶尔也会有长得大一些的，例如巨海萤（*Gigantocypris*）的身长可以超过 1 厘米。和其他节肢动物一样，介形虫在成熟之前会经历几次蜕皮，每次蜕皮都会保留外骨骼内柔软又复杂的身体结构。这些柔软的部分（事实上，这部分都有微小、脆弱又未矿化的角质层）包括 7 对腿，其中 4 对在头部，有部分已转化为用于进食的下颌，另外 3 对在胸部，用于爬行。

5 亿年前的海洋中演化出了最早的介形虫。在漫长的时间里，它们学会了与浮游生物同游，在深海平原上游弋，在温度很高的温泉中生存，甚至拖着一个小水球在潮湿的树叶层中呼吸。和它们那更引人注目的表亲三叶虫不同，介形虫挺过了在过去 5 亿年间发生的五次大灭绝。它们是如何做到如此无敌的呢？

秘诀就是它们那坚韧但又意外简单的盔甲。与三叶虫复杂的、关节式的矿化外骨骼不同，介形虫的护盾是微小、成对的，它完全覆盖了所有复杂的非矿化的骨骼部分。介形虫有点像生活在一个加固的、四处游走的行李箱内［特里·普拉切特（Terry Pratchett）的读者可能会联想到小说里那种独特的行李箱］。在某些方面，这些节肢动物采用了一种普遍见于软体动物的骨骼形式，只不过在形态上更小，移动性更强。事实证明，这是一种具有高度适应性的结构安排，在化石记录中至少有65000种不同的形态和结构。已灭绝的高肌虫类也演化出了一种类似的甲壳，但是它们的内部结构表明两者并没有密切的关联，这种甲壳的形态，是独立演化而来的。高肌虫类在寒武纪存活已久，但是从地质寿命角度来说，仍无法与介形虫相比。

介形虫的外骨骼和三叶虫一样，都是由一种坚硬又抗腐蚀的矿物质——方解石——矿化而成的。它头部的两个"壳"可以绞合，即根据动物的运动和休息状态，在肌肉的控制下打开或关闭。介形虫可以紧紧地扣上这些"壳"，以此结合附近海水或淡水的特性，抵御掠食者，甚至在离开水（干燥）的"长途旅行"（例如被如今的鸟类或其他以前的动物携带到其他地方）中存活下来。介形虫虽小，却是最强的幸存者。在约2.52亿年前的二叠纪—三叠纪大灭绝中，95%的海洋物种都灭绝了，包括约2.7亿年前古老的三叶虫家族。然而，介形虫是最先出现在大灭绝之后的岩层中的生物。如果有人想构思一种生活在某个遥远的、易发生灾难的、环境恶劣的星球上的外星动物，那么介形虫大概可以成为首选。

外骨骼入侵陆地

现在很多聚居在陆地的节肢动物都源于海洋。有些种群，例如介形虫，如今在海洋或陆地仍广泛存在，而有些种群则彻底地离开了海洋。

一个由微生物主导的简单的陆地生物圈很可能是从 20 亿年前的前寒武纪演化而来的。但是人们认为，一个由植物、真菌、微生物和动物相互作用的复杂的陆地生物圈的出现，才是生物圈历史上最根本的转变。约 4.6 亿年前，当苔藓在陆地上占据第一个滩头阵地时，这一切便悄然开始了。在这之后，似乎过了很久——约 4.25 亿年前——才出现第一批动物（科学家对于这一点仍持不同的意见）。节肢动物是这次动物入侵陆地的先锋，可能比内骨骼动物早了大概 5000 万年。就像寒武纪生物群一样，外骨骼动物再一次快内骨骼动物一步，宣誓了自己的主权。那为什么节肢动物可以如此快地完成这次转变呢？

最早踏上陆地的动物似乎是石炭纪巨大的节胸蜈蚣的古老亲戚——纽氏呼吸虫（*Pneumodesmus newmani*）。从其名字中，我们可以看出一些端倪。"纽氏"这部分很简单，是为了纪念业余古生物学家迈克·纽曼（Mike Newman）而起的。纽曼在东苏格兰斯通黑文附近的考伊港（Cowie Harbour）的4.23亿年前的岩层中首次发现了这种生物。事实上，考伊港的岩层中发现了三个不同种类的早期马陆化石。这些动物的祖先都源于海洋，但光凭这一点是不能明确其来源的。呼吸虫所代表的特征，才敲定了它"旱鸭子"的起源。Pneumo 的意思是呼吸，这种动物的外骨骼有明显的呼吸孔，可以为它的吸气式呼吸系统提供氧气。[21] 现在保存下来的只有一小部分呼吸虫，但是这已经足够了。

在呼吸虫征服陆地的同时，在志留纪海洋中，生活着许多具外骨骼的无脊椎动物和具内骨骼的海洋动物。在寒武纪生物群中，已出现了脊椎动物。到了志留纪，鱼类已演化了数千万年。那它们为什么没有紧跟节肢动物踏上陆地呢？

在这里，节肢动物有着绝对的优势。第一，它们的体形很小，而第一批陆地植物也都很小。森林直到3.8亿年前的泥盆纪才真正发展起来。因此，在志留纪和泥盆纪早期植物那低矮的枝叶间，小型马陆和昆虫、蜘蛛的祖先们才能很容易地潜伏其中。第二，节肢动物的外骨骼可以抵抗干燥。节肢动物不需要通过靠近水源来保持它们"皮肤"的湿润，因为它们的"皮肤"外面有一层保护性的外骨骼角质层。第三，也许是因为节肢动物可以快速地适应以植物为食的生存方式。志留纪那些具内骨骼的动物体形普遍较大，属于顶级掠食者，靠吞食其他动物为生，因此对于这些肉食性动物或虫食性动物，例如身长 1 米的钝齿宏颌鱼（*Megamastax amblyodus*）来说，成为植食性动物并不是一件简单的事情。[22]

有人会认为，第一批移居陆地的节肢动物很容易就能在陆地上生存，因为它们进入的是一个覆盖着矮小的苔藓、没有大型脊椎动物掠食者的新大陆。但是还记得那近 46000 种的现代蜘蛛吗？蛛形动物的血统也十分古老，同时也是当时征服陆地的先锋军。当它们迅速地学会猎捕其他节肢动物后，随之而来的就是一场一直持续到了今天的"军备竞赛"。

威尔士边境的商业小镇勒德洛（Ludlow）有一处著名的约 4.2 亿年前的岩层。最早的陆生蛛形动物就是在这里发现的。该岩层就是"勒德洛骨层"（Ludlow Bone Bed）。它通常只有几厘米厚，看起来像一层夹在普通砂岩之间且混合着压碎的甲虫的姜饼。姜饼部分看上去由异常硕大的沙砾组成，但仔细检查会发现其是由原始鱼类短而厚的鳞片组成的。"压碎的甲虫"则大多是甲壳动物的碎片。这是一次地质事故，因为那些被筛选出来的骨骼残骸沿着古老的海岸线被海浪和水流冲刷在了一起。一般来说，在一个区域内，很难看见来自附近陆地的骨骼残骸，而这一次的地质事故为勒德洛带来了最早的陆地掠食者。

它们就是角怖蛛目。[23] 角怖蛛目很小，通常只有几毫米长，但有着捕食性的、像刀一样锋利的尖牙。角怖蛛目是一种已经灭绝的蛛形动物，曾经广泛地分布在地球上。要知道，即便是听上去最凶狠的萨氏巨魅鞭蛛（*Gigantocharinus szatmaryi*）也只有 7 毫米长！角怖蛛目表面看起来很像蜘蛛，但相较于蜘蛛，它们很好辨认，因为它们的腹部被分成了几块"背片"，有点像三叶虫的胸腔（图 11）。在纽约州的泥盆纪地层中，和角怖蛛目一起被发现的还有那些所谓的"无用之物"。这些碎片是角怖蛛目进食其他节肢动物后"呕吐"出来的无法消化的部分。虽然早期的陆地上缺少脊椎动物，但是征服了陆地的节肢动物早就活在一个你死我活的世界之中。

海贝壳

"她在海岸上卖海贝壳"。据说，这句绕口令是为了纪念莱姆里吉斯的玛丽·安宁（Mary Anning）。她是一位杰出的古生物学家，也是当之无愧的女英雄。为了家庭的生计，她确实在海边售卖过各种骨骼和贝壳化石。我们可以想象，在

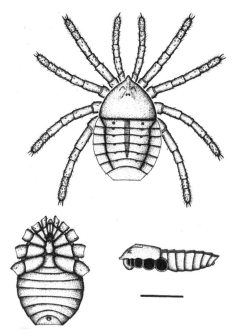

图 11　婕氏黎怖蛛（*Eotarbus jerami*）结构图

角怖蛛目，志留纪勒德洛骨层，唐堡砂岩组，路德福德角，
什罗普郡勒德洛，比例尺：0.5 毫米

她微薄的收入中，只有极少一部分来自那些简单的，会让人
联想到鸟蛤、海螺、扇贝的海贝壳化石，因为所有人都能买
到鲜活的海贝壳，没必要买已经死了很久的化石。

正因为这些特殊的骨骼设计在过去和现在都如此普遍和普
通，所以在人们眼中，它们永远都是那些更为复杂和奇异的
骨骼设计的陪衬。在玛丽·安宁的例子中，海贝壳化石就成

了不值钱的陪衬品。让我们再来看看双瓣壳。它可以在铰接处闭合，容纳并保护壳里的动物。对于介形虫这样的节肢动物来说，这是一种非常成功的生存方式，即便它们那迷你的体形意味着大多数人看不到这种成功。在不需要显微镜或放大镜的情境里，这种骨骼结构的主导者是生活在古生代的腕足动物。在接下来的中生代，这些动物与前途光明的软体动物相互竞争，然后到了如今的新生代，软体动物占据了绝对上风。如今，腕足动物仍然存在于我们身边，只是一般很难找到。

腕足动物以前被称为"灯壳"，因为人们觉得它们的外观很像一盏油灯。但是这种相似性其实是一种主观臆断，而且油灯也早已落伍，于是这个绰号就渐渐废弃了。生物学上的分子研究表明，在分类学上，腕足动物与节肢动物的亲缘性相差甚远，与蠕虫的亲缘关系中等，与软体动物的亲缘关系稍近。它们主要是滤食动物，其过滤结构有时是由复杂的翅状或螺旋状碳酸钙突起支撑的。所有结构都附着或包含在背部和腹部的两瓣壳中，而腹部的壳通常会大一些，从而方便在海底栖息。通常来说，腕足动物会从两瓣壳铰接的地方伸出一个肉柄，通过肉柄依附在海床或其他固体（也可能是其他腕足动物）上。

在古生代地层中，腕足动物的数量非常多，以至于采集人员看到它们，就会厌恶地将其扔掉，继而寻找像三叶虫那样更具魅力的化石。这种来自现代的蔑视，正好说明了它们的成功。有些腕足动物甚至地毯式地覆盖着部分古生代的海床，完全排挤掉了其他动物。

那些在古生代并不领先，却在后来蓬勃发展的双壳类软体动物，从外表上看和腕足动物十分类似。事实上，古生物专业的本科生会做的一个经典测试就是辨认这两种化石，而最经典的方法便是看它们的对称性。腕足动物的两瓣壳的大小是不一样的，但是每瓣壳的形状都是典型的左右对称。相比之下，双壳动物的两瓣壳大小基本一样，但每瓣壳通常是不对称的。这种鉴别方法是一种很棒的经验法则，不过偶尔也有例外。例如典型且数量众多的双壳动物是侏罗纪的卷嘴蛎（*Gryphaea*），又称"魔鬼的脚趾甲"（Devil's Toenai）。它的一个瓣壳高度凸出且极厚，另一个瓣壳却像盖子一样又薄又平。这种软体动物是在模仿腕足动物，而且很明显，它模仿得很成功。这种对称性对比（通常）是很好的辨别指南，但是两者真正的区别在于，腕足动物的壳位于动物的背部和腹部，而双壳动物的壳是左右开合的，铰接处通常有明显的齿槽连锁结构来加强连接性。

双壳类软体动物可以呈现各种各样的形态和大小，其中许多种类是生活在海床或海床附近的滤食动物，其他则是生活在海底沉积物中的食底泥动物，以水底有机沉积物为食。还有一些虽然生活在沉积物中，但会利用虹吸管（一种延伸至表面的肉质管）将水吸到它们身体里进行滤食，过滤完成后再将水排出。它们的体形可以非常大。最大的双壳动物是生活在印度洋和南太平洋的大砗磲。它在良好的环境下可以活一个多世纪，宽度可超 1 米，重量可达几百公斤（基本都是壳的重量）。不过由于人类的过度捕捞，现在也处于濒临灭绝的状况。

大砗磲是如何积累起这么多贝壳材料的呢？它所生活的温暖水域有助于碳酸钙更好地从溶液中析出。同时，大砗磲也从珊瑚那里借鉴了技巧：让那些共生单细胞原生生物双鞭毛藻生活在它的组织内。这些生物从大砗磲处获得庇护和营养的同时，也会通过光合作用为大砗磲提供大量营养。在这种"开挂"的模式下，贝壳可以长得非常大。在很多双壳动物和腕足动物中，瓣壳的边缘（闭合的地方）有着壮观的"之"字形褶皱。这种结构，既可以增加铰接处的长度，让水更好地进出壳体，还可以帮助壳体在必要时，一边保持几乎完全闭合的状态，一边排出有害的物体或生物。这些有害的物体中，偶尔也会出现潜水员的腿。不过大砗磲会咬住潜水员的腿这种恶名其实是非常荒诞的，因为它的闭壳速度很慢，不会造成重大危险。

贝壳本身的材质［由一层名为外套膜（mantle）的组织分泌所得］，尤其是很多软体动物都会产生的珍珠质，是一种奇迹。珍珠质让鲍鱼等贝壳的内层有了美丽而色彩斑斓的光泽，同时也赠予了它们珍珠。珍珠质之所以能够如此特殊地散射光线，是因为它由堆叠的霰石状碳酸钙的板状晶体组成，厚度约 0.5 微米，趋近于可见光的波长。这些晶体以砖块状的排列结构嵌在有机基质中，它们不仅很漂亮，还很坚固，不怕拉扯、压缩或弯曲。珍珠质只是壳的一个内层部分，壳的外层通常是一层棱柱状的碳酸钙晶体。碳酸钙晶体外面是一层薄薄的有机层，即壳皮层（Periostracum）。壳皮层是外部海水或淡水与贝壳之间的保护屏障。从某种程度上来说，设计精妙的微晶体那精密的排列组合，是由外套膜和壳皮层的细胞精心安排的。我们并不清楚这个过程的全貌。生物力学工程师们大概很想知道这个过程是如何实现的，因为他们一直都在努力地分析和复制这种卑微的软体动物无须思考就能完成的过程。

　　在这台神奇的机器中，那些对于人类而言有着异乎寻常的吸引力的珍珠，就只是一粒简单的沙砾，只不过被动物涂上了一层保护性的珍珠质而已。在现实生活中，软体动物很善于将沙砾排出壳外。在这种情况下，珍珠是十分稀有的，因此在过去它具有惊人的价值。如今，人们开始养殖那些饱受磨难的软体动物，并在它们体内植入了珍珠的"种子"，从而进行工业化珍珠养殖。因此，珍珠现在已经很常见了。

对于软体动物来说，双瓣壳显然是很不错的选择，但是有人认为，至少从物种多样性的角度来说，单瓣壳也许更好。那些通常住在单个螺旋状外壳里的腹足动物如蜗牛也十分了不起，目前已确认的该物种有近 8 万个。它们生活在海洋、海岸线、湖泊与河流中，并且征服了双壳类软体动物从未进入过的领域。让许多园丁懊恼的是，为了能在陆地上生存，某些（被园丁们记恨着的）种类回到了几乎没有壳的状态，例如对农作物有害的大蛞蝓。

有的腹足动物是无害的植食性动物（前提是离开精心打理的花园），而有些则是凶猛的肉食性动物。不管是选择了哪种生存方式，它们都利用了一种齿系（dentition）。从某种程度上说，这种齿系和鲨鱼或霸王龙所拥有的一样可怕。这就是齿舌（radula），一种可以移动的舌头。齿舌上面布满了一排排细小的牙齿，用于磨碎植物或动物。这些牙齿不是由碳酸钙组成的，而是由一种复杂的有机高分子甲壳质组成的。为了增加硬度，其顶端可能有氧化铁或二氧化硅的晶体。肉食性腹足动物经常以双壳动物或其他腹足动物为目标。这些受害者很好辨认：它们的壳上有由齿舌和酸性分泌物共同作用而钻出的整齐圆孔。长得很漂亮的鸡心螺就是这类掠食者。

它们还将自己的齿舌改成了有毒的鱼叉，在捕食前先将毒液注入猎物体内。

要构建一种能抵御此类致命攻击的骨骼是很难的，方法之一便是增加壳的厚度。这种方式虽然有效，但也增加了能量的消耗和（壳体）材料的积累成本。不过，有一种腹足动物已经发展出了一种（目前为止已知的）独一无二的，真正含有铁质的铠甲。它便是鳞角腹足蜗牛（*Crysomallon squamiferum*）。这是一个新发现的物种，生活在深海的海底热泉附近。在那里，因火山而形成的热泉从海床裂缝中喷涌而出。在这种充满了化学物质的环境中，鳞角腹足蜗牛建造了一种外层是一层硫复铁矿（一种硫化铁）晶体的壳。这种盔甲提供了额外的防御层，不仅可以抵御带齿舌的腹足动物，还可以抵御附近的螃蟹爪子产生的毁灭性的压力。这种新颖的骨骼结构非常有效，以至于研究人员不仅会注意到它们，还会有兴趣将它们应用到人类的防御上。[24]

对于此类戏剧性的场景，你不仅可以用眼睛看到，如果你有古生物学家海尔特·弗尔迈伊（Geerat Vermeij，现居加利福尼亚州，3 岁时完全失明）那样敏锐的指尖，你还可以直接感受它。通过触摸软体动物的各种行为模式，弗尔迈伊[25] 分析了软体动物捕食和躲避捕食的天性，并因此建立了他那辉煌的事业版图。成功的攻击模式和不成功的攻击模式、完全被穿透的壳和部分被穿透随后又被修复的壳，这些都让他对生命的历史有了独特的看法，尤其是当他对壳的触觉探索延伸到了深时（deep time，地质时间概念）的化石形式。这些化石说明了自前寒武纪晚期的克劳德管开始，有壳生物之间一直在玩"猫捉老鼠"的游戏。他说，在时间的漫漫长河中，壳的抵御能力总是越来越强，武器也总是越来越具有攻击性。这种模式已成为演化的主要驱动力。于他而言，演化的"军备竞赛"是真实的，并且可以经由除视觉外的更多方式被感知到。他已通过很多途径有理有据地表达了这一令人深思的观点，例如出版一些有史以来写得最好的关于壳的书籍。[26]

有些双壳类软体动物，例如扇贝，则采用了第二种逃离致命齿舌的方法。一旦发现靠近的掠食者，它们就会关闭瓣壳，排出水，同时推着自己前进一小段距离。这便是喷气推进的原始形式。其他软体动物也采纳了这种能力，并将其发展为一种既惊人又优美的复杂过程，并演化出了具有喷气推进功能的头足类软体动物。

喷气推进式外骨骼

从生物学角度来说，第一个设计出喷气动力的，并不是英国飞行员兼工程师弗兰克·惠特尔爵士（Sir Frank Whittle）。

大自然在4.5亿年前的奥陶纪海洋中便创造出了这推进式的飞跃。那里生活着现代鹦鹉螺的祖先。这里的鹦鹉螺，不是儒勒·凡尔纳（Jules Verne）笔下尼摩艇长那艘在海洋中航行的潜水艇，而是一种头足动物，是现代鱿鱼和章鱼的亲戚。在现存的所有使用喷气推进策略的软体动物（例如鱿鱼和章鱼）中，鹦鹉螺是唯一一种还保留着外壳的，其他种群在很久以前就把外壳演化掉了。

鹦鹉螺的外壳是由霰石形式的碳酸钙组成的，呈螺旋形盘卷，内部则被隔膜分隔成一系列的壳室。当鹦鹉螺生长时，外壳也会随之长出新的螺旋，同时也长出与之前壳室相隔开的新壳室。最末一个壳室叫"住室"，鹦鹉螺就是在该壳室里施展它的喷气推进魔法的。鹦鹉螺也是伪装高手。它的外壳下方呈白色，因此从下往上看时，它会与上方照入水中的阳光混为一体；而外壳上方呈条纹状，因此从上往下看时，又可以与下方黑暗的海水混为一体。鹦鹉螺通过这种方式来躲避掠食者。

在鹦鹉螺的壳内，水会被吸入位于鹦鹉螺软体组织主体下方的叫作外套膜腔的区域。鱿鱼也有同样的区域，但是它们的外套膜腔比鹦鹉螺的大得多，因此可以完成更有力的喷气推进。在外套膜腔中，水通过强有力的牵缩肌和漏斗形肌肉形成一股喷射流。牵缩肌附在壳上，其肌痕有时会保存在化石中。鹦鹉螺的牵缩肌和漏斗形肌肉只占其身体质量的不到10%。和现代鱿鱼的"喷气式战斗机引擎"相比，这种古老的推进系统效率很低。鱿鱼的推进系统能够以鹦鹉螺10倍的效率将喷射的水流转化为推进速度，因此为了逃避掠食者，鱿鱼有时可以跃出水面飞行50米，是除了人类之外唯一可以真正进行喷气推进的空运动物。

鹦鹉螺是现存唯一一种保留了外壳且使用喷气推进的软体动物。它的亲戚菊石类曾广泛使用这种推进方式。自泥盆纪（大约4.1亿年前）起，菊石类演化出了各种各样的形状，从而躲过了泥盆纪晚期和二叠纪晚期的大灭绝，但最终还是没有逃过白垩纪晚期的大灭绝。菊石类的大小可以从直径几厘米到超过2米不等。它们演化得非常迅速，因此它们的化石常被用于识别岩层的年代。

菊石类，尤其是侏罗纪和白垩纪那数量丰富又高度演化的菊石类，是颇为壮观且高度可见的化石。在当地的民间传说中，那些不断从约克郡惠特比镇（Whitby）的页岩悬崖上冲刷出来的化石标本，被称为"蛇石"（snake stone）。相传，7世纪时，圣女希尔达（Hilda）将四处作乱的蛇变成了石头，蛇石便是它们的遗骸。根据圣彼得的描述，希尔达是一个强大的女人，是优秀的管理者和教师，但是她的天赋（后来她因为这些天赋而被封为圣徒）可能不包括将讨厌的爬行动物石化这件事。

很久以后，到了 17 世纪，科学家罗伯特·胡克（Robert Hooke）对菊石类进行了仔细的研究。胡克被认为是"英格兰的列奥纳多"。他是一位博学大师，既研究重力，又研究动植物的生理机能和形态，还研究空气和光。在伦敦大火后，他［与克里斯托弗·雷恩爵士（Sir Christopher Wren）一起］帮助重建了伦敦。他甚至设计了一种更先进的制造手表的方法。然后他还抽出时间研究了化石。他画了各种菊石类（画得非常漂亮，因为他还是一位技术卓越的制图员），并将其解释为一种与现存任何动物都不相似的早已灭绝的动物［虽然与现存的鹦鹉螺（他也画了鹦鹉螺做比较）相似］。它们的遗骸埋在石头里，经由海水的矿化作用而成为化石。这种解释与当时流行的《圣经》中对万事万物的解释不一致。《圣经》认为，这些事物都是由造物主放在地层中的，或者认为它们是挪亚之血的遗迹。胡克这些杰出的推论是超前的，但是他的成就因为晚年与后起之秀艾萨克·牛顿（Isaac Newton）的一场争论而蒙上了阴影。当时的牛顿尽可能地埋葬了胡克的科学遗产。直到一个世纪后，布封伯爵（Comte de Buffon）和后来法国的居维叶男爵（Baron Cuvier）等学者才走上了类似的道路，并对这些独特的化石得出了同样的结论。

随着古生物学逐渐发展成为一门科学，菊石类也成为人们热衷收集和研究的化石之一。它们优雅的外壳上有着令人惊叹的纹路，直至今日仍令人费解。例如，它外壳上的缝合线纹路。在这些位置，将每个连续的壳室分隔开来的隔膜与主壳壁相交会。随着地质年代的推进，这些缝合线纹路显示出了明显的变化。在早期的鹦鹉螺类形态上，隔膜是微微弯曲的，缝合线纹路也很简单。在后来的菊石类形态上，隔膜形成了复杂的弯曲凹槽，因此缝合线也呈现复杂的细圆齿状纹路。为什么会这样呢？过去人们常认为，这是为了帮助整个菊石类抵抗来自深水层的压力，从而防止菊石类在潜入海洋更深处时发生壳内爆裂。就好比一张平铺的纸和一张折了好几次的纸，推动前者的边缘，纸很容易弯曲，但是折叠后的纸能够更好地抵御此类横向压力。这种理解似乎是合理且直观的，但是数学模型表明，菊石类复杂的缝合线实际上在抵御深水压力时并不如简单的缝合线，但是能提供更好的浮力控制。[27]因此，简单的直觉并不总是解读复杂骨骼的机械特性的最佳指引。

在地球历史上的很长一段时间内，菊石类、鱿鱼和其他软体动物的喷气推进系统都获得了巨大的成功，因此它们得到了仿生科学的认可。如今，仿生科学正在学习它们，例如有着灵活身体的潜水艇就是模仿了它们的运动模式。想象一下，当一只 14 米长，有着高度发达的感官和大脑的大王酸浆鱿，遇到一艘 200 米长，载满了乘客的形似鱿鱼的潜水艇静静地从它身边经过时，它会有多困惑。

船蛸的骨骼

最善于意外发现的 19 世纪重要科学人物——珍妮·维勒普雷－鲍尔（Jeanne Villepreux-Power）解决了另一个困惑：船蛸身上的怪象。这里，我们谈论的，不是陪伴伊阿宋乘"阿尔戈号"（*Argo*）寻找金羊毛的古希腊英雄*，而是指一种小小的远洋章鱼。它有着精致又十分漂亮的螺旋状外壳，与鹦鹉螺的外壳很像（事实上，船蛸也被称为"纸鹦鹉螺"）。

船蛸这种软体动物身上有着一些非常奇怪的现象。例如，与其他软体动物不一样，它可以完全离开外壳。学者们就此展开了激烈的争论：这到底是它自己的壳，还是它占用的其他动物的壳。若是后者，就像寄居蟹利用腹足动物废弃的外壳作为移动房屋一样。另外，船蛸的两个触手之间还有一层软体组织。公元前 330 年，亚里士多德将这层组织描述为"帆"，认为通过这种"帆"，船蛸便可以乘风在海面上航

---

* 船蛸的英文名称 Argonaut 与阿尔戈英雄的英文单词相同。

行，就像神话中那艘与它同名的船一样。这是一个持续了两千多年的愿景。很久以后，这一愿景再次出现在了诗人拜伦（Lord Byron）和亚历山大·蒲柏（Alexander Pope）的诗歌中，以及儒勒·凡尔纳的小说《海底两万里》（*20000 Leagues Under the Sea*）中。

现在我们来讲珍妮·维勒普雷的故事。珍妮出生于法国南部瑞亚克（Juillac）的一个文盲家庭。1812年，在经历了一系列家庭变故后——母亲和妹妹相继去世，父亲迎娶了年轻的继母——带着一群注定要被送往屠宰场的动物的珍妮，在一位表亲的照顾下，徒步480公里来到巴黎。那位表亲在半路袭击了她，于是她躲到宪兵队寻求庇护，然后又去了修道院。最终她独自一人来到巴黎，没有地方可去，也找不到工作。正如她的传记作者所说的那样，机遇有时是仁慈的。一位裁缝可怜她，便雇她做了女裁缝师。珍妮和她的兄弟姐妹不同，她至少能读会写，而且学东西非常快，很快就在这个新行业中脱颖而出。几年后，西西里岛的卡洛琳公主（Princess Caroline of Sicily）嫁给了国王的侄子贝里公爵（the Duc de Berry）。年轻的珍妮为卡洛琳公主设计了婚纱。在庆典上，年轻的英国商人詹姆斯·鲍尔（James Power）对她一见钟情，接着他们结婚了。作为一名富有移民的太太，珍妮在西西里岛开始了全新的生活。

珍妮·维勒普雷－鲍尔并没有把时间花在社交上。相反，她对岛上的博物志，特别是海洋生物产生了浓厚的兴趣。为了更靠近这些海洋生物，她需要找到近距离研究它们的方法。为此，她设计并打造了一个盛满海水的玻璃箱子——这便是最早的水族箱。她做了三个这样的箱子，其中两个放在海里，一个放在陆上。船蛸便是她所研究的众多生物之一。之所以研究船蛸，是因为她听说了科学家们关于船蛸的壳的争论。船蛸遍布西西里岛周边海域，因此她认为自己有发现真相的得天独厚的优势，并对此抱有信心。她先搜集船蛸的卵，并孵化了它们，然后每天观察它们的生长情况。几天后，箱子里出现了一些很小的壳——很显然，这些壳是由船蛸自己制造出来的，不是借的，也不是偷来的。她发现，被亚里士多德称为"帆"的脆弱薄膜，实际上是外壳材料的分泌器官，可以用来建造和修复那些脆弱的外壳。

　　与当时的其他女科学家不同，珍妮的成就得到了那些几乎完全由男性主导的科学机构的认可。接纳她的科学院，不是1个，而是16个，遍布整个欧洲。即便是不好相与的理查德·欧文（Richard Owen）——恐龙这个名字的命名者，一个在争夺学术地位时出了名的激进又犀利的人——也对她大为赞赏。

　　船蛸那可以移动的壳的功能，甚至比亚里士多德所想象的还要多样。它们可以被用作间歇性的避难所，还可以用来保护它们的卵。当船蛸来到海面的时候，它们会用外壳捕捉气泡，然后在潜入深海时利用这些气泡来调节自己的浮力。那么它们的外壳到底是骨骼，还是家园，抑或是工具？大自然并不会总是遵循简单的分类。这个问题在结构复杂、早已灭绝的笔石类身上尤为明显。

"建造"这件事

化石是令人困惑的东西，对化石的研究则意味着需要面对一连串的谜团。而对这些谜团的解决和对化石的一次又一次的发现，都让我们对地球的历史增添了一分了解。有些化石在穿越那些值得解读的阴影之地时，经历了传奇的冒险，例如笔石类。从 18 世纪早期林奈（Linnaeus）给它们取的名字就能知道它的经历有多曲折。这位生物分类学之父确实给它们取了名字，因为它们的外观很像象形文字，所以便称它们为"笔石"，意思是"笔在岩石上书写的痕迹"。但是林奈认为它们是"假化石"，是某种无机过程的结果。考虑到有些完全非生物的结晶能够以线性或分叉式的方式生长，因此这种解释是谨慎且有一定道理的。

到了 18 世纪，人们收集到了更多的标本。通过更仔细的观察，科学家发现，这些奇怪的物体本质上是管状体。管状体是一系列由某种耐腐蚀的有机物质形成的管，一端开口，另一端连接到一个分支状的主管上（图12）。现在似乎可以肯定的是，它们属于某种生物。但是，到底是什么呢？有些人把它们称为"墨角藻"——也就是海草——并将它们归为植物。还有些人将它们与珊瑚或它们的微小亲戚——（用放大镜）可以在池塘和溪流中看到的水螅做比较。不管它们是什么，它们都变得非常有用。后来成为著名教授的苏格兰教师查尔斯·拉普沃思在苏格兰南部高地的岩层中发现了它们。拉普沃思意识到，他所看到的某种古代浮游生物独特又不断演化的形状，可以用来描述奥陶纪和志留纪地层中不同时区的特征。不管神秘与否，作为一种测定古代地层年代的重要依据，很显然，它们对地质学家是十分有用的。

20世纪30年代，波兰古生物学家罗曼·科兹洛夫斯基（Roman Kozłowski）偶然发现了一些笔石类标本。这些标本——就像生物标本一样——在纯硅岩石黑硅石中完好地保存了下来。罗曼对它们做了详细的研究。他先用危险且有剧毒的氢氟酸将它们从岩石中溶解出来，再提取它们的薄片用显微镜进行观察，最后再忠实地重建它们的三维形态。科兹洛夫斯基意识到，这些笔石类最接近的对象，不是植物，也不是水螅，而是一种鲜为人知的海洋生物——羽鳃类半索动物。羽鳃类非

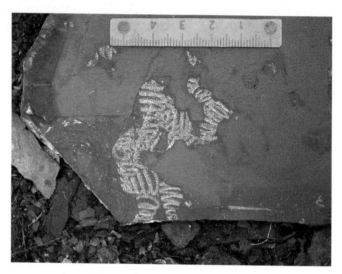

图12　螺旋笔石（*Spirograptus*）

扁平状，捷克共和国志留纪泥岩，比例尺为1厘米

常小，是一种生活在海床的管栖滤食动物。乍一看，羽鳃类的管结构排列并不整齐，并不像浮游的笔石类那样精确又精细，但是两者的结构非常相像，都是由一连串的环组成的。

这是一项突破性的发现，但差点无法得见天日。科兹洛夫斯基在准备发表论文的时候，第二次世界大战爆发，他原本有序的生活也发生了翻天覆地的变化。当战争爆发的时候，他急忙把照片的底片寄往巴黎，然后将自己的手稿藏在大学的地下室里。但随着纳粹的进攻，这座建筑被摧毁了。不过，他还是在废墟中找到了散落的手稿。几年后，当华沙起义开始时，他把手稿藏在了暖气管中。结果，那栋建筑和大部分华沙的建筑一样，都被摧毁了。但神奇的是，他和他的手稿再次活了下来。最终，他在战后取回了底片，公布了他的发现。

他的发现解决了一个古生物学难题吗？从某些方面来说，是这样的。在接下来的几十年里，大多数古生物学家接受了科兹洛夫斯基的解读，认为笔石类是羽鳃类的亲戚。关于笔石类形态的权威性研究结果表明，笔石类的管结构周围那一层软体组织包围并分泌了那复杂的管系统，就像内骨骼（例如我们的骨骼）的分泌方式一样。这似乎是形成此类复杂结构显而易见的方式。

这里有一个无法回避的问题。现代羽鳃类的管和那些由一层组织分泌出来的骨骼或外壳不一样，它们是由生物体"建造"出来的。生物体主动地建造这些管，一层又一层，就像白蚁建造它们的巢穴，或蜘蛛结网一样。笔石类也会如此吗？将羽鳃类那简单又排列不整齐的管结构和笔石类那精心设计的结构相比较，就像拿中世纪的马车和赛车相比较一样。因为微小的羽鳃动物没有真正的大脑，只有一个简单的神经系统，所以人们认为它们没有能力主动且合作式地建造如此复杂的骨骼结构。

到了 20 世纪 70 年代末，笔石类研究的老前辈，剑桥大学的巴里·里卡兹（Barrie Rickards，他还有一重身份是英国最厉害的梭鱼渔民）和他的博士生彼得·克劳瑟（Peter Crowther），使用了一种具有革命性的新机器来寻找保存完好的笔石类化石。这个新机器就是扫描电子显微镜，它可以完美地揭示微观物体表面的细节。他们注意到，笔石类管结构的外层是由网状物组成的，在显微镜下看上去就像是不规则、纵横交错的绷带。这些网状物覆盖着管结构的外壁，就像一层石膏覆盖着砖墙一样。他们认识到，这样的结构是无法在软体组织的包裹层中自主形成的，一定是由"粉刷匠"——生活在管结构内的生物——主动"抹"到管壁上的，而且这位"粉刷匠"之前还必须是"砖瓦工"。因为这个过程需要先建造管结构本身，就像现代羽鳃类一样，只不过整个过程要复杂得多。

这个发现又是一大突破，但一开始曾遭人质疑，因为那些必须以上述方式合作"建造"的结构实在是太复杂了。不夸张地说，在某些方面并不亚于白蚁的壮举。不过现在，大家已经接受了这个解读。这个突破又进一步延伸且模糊了骨骼的定义。笔石类的管结构是由一种坚硬的支撑材料形成的，虽然位于动物的外部，但又与动物紧密连接，就像软体动物的外壳一样。那么，笔石类的管结构是外骨骼吗？很显然，它是一种精心设计并构建的结构，就像白蚁的巢穴，或者说，像独居的黄蜂在火山土壤中用精心挑选的浮岩颗粒建造的，偶尔可以变成化石的榛子状巢穴。因此，从这个角度来说，保存下来的笔石类可能根本不是骨骼，而是家园。就某种程度而言，在设计并建造骨骼类结构方面，笔石类可以说为人类做了示范。笔石类自我构建的外骨骼的移动性很好，就像我们现在造出来的汽车和潜水艇一样。或许我们不该总是严格地区分什么是骨骼或什么不是骨骼，而是应该简单地欣赏大自然带给我们的奇迹。

通向成功的漫长之路

通过保存得异常完好的寒武纪动物化石，我们至少知道了一件事——那些外骨骼动物，尤其是节肢动物，统治了海洋。在当时的海洋中，除了节肢动物，还有很多其他动物，例如，体表带刺的开腔骨类，有着朋克风格鳞片的威瓦西亚虫，以及其他寒武纪具外骨骼的动物，包括早期的软体动物、叶足动物、腕足动物、曳鳃动物和笔石动物。

然而，寒武纪有着内骨骼的动物们去哪里了呢？科学家在澄江生物群发现了昆明鱼（*Myllokunmingia*）——一种有鳍的无颌微型鱼类。这些早期脊椎动物的后代的体长可达 30 米，并且可以为了捕食不计其数的磷虾而从温暖的热带水域游向冰冷的极地水域。不过在当时，昆明鱼很低调，它们隐藏在阴影中，以躲避上方水体中那些致命且装备精良的节肢动物。这是地球历史上最漫长的逆袭故事，但当成功来临时，它会惊艳所有人的目光。

03 内骨骼

在1966年的雅典电影《公元前一百万年》(*One Million Years BC*)中，拉蔻儿·薇芝(Raquel Welch)和石器时代的人类同胞共同对抗恐龙。电影的宣传海报上写着"事情就是这样"，全然不顾恐龙早已在6600万年前就灭绝了，而最早的智人大约在30万年前才开始行走于地球之上的事实。不过没关系。正如著名的动画大师雷·哈里豪森(Ray Harryhausen)说过的那样，"教授大概是不会去看这类电影的"。哈里豪森是制作恐龙和骨骼特效方面最出色的动画大师。在1963年的电影《伊阿宋与阿尔戈英雄》(*Jason and the Argonauts*)中，他制作的那7副攻击伊阿宋和阿尔戈英雄的人类骨骼，成为电影界的传奇。事实上，那几副骨骼只有10英尺高，其中一具还是重复利用了之前某部辛巴达电影的道具。但是，通过哈里豪森的妙手，这些道具成为令人难以忘怀的邪恶生灵。

不过，如果节肢动物也观看了这部电影，那它们应该不会对此感到害怕，因为它们从一开始就把可移动的骨骼穿在了外面。对于节肢动物来说，可能更令它们感到困惑的是（如果它们会思考这个问题的话），为什么会有动物将骨骼放在体内呢？这种内骨骼结构很显然不能起到防御攻击的作用。从这个角度来说，动物构建内骨骼而非外骨骼，无异于为路过的掠食者送上一份唾手可得的美食。事实上，在保存下来的最早的——大约5亿年前——以动物为基础的生态系统中，内骨骼动物的数量十分稀少。它们的个子都很小，似乎是想要躲避体形更庞大的节肢动物掠食者，例如奇虾。就某种程度而言，如今双方的情况并没有多大的不同。目前已有记录的具有外骨骼的无脊椎动物超过100万种，而昆虫就占据了约100万种。相比之下，脊椎动物只有不到7万种，其中包括所有的哺乳动物、鸟类、两栖动物、爬行动物和鱼类。我们的星球仍是节肢动物的天下。[28]

面对处变不惊但困惑不已的节肢动物[29]，我们的答案是：因为构建内骨骼确实有一些实在的好处。当食物充足的时候，内骨骼动物可以长得很庞大，而不用受外壳的约束，而庞大的体形也意味着可以更好地躲避掠食者。大象食草，狮子食肉，但是狮子不会吃成年大象，因为大象太大太强壮了，狮子无福消受。因此，体形是一种优势。拥有一副内骨骼也意味着动物的体表可以更好地感知周围的环境。同时，拥有内骨骼的动物也可以有其他形式的武器，就像如今的刺猬和犰狳、保存在化石中的带盔甲的恐龙，以及更早时候的带盔甲的鱼类。

虽然内骨骼动物注定会演化成像雷龙、猛犸象和鲸鱼那样庞大的规模，但是它们的起源十分平庸。这些巨兽的远古祖先毫不起眼，直到最近人们才在 5 亿年前的寒武纪海洋生态系统中发现了它们的踪迹。那些被广泛承认的最早的鱼类化石，其实来自很久之后的岩层。这些早期鱼类化石是古生物学家可以在古老的岩石世界中寻找到的最美丽、最奇异的化石。

有盔甲的鱼

1844 年，杰出又多产的科学家路易斯·阿加西（Louis Agassiz）出版了关于老红砂岩（Old Red Sandstone，一种独特的泥盆纪陆相红层，是英国泥盆纪地层的主力军）中鱼类化石的专著。阿加西在开篇感谢了那些曾经帮助他的人。他感谢英国科学促进协会（British Association for the Advancement of Science，如今的英国科学协会）邀请他进行此项研究，并为他的旅行提供资金支持。他感谢英国地质先驱的坚持不懈和热情，感谢他们在曾经认为贫瘠的地层中有了新的发现。他还感谢了那些经常出现在感谢名单上的人物，例如亚当·塞奇威克和罗德里克·默奇森（Roderick Murchison）。他们是维多利亚时期的地质学巨擘，通过研究英国古老而奇形怪状的岩石而为地质年代的划分做出了杰出贡献。同时，他还特别感谢了一个人——休·米勒（Hugh Miller）。米勒是一名苏格兰石匠，后来成了会计，再后来自学成了科学家并成为当时广受欢迎的科普作家。在阿加西出版专著的前几年，米勒就已经用半诗意半科学的文字对老红砂岩进行了描述，并在描述中附上了他在地层中挖出的某种奇异鱼类的化石图片（图13）。

这种鱼实在是太奇特了！在序言中，阿加西激动得将这些鱼与25年前发现的鱼龙和蛇颈龙（尤其是同样出身平凡且自学成才的莱姆里吉斯的玛丽·安宁的那些发现。为了致敬玛丽·安宁，阿加西用她的名字命名了两种新的鱼类化石）做了详细的比较。这些怪异的鱼类披着图案复杂、色泽鲜亮的盔甲，头部形似铁铲、火箭或长方形的盒子。有些鱼还有类似翅膀的延伸性骨骼。这些化石既迷人又令人困惑。它们是乌龟，还是甲壳动物，抑或是某种甲虫？阿加西将它们判定为已知的最早鱼类，并详细又清晰地描

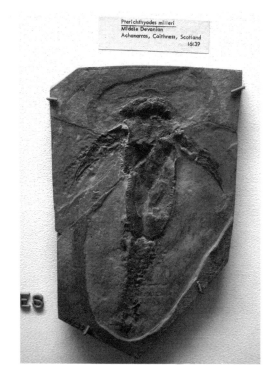

图 13 米氏胴甲鱼（*Pterichthyodes milleri*）化石

来自苏格兰老红砂岩的泥盆纪有盔甲的奇异鱼类化石。
休·米勒和著名的瑞士科学家路易斯·阿加西都对它产生
了强烈的兴趣。阿加西为了纪念米勒，便以米勒的名字命
名了这种鱼。米氏胴甲鱼可以长到 30 厘米长

述了它们的特征。

不过，这些美丽的化石似乎打破了脊椎动物的规则。我们
的骨骼是肯定在体内的，然而这些鱼有着坚硬甲壳，它们似

乎和节肢动物玩着同样的游戏。而事实上，它们通常被称为甲胄鱼类（ostracoderm，意思是"有壳的"）。这些刚离开海洋的脊椎动物可能就是雷·哈里豪森的灵感来源。[30] 科学家仔细检查它们的盔甲，随后又有了惊人的发现：它们的甲层——不管是成千上万片纽扣状的鳞片还是一片片的甲片——都是由磷灰石组成的，化学成分是磷酸钙，和我们的骨骼成分一样。但是从结构上看，这种早期鱼类的盔甲和我们那由特殊的骨细胞分泌出来的骨骼并不相似。从图 13 中可以看到，有光泽的表面是由坚硬的牙釉质形成的，其下方是牙本质以及呈分散状的牙髓腔。从结构上说，它们是环绕在动物体表的"牙齿"，旨在为动物提供保护，而非咀嚼食物。即便是萨尔瓦多·达利（Salvador Dali）*也想象不出这样的排列结构。那么，这些奇怪的鱼是从哪里来的呢？它们又是如何变成如今我们所熟悉的，将骨骼全部藏在软体组织深处的脊椎动物的呢？

老红砂岩有时也被称为"鱼的时代"。老红砂岩的形成比多细胞及骨骼动物大爆发的寒武纪晚了约 1.5 亿年。由于其地层通常呈红色，因此称其为老红砂岩。若漫步在赫里福德郡或苏格兰米德兰山谷的乡间，你会看见因耕种而暴露在外的

---

* 超现实主义画家。

深红色土壤。这些红土来自下方的红色岩石。这些岩石之所以呈红色，是因为它们来自老红砂岩大陆的半干燥地区。在那里，空气中的氧气会直接让堆积在河流冲积平原上的沉积物氧化。数种第一批入侵陆地的硬骨鱼类都来自泥盆纪的河流。为了与已存在了30多亿年的海洋生物圈相呼应，我们的地球发展了陆地生物圈。在这个过程中，那吸引了米勒、阿加西及其后继者的鱼类变成了化石。

那些起源于陆地的脊椎动物，是否比所有起源于海洋的动物晚出现很久呢？根据对第一批从岩层中挖出来的各种原始鱼类的研究表明，这种想法是可以理解的。但是后来几代地质学家坚持不懈地用挥舞着的锄头推翻了这种想法。鱼类确实曾出现在更古老的岩层中，因为人们发现泥盆纪的富矿带其实开始于泥盆纪之前的志留纪，科学家们还在泥盆纪的海洋地层和非海洋地层中陆续发现了鱼类。在这之前，科学家们并没有挖掘出有用的东西，但是随着更猛烈的凿击，他们确实有了一些发现。

在科罗拉多州的坎宁城州立监狱西北1英里处的采石场内及采石场周围，有一片年代更久远的岩层——哈丁砂岩（Harding Sandstone）。19世纪末，哈丁砂岩出现了许多类似硬骨鱼类的甲壳碎片。这些岩层的年代更久远，大体上形成于奥陶纪中期。发现它们的人是孜孜不倦的查尔斯·沃尔科特。一开始，这只是一次例行询问——沃尔科特从当地地质调查局的一位收藏家那里听说有个新地方出现了早期古生代化石。故事到目前为止，没有任何不同寻常之处。沃尔科特以为，这次的发现只是这些岩层的局部延伸，是地质绘图的基本工作罢了，并无其他意义。他要求当地人再搜集几块化石寄给他。

然而在对这些化石的常规检测中，他有了全新的发现。在壳体化石和珊瑚碎片中，他发现了疑似鱼类盔甲碎片的东西。即便对沃尔科特这样已经习惯了重大发现的人来说，这也一定是一个令人震惊的时刻。他立刻要求当地将更多的化石寄给他，然后亲自去了坎宁市查看和收集材料。1892年，他发表了非常细致的关于这一发现的描述。在这部著作中，他完整地列出了这些地层中其他化石（所有的海洋化石，包括几种腕足动物和三叶虫）的清单，并对鱼类遗骸本身进行了详细的描述（包括显微镜看到的内容）。很明显，他提前预料到了人们对此会产生的疑问。例如它们真的属于奥陶纪中期吗？它们真的是鱼吗？不出所料，沃尔科特的同事们第一时间提出了这些问题，而沃尔科特已经做了全面的功课，因此可以准确地做出回答，甚至他还提到了鱼的骨骼那"牙齿状"的特征。接着，沃尔科特又充满激情地指出，这些化石代表了"后来聚集在泥盆纪海洋中，并将遗骸留在了老红砂岩中的鱼类那体形矮小的祖先"。

自此，关于鱼类的记录，追溯到了奥陶纪。偶尔，这些古老的碎片也会出现在那个地质年代的其他岩层中，但是在坎宁城发现的这些远古祖先的代表绝对是稀有品，因为它们只是零星地栖息在砂质海岸线上的早期古生代海洋生物群微不足道的一小部分。随后的很久一段时间内，人们都未找到与它们有关的其他线索。这些"祖先"的祖先，又是什么样的生命体呢？

最早的脊椎动物

在脊椎动物的故事中，还有一次大跨越：它们在寒武纪早期登上了陆地，跨越了寒武纪的大部分时间。在最著名的特异保存化石库中，生物们最逼真的形态都在石化过程中被保留了下来，让我们得以一窥远古生物群落真正的模样。

距今已有 5.2 亿年的中国南部澄江生物群，[31] 因其对柔软的解剖结构——例如眼睛、皮肤、内脏和肌肉——超乎寻常的保存而成为传奇。澄江生物群产出了许多令人瞩目的化石，其中，昆明鱼只是个小角色，虽不普通，却也没有特别引人注目。事实上，它曾被研究早期脊椎动物的专家菲利普·让维耶（Philippe Janvier）称为"被压扁的蛞蝓"（squashed slug）。但是，根据遗骸保留下来的特点可以确定，它们就是已知的最早鱼类（图14）。

昆明鱼被发现的时候，看上去与古生物学家构想出来的"脊椎动物的祖先"惊人的相似。现代文昌鱼（*Amphioxus*）是这种构想的基础。文昌鱼是一种小型的海洋动物，没有脊柱，却有脊索。脊索是脊柱的前身，是一根沿着其背部向下的坚硬的圆柱形棒状结构。昆明鱼似乎也有脊索，还有背鳍、腹鳍和尾巴。因此，它一定是脊索动物（一种比脊椎动物略广的种类），或许也是脊椎动物。它还有眼睛（如果科学家对它头上那两个保存完好的圆形结构解读正确的话）、鱼鳃（这种结构对后续脊椎动物的演化具有深远的意义）和沿着身体生长的肌肉块（在化石标本上，这些肌肉块呈"之"字形图案）。就某种程度而言，这些肌肉一定是和内骨骼相连的，但是化石标本未能显现相关的证据。可能它的内骨骼并没有像我们的骨骼那样矿化，也没有像泥盆纪鱼类那样骨化的甲壳。它的内骨骼更像是鲨鱼那柔软的软骨。所有这些都说明，昆明鱼是一位游泳健将，也许它还能做出强有力的尾部翻转，以躲避寒武纪海洋中某些大型节肢动物。不过，我们至今仍不知道它到底是以更小的动物为食，还是以滤食的方式进食，抑或是以挖泥的方式进食。罕见、微小又毫不起眼的昆明鱼为脊椎动物在接下来

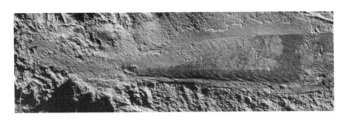

图 14　丰娇昆明鱼（*Myllokunmingia fengjiaoa*）化石

寒武纪早期，澄江生物群，中国云南省，头端在右侧，体长 4 厘米

1 亿年的演化奠定了模式。

　　随着昆明鱼的发现，我们现在已经知道，脊椎动物的谱系可以追溯至寒武纪大爆发（澄江以及其他古生代早期的地层中也发现了此类"被压扁的蛞蝓"）。然而，在志留纪晚期和泥盆纪之前，大多数脊椎动物保持着或小或不常见或柔软的身体（或者更准确地说，保持着"软骨骼"的形态）。虽然甲胄鱼那覆盖住身体的外骨骼在微观结构上很像我们的牙齿，但是这些生物当时并没有演化出我们所理解的颌和牙齿。

　　不过，在当时的海洋中，确实存在着另一种牙齿。可惜的是，它们与任何一种骨骼都没有关系。这意味着，在一个多世纪的时间里，这种另类的牙齿一直是古生物学上最大的谜团之一。事实上，它也是最大且最有用的谜团之一。

最奇怪的牙齿

在寒武纪和奥陶纪的大部分时间里，海洋里充斥着三叶虫、腕足动物、珊瑚和鹦鹉螺，它们的遗骸也遍布在那个年代的地层中。但在这些地层中，还有一些令人难以察觉但又确实是真正鱼类的化石。在成群结队的披着外骨骼的动物部落中，脊椎动物似乎一直都很低调，哪怕它们自己也尝试了外骨骼。

几乎从有古生物学开始，古生代的岩层中便不断出现那些体形微小却令人困惑的化石。人们称其为牙形石（conodonts）。有时候，通过双筒显微镜可以在岩石表面找到它们的踪迹。不过更常见的方法，是将一块石灰岩在酸液中溶解，然后数十个甚至上百个这样的物体便会出现在烧杯底部，从而成为最美也最引人注目的不溶性残留物。它们有些只有1~2毫米长，看上去像复杂的钢锯刀片；有些则像将细长的锥状物穿起来的项链；有些身体呈凹凸的扁平状，身上有一条从头延伸至尾的脊状隆起。它们到底是什么？它们有些长得很像牙齿，有些却一点也不像。它们的主要化学成分是磷酸钙，而磷酸钙也是我们骨骼的主要成分。但是在当时，其他动物群体，例如腕足动物，也使用了这种成分。而且，牙齿一般附着在颌和身体上。不管这些东西到底是什么，从岩石中的遗骸看，它们没有颌，也没有身体。

不管神秘与否，牙形石都是最有用的。它们的形状随着时间的推移而发生了改变，因为在古生代的大部分时间里，那些（对古生物学家而言）隐形的，供它们生长的生物一直在不断演化。牙形石也很常见。任意拿一块古生代地层的岩石，将其放在盛有酸液的烧杯中，便会得到这些化石。因此，作为地层的时间标记，牙形石十分有用。当然，前提是发现它们的人有足够的专业知识来辨别几百种已识别的物种之间的差异。

因此，务实的地质学家会继续利用它们来标记时间，而那些倾向于思考它们亲缘关系的地质学家则提出了各种各样的假说。它们会是蠕虫的牙齿吗？这个假说其实并不疯狂，因为有些蠕虫确实有一排排被称为虫颚（scolecodonts）的"牙齿"。古生代岩层中可以找到虫颚化石。虫颚和牙形石的大小相似，有些甚至形状也大致相同，但虫颚是由坚硬的有机物质组成的，而非磷酸钙。或者，就像有的学者猜测的那样，牙形石可能是某种节肢动物，或者某种软体动物，或者某种植物的一部分。甚至可能是某种与现存生物完全不一样的未知生物的一部分。20世纪70年代的古生物学家毛里茨·林德斯特罗姆（Maurits Lindström）认为，这种牙齿状的物质包裹着某种未知的生物，并为其提供保护，就像是一种个性化的史前倒刺铁丝围栏。

不久，便迎来了顿悟时刻。1983年，人们发现了牙形石所属动物的化石。它与成群的虾类化石一起被放在了爱丁堡博物馆内的一个托盘里。它是一种动物，一种脊椎动物，一种早已灭绝的脊椎动物。第一种"牙形动物"化石来自3.3亿年前石炭纪格兰顿虾床（Granton Shrimp Bed）岩层。化石保留了它的大眼睛、"之"字形肌肉块以及带有尾鳍的鳗鱼状躯体。这种动物的身前有一排长长的、神秘的牙形石。这些牙形石保留着生前的排列姿态——约15颗"牙齿"排列在一起，用来抓取和研磨食物。对于捕捉和进食猎物来说，这似乎是一种极为复杂的结构，但事实上，这种结构良好地运行了超过2亿年的时间（图15和图16）。

虽然牙形石可能是第一种演化出了可以处理食物的口器的脊椎动物，但它们并不是第一种拥有我们所理解的脊椎动物牙齿的动物。布里斯托大学的古生物学家邓肯·莫多克（Duncan Murdoch）和菲利普·多诺霍（Philip Donoghue）对牙形石的微观结构进行了详细分析。他们认为，这些"牙齿"是独立于有颌鱼类的牙齿演化而来的，因此也独立于两栖动物、爬行动物、鸟类和人类的牙齿。而后面提到的这些动物都源于休·米勒在两个世纪以前从苏格兰的岩层地貌中挖出来的，拥有骨骼式外盔甲层的古老鱼类。

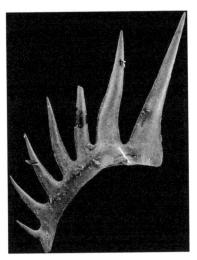

图 15　异锯齿（*Idioprioniodus*）牙形石的"S"元素

石炭纪，长约 1 毫米

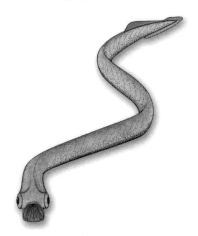

图 16　牙形动物复原图

主要根据来自爱丁堡格兰顿的石炭纪化石标本温莎克利
得赫刺（*Clydagnathus windsorensis*）重建，长约 4 厘米

构建一块块骨骼

在早期鱼类中，有些种类的体内形成了一种磷酸钙骨骼，不过形成的过程十分缓慢且断断续续，而且这种骨骼一开始是以包裹式的牙齿形式出现的。磷酸钙有什么特别的呢？为什么脊椎动物坚持使用磷酸钙，而不是像其他很多动物群体那样，选择简单的、容易获得的且早已经过测试的碳酸钙呢？

在早期的骨骼试验时期，脊椎动物坚持使用磷酸钙是有原因的。首先，以矿化磷灰石形式存在的磷酸钙明显比方解石和霰石那样的矿化碳酸钙坚硬。在所有地质学家都知道的莫氏硬度表的十个等级（最软的滑石粉的硬度是 1，最硬的钻石的硬度是 10）中，方解石的硬度是 3，而磷灰石的硬度是 5。莫氏硬度表是一个相对概念，因此在实际中，磷灰石的硬度是方解石的 5 倍。对于笨重而行动缓慢的早期有盔甲的鱼类来说，这种硬度差距是非常有用的，因为它们并不希望成为当时行动灵活且攻击性强的节肢动物的腹中餐。其次，磷酸钙比碳酸钙更难溶解。这个特质在当时的环境中十分有用。当海水酸度变强时，那些方解石骨骼可能就会受到威胁从而变得不完整（就像如今随着海洋酸化而受到威胁的骨骼一样）。最后，磷是生物体生理机能的关键元素。在动物体内，磷是驱动动物活动的化学能释放机制的核心。让一个储存这种物质的"仓库"作为身体结构的一部分，从而在需要的时候可以调用，可能是这种矿物物质在动物身上的首要功能。

在脊椎动物身上，我们常说的骨骼主要由四种组织组成。第一种组织是软骨。软骨坚硬又有弹性，是一种非矿化的组织（令许多古生物学家沮丧的是，这种组织不易形成化石）。早期鱼类所拥有的骨骼便是少量的软骨，主要起支撑鳃和脊索的作用（例如现代的盲鳗和七鳃鳗）。第二种是牙本质。在这里，磷酸钙会在微观的胶原原纤维的网状结构上产生生物结晶。第三种是牙釉质。牙釉质是一种坚硬且有光泽的物质，很少或没有有机框架。第四种是骨质。它与血管和神经一起，是一种复杂的、"活的"骨骼材料，其中包括控制矿化的骨细胞。它本身也是一座大型"生化工厂"，有着可以形成血细胞的内部骨髓。

甲胄鱼那类似牙本质和牙釉质的早期盔甲是通过羟基磷灰石的生物沉淀形成的。它先是出现在皮肤底层，然后再出现在体表，就像如今牙齿从牙龈中冒出来一样。事实上，我们的牙齿就是这层外部盔甲的残留物，只不过如今只局限在口腔内。在甲胄鱼身上，这种"骨质"的甲胄通常可以坚实地包裹并保护它的头部区域。甲胄在头部区域往后会分割成一层层厚鳞片，使动物在得到保护的同时也有一定的灵活性。

这种早期盔甲有很多层，其中就包括一层被称为"脱细胞骨"（acellular bone）的物质。当时的盔甲没有真正的细胞骨，也没有矿化的内骨骼。不过，这些进展很快就会出现。在化石记录中，它们与另一种骨骼创新——颌，联系到了一起。

有牙齿和颌，但还没有爪子

就像温斯顿·丘吉尔（Winston Churchill）常说的那样，"动嘴不动手"（Jaw jaw not war war）。但是，颌和战争（或者至少是带有致命意图的侵略）常常是完美的结合。20世纪70年代的怪物电影《大白鲨》（Jaws）中的大白鲨可以长到超过6米长。据计算，它的嘴的咬合力可达18千牛顿，大概是喷气式战斗机引擎推力的1/10。它在中新世的亲戚巨齿鲨（Carcharocles megalodon）是一种更为庞大的海洋掠食者，体长可达17米，牙齿长达12厘米并在双颌间以可怕的方式排列着。如果巨齿鲨的上下颌完全张开，可以容纳（或者说短暂地容纳）一个身高1.8米的站立人类（图17）。如果想安全地体验一下站在巨齿鲨嘴里的感觉，可以去华盛顿史密森尼

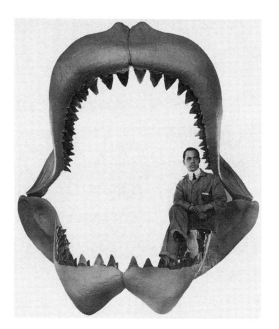

图 17　巨齿鲨的颌

自然历史博物馆找一个类似的保存完好的张开口的巨颌标本，然后拍照留念。

　　这样的体形和力量势必远远地甩开节肢动物。当然，动物的上下颌并不只是为了撕咬猎物。须鲸以及 12 米长的鲸鲨会利用上下颌来过滤海水中大量的浮游生物。大象那巨大的磨牙臼齿则用来咀嚼每天摄入的 100 多公斤的植物。蜂鸟一边小心地控制着飞行，一边伸出它们的舌头（就像鸟喙一样）来吮吸花蜜。当然，我们人类现在还会用上下颌来谈论战争与和平。那么，颌骨是从何而来呢？这种骨骼结构的发展对随后脊椎动物的一系列发展都至关重要。因此，"颌骨的起源"一直是古生物学上研究最深入的话题之一

关于"颌骨的起源"，第一个线索是在引起了米勒和阿加西注意的泥盆纪的大量鱼类化石中发现的。充满魅力的甲胄鱼是没有颌骨的，就像现代的七鳃鳗和盲鳗一样。科学家认为，甲胄鱼主要靠从咽部发出的某种吸力进食，通过这种吸力将那些行动缓慢从而无法逃脱的猎物缓缓地吸入口中。这与一项重大演化创新有关，即甲胄鱼的鳃裂开始只用于呼吸。以柳叶文昌鱼这个"脊椎动物祖先"的模型为例，它们的鳃裂只是用于滤食，而呼吸是通过皮肤进行的。这一变化势必会产生进一步的影响。

并非所有从多产的泥盆纪地层中挖出来的如动物展览般的鱼类都是无颌的。最令阿加西震惊的一种带盔甲的鱼叫作胴甲鱼（*Pterichthys*）。它像一个一英尺长的装甲箱，有着一条带鳞片的尾巴和两只巨大的骨质"手臂"。阿加西说它是所有鱼类中最奇怪的生物。同时阿加西也说，看到胴甲鱼时，他便理解了伟大的居维叶男爵第一次仔细查验蛇颈龙时所感受到的震惊。[32] 阿加西以为胴甲鱼没有颌，就像他描述的很多其他带盔甲的鱼类一样。但是，不管阿加西多么仔细地观察它们，还是很难辨认出它们的关键解剖细节。毕竟，它们是

"被压扁的带盔甲的蛞蝓"，是一个支离破碎的和被压缩了的谜题。在那个年代，要揭开它们的谜底实在太难了。

半个世纪后，瑞典古生物学家埃里克·斯滕舍（Erik Stensiö）煞费苦心地磨碎了一些相关的鱼类化石，每磨碎大约 1 毫米便停下，然后根据磨碎那一端的化石轮廓制作蜡片。没错，那些漂亮的化石被毁掉了。但是，那一片又一片的蜡片以 3D 模型，向世界展示了它们详细的内部结构。通过这种方法，一种新的古代鱼类出现了。它们就是盾皮鱼类（*Placoderms*）。它们也有盔甲层，从外观上看很像甲胄鱼，但有着独特而发达的颌骨。它们的历史可以追溯至泥盆纪之前，有些还可以追溯到志留纪早期。胴甲鱼（现名为 *Pterichthyodes*）只是其中一种，另外一种令人印象深刻的盾皮鱼类是邓氏鱼（*Dunkleasteus*）。邓氏鱼体长 2 米，身体呈流线型，有着残暴的锯齿状颌骨，就像是从科幻小说中走出来的物种。它被称为世界上第一个脊椎动物界的超级掠食者，可以直接捕食那些体形较小的鱼类掠食者。不过，动物是怎么长出颌骨的呢？

如果想了解脊椎动物颌骨的起源，很可能要说回鳃，尤其是鳃弓——一种让鳃裂保持张开状态的坚韧结构。在硬骨鱼类中，第一批鳃弓似乎已经演化成了颌骨。这一过程在人类胎儿的骨骼发育中得到了诠释。当胎儿 4 周大时，会出现支撑性的第一咽弓，并在随后发育成颌骨。这也是颌骨演化起源的一个强有力证据。中耳的锤骨和砧骨也来自与人类胎儿身上的第一咽弓有关的相同组织。这表明，哺乳动物的这些骨头都来自颌骨（内耳的第三骨镫骨来自人类胎儿的第二咽弓）。不仅是你的颌骨，连你的耳朵也都和古老的澄江昆明鱼的鳃裂有着共同的起源。

总之，在那个地质年代，颌骨是广泛存在的。棘鱼类比盾皮鱼类晚出现一段时间（可能是盾皮鱼类的后代）。它们的体形无法与噬人鲨相比，通常只有几厘米长。它们的名字源于那些用于支撑鱼鳍的粗壮的棘状突起。这些突起最后成为著名的志留纪晚期勒德洛骨层中最常见的"较大"的鱼类化石碎片（它们也就 1 厘米长，但仍被收藏家看作非常伟大的发现）。然而，就像那些有可能是由它们演化而来的现代鲨鱼一样，棘鱼类的骨骼由软骨、颌骨和牙齿（真正的牙齿，不是盾皮鱼类那种）构成，同时它们的身体呈流线型，更有利于游泳。它们大多是小型掠食者而不是超级掠食者。尽管如此，它们还是成功地存活了 1 亿多年。

颌骨是人类、其他哺乳动物、爬行动物、两栖动物和如今主宰着海洋和淡水领域的硬骨鱼类的特征。然而，过去人们认为，盾皮鱼类和棘鱼类的颌骨是一条死胡同，已在古生代与这些鱼类一起灭绝了。人们认为，硬骨鱼类身上的颌骨结构是独立出现的，因为这两种颌骨结构在细节上差别太大，两者之间不可能有直接的演化。但是，2013 年，朱敏和他的团队在中国发现了一个保存完好的，几乎没有被压扁的志留纪晚期盾皮鱼类化石。他们称其为初始全颌鱼（*Entelognathus primordialis*）。这个名字很贴切，意思是"原始的完整颌骨"。这清楚地表明，不仅硬骨鱼类，有肢的脊椎动物也有类似的骨骼，例如前颌骨、上颌骨和齿骨。这是最近才有的发现，现在仍面临着多方的争论和质疑。但是，根据现有的证据，我们的颌骨可能真的起源于令阿加西着迷的奇特的盾皮鱼类。

盾皮鱼类本身的盔甲也是一种创新。不像无颌甲胄鱼（其盔甲由类似牙釉质和牙本质的材料组成），盾皮鱼类盔甲的主要成分是由细胞生产的骨骼。因此，它们的骨骼和我们的一样，是一种"活"的骨骼，可以在成长过程中重塑。这些骨骼也是矿化内骨骼的开端。盾皮鱼类和鲨鱼一样，都有真正的椎骨。虽然这些椎骨大多是软骨，但是盾皮鱼类和鲨鱼不同，它们有矿化的拱状硬质骨骼。盾皮鱼类有两组成对的鳍，前面的叫胸鳍，后面的叫腹鳍。这些鳍似乎描绘出了硬骨鱼类鱼鳍和人类四肢的起源。

然后，便有了如今主宰着水世界的硬骨鱼类。最早的硬骨鱼类所在的岩层和发现初始全颌鱼的岩层属于同一个地质年代。梦幻鬼鱼（*Guiyu oneiros*）与其说像鬼怪，不如说更像一种嵌合体（图18）。它拥有硬骨鱼类的两个特点，既有辐鳍又有肉鳍，但肉鳍多于辐鳍。辐鳍鱼类的鱼鳍是由与下面的骨骼相连的辐射状的骨质鳍条支撑的。它们有3万多个种类，占据了现代鱼类中99%的数量，因此，它们也是目前为止数量最多的脊椎动物。不过，尽管很多形态的动物——从不起眼的小鱼到长4米、高4米的翻车鱼——都适应了辐鳍的骨骼结构，但肉鳍才是地球真正的继承人。因为肉鳍的骨骼结构才是未来会在陆地上行走的四肢动物的骨骼基础。

半鱼半四足动物

如果说肉鳍鱼类是在陆地上行走的脊椎动物的祖先，那么古生物学家便会预测，在某地的化石记录中，应该可以找到一种介于鱼类和两栖动物之间的动物化石。这种半鱼半四足动物的化石才是真正的嵌合体，人们称其为"鱼足类"（fishopod）。

过去人们认为，来自志留纪晚期的肉鳍鱼类已在现代海洋中绝迹了，准确地说，应该是早在6000万年前就绝迹了。但是1938年，在印度洋深处，人们发现了肉鳍鱼类的代表——腔棘鱼。如今生活在淡水中的肺鱼也是一种肉鳍鱼类。目前，

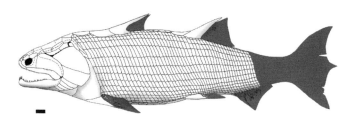

图 18 早期鱼类梦幻鬼鱼

比例尺为 1 厘米

为数不多的几种现存肺鱼广泛地分布在南美洲、非洲和大洋洲等大陆。它们都是曾经广泛地活跃在古老大陆上的肺鱼的"残部"，也是历史上最大的殖民事件（脊椎动物对陆地的征服）中最后的幸存者。所有四肢脊椎动物，包括人类，都是由肺鱼所属的动物种群演化而来的。

　　肉鳍鱼类的特点是它那发育良好的、成对的肉质胸鳍和腹鳍。这四个鱼鳍（可能是从盾皮鱼类那里遗传来的）是四肢陆地动物演化的框架。这些肌肉发达的鱼鳍通过一根中轴骨与鱼的主要骨骼相连接。这和辐鳍鱼类是完全不一样的。辐鳍鱼类的鱼鳍是由基底的数根骨骼支撑起来的。不过，现代肉鳍鱼类并不是展示四肢陆地动物起源的最佳类似物。因此，我们需要寻找古老的肉鳍鱼类化石。事实上，我们要找的，是那种"半鱼半四足动物"的祖先，即"鱼足类"。我们找到的化石是提塔利克鱼（*Tiktaalik*）。

提塔利克鱼（这个名字是由当地因纽特族长老根据一种淡水鱼的名字而取的）化石发现于加拿大东北部的埃尔斯米尔岛（Ellesmere Island）。从表面上看，它很像短吻鳄（图19），但有3米长。提塔利克鱼被归类为肉鳍鱼类。它们生活在大约3.75亿年前的古老热带河流中。当时，植被正在大地上蔓延。提塔利克鱼既有鳃也有肺。它有鱼的特征，例如鳞片和鱼鳍，但是头呈扁平状，看起来很像短吻鳄。更重要的是，它的骨骼显示出了其他骨骼结构的雏形，例如可活动的脖子、支撑身体的肋骨以及腕关节。这些都是能让脊椎动物登上陆地的骨骼结构的演化基础。提塔利克鱼一生的大多数时间都生活在浅水区，可能短暂地浮出水面，拖着自己在水线以上的地面爬行，就像今天的弹途鱼一样。

提塔利克鱼是一种被相关科学家预言存在，然后成功被发现的动物。[33] 但它们可能不是我们的直接祖先，因此为它们并不是"缺少的那一环"。几年后，科学家从波兰的一个采石场里找到了一些四足类的足迹。这个采石场里的足迹化石表明，在提塔利克鱼出现的2000万年前，一些四足动物（其骨骼尚未被发现）便行走（而不是拖着它们的身体）在了陆地上。很显然，泥盆纪中期到晚期这段时间是陆地与海洋边界附近生物的演化酝酿期。泥盆纪见证了地球环境的明显变化。当时的海洋正处于长时间的低氧水平。在这样的生理压力下，

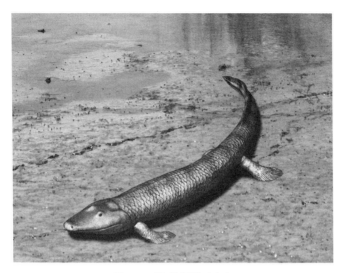

图 19　重塑的提塔利克鱼

体长可达 3 米

生活在浅水中的动物可能会更安全。那些具有适应陆地生活的特征的动物，会随着时间的推移而改进它们的鳍使其成为四肢，发展出可以呼吸的肺（这是鱼类的古老特征），发展出四足动物所特有的可活动的头。

　　在 3.65 亿年前的泥盆纪晚期，更多的"鱼足类"动物加入了这个故事。但是到目前为止，它们围绕"足"端有了重大发展，因此已经变得不那么像鱼了。这是鱼石螈（*Ichthyostega*）和棘螈（*Acanthostega*，一种头部扁平、长约 2 米的动物）的时代。它们的附肢看上去比提塔利克鱼的更像四肢。这些附肢不再是肌肉发达的大鳍，它们有不同的分开的指，尽管其数量比我们所习惯的要多（鱼石螈有七个指，棘螈有八个指）。这些动物并不能像真正的四足动物那样用双腿站立（因此在波兰发现的足迹是十分神秘的），但可以在陆地上匍匐前进。它们一般待在水里或靠近水的区域。

要想了解第一批能够像四足动物那样靠肢体移动的动物，就需要回到大约3.6亿年前开始的石炭纪。这一时期被称为柔默空缺（Romer's Gap），特指从泥盆纪晚期到石炭纪早期的这段时间（约1500万年），因为这段时间缺少了从泥盆纪晚期的肉鳍鱼类和爬行的四足动物演化到更高级的石炭纪四足动物的化石线索。阿尔弗雷德·柔默（Alfred Romer）第一个发现了这一空缺，因此这一空缺便以他的名字命名。

如今，业余化石猎人斯坦·伍德（Stan Wood）和剑桥大学科学家珍妮·克拉克（Jenny Clack）共同发现的古代骨骼填补了这一空缺。他们在距今约3.5亿年的苏格兰南部沉积岩中发现了很多新的四足动物化石，并对它们做了深入的研究。在这些化石中，有一种微小的动物名叫卡西诺亚蜥（*Casineria*）。[34]

卡西诺亚蜥是一种对于人类手部而言具有重大解剖意义的

动物，因为它是第一种前肢末端有五指的动物。再加上卡西诺亚蜥其他的骨骼特点，我们可以确信，这种动物是真正行走在陆地上的动物。从当时第一批真正的陆生四足动物到白垩纪那体长 30 米的巨龙，只有微小的解剖学差异。但是在那之前，脊椎动物得先将自己的腿移到它们那庞大身体的下方，并成功地发展出远离水体的繁殖方式。此外，它们还需要熬过那些发生在卡西诺亚蜥开始在陆地上行走之后的 1 亿到 1.5 亿年间，二叠纪—三叠纪交界和三叠纪—侏罗纪交界的诸多重大环境灾难。面对这些环境灾难和后来发生在白垩纪—古近纪交界的动物灭绝事件，大自然将选择性地支持不同的四足动物：从二叠纪—三叠纪交界的主龙、三叠纪—侏罗纪交界的恐龙，最终到 6600 万年前白垩纪—古近纪交界的哺乳动物。

不过在这些发生之前，我们还得先考虑鸡蛋的骨骼——那个我们称为壳的东西。

从两栖动物到羊膜动物

现代两栖动物和它们的直接祖先四足动物一样，即便已经在石炭纪迈出了走上陆地的第一步，但仍需要在水中繁殖。这对它们（青蛙和蟾蜍除外。从地质学上来说，它们是一个长寿且多样的群体，拥有近 5000 个现存物种）的分布范围有很大的限制。如果某些动物想要变成完全的陆地动物，且不再在水中产卵，它们就需要一种能产在陆地上的、防水的卵。这些动物便是羊膜动物。它们包括爬行动物、鸟类和哺乳动物。节肢动物早在很久之前就演化出了它们自己的卵。澄江生物群的化石中就有部分寒武纪动物产卵的痕迹。当节肢动物开始移居志留纪的陆地时，这种产卵能力很可能成为它们的内在优势。但是对于脊椎动物来说，羊膜卵（amniotic egg）本身与移居陆地这件事有着直接的联系。

因为羊膜卵没有成体变态之前的幼体阶段（例如蝌蚪），所以它是区别羊膜动物和两栖动物（例如青蛙和蝾螈）的关键标志。羊膜卵是一项工程学奇迹。它的外部是一层密封的、似皮革（或者说钙化）的皮肤，内部是被一系列膜保护着的胚胎。在那一层层膜中，有一层为可以交换二氧化碳气体的绒毛膜，以防膜内发育中的动物窒息。

那成年时身长不到 10 厘米的卡西诺亚蜥或许是最早的羊膜动物。它微小的体形具有重要意义，因为第一批产在陆地上的羊膜卵很可能非常简单，也非常小。羊膜卵很可能是从两栖动物的卵演化而来的，虽然它们形成了一种似皮革的外部皮肤以抵御干燥，但它们很可能缺少像后来的脊椎动物的卵那样可以通过绒毛膜来扩散气体的功能。因为无法主动清除二氧化碳等气体，所以卵的尺寸会被限制在直径 1 厘米以内。这个大小可以让二氧化碳自然地从壳中扩散出来。卵小意味着成年的动物体形也小。因此，这种卵不会发育成泥盆纪晚期那些仍然在水中产卵但体长以米为单位的四足动物。从这个角度来说，微小的卡西诺亚蜥的出现或许是征服陆地过程中的一个重要中转站。不过在石炭纪早期的四足动物群中，卡西诺亚蜥并不孤独，因为除了它之外，还有其他微小的羊膜动物竞争者。要想从微小的卡西诺亚蜥演化成巨大的爬行动物，就需要演化出更大的卵。

大约 3.2 亿年前，在羊膜动物演化的初始，出现了两个主要的类群——蜥形类和下孔类。这两个群体对陆地生物圈产生了深远的影响。它们的部分后代还以最令人惊叹的方式重新回到海洋。蜥形类的名字便暗含了恐龙的特征，而下孔类则慢慢演化出了一系列其他动物，包括蓝鲸、猛犸象和人类。

二叠纪的"不完全恐龙"

人们常说，哺乳动物想要繁荣发展，就必须等非鸟类的恐龙在白垩纪晚期的大灭绝中消失了才行。但是在更早的二叠纪，占据着统治地位的肉食性动物是哺乳动物的祖先，也就

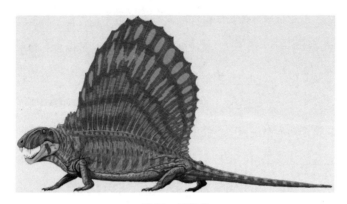

图 20　异齿龙

是最早的下孔类，而非蜥形类。

20 世纪 70 年代，10 岁的孩子们收到的圣诞节礼物中那塑料恐龙四件套一般都是一只霸王龙、一只雷龙、一只剑龙和一只独特的、有着帆背的异齿龙（图 20）。那个年代的孩子并不能区分异齿龙和恐龙的区别，毕竟对于一个 10 岁的孩子来说，1940 年的初版《公元前一百万年》[35] 中形似蜥蜴的恐龙比恐龙在分类学上的亲缘关系，更容易让人信服。

然而，异齿龙生活在 2.9 亿年前，远早于恐龙的时代。虽然异齿龙有着蜥蜴似的身体，以及沿着整个背部的帆形突起，还有着一排排锋利的牙齿，但事实上，它在亲缘关系上更接近哺乳动物而非恐龙。能说明这一点的是它的骨骼结构。

它的头骨在每个眼眶后面都有一个称为"颞孔"（temporal fenestra）的洞。同时在它的口腔中，牙齿分化为犬齿和门齿。这些都是哺乳动物的特征。

它那著名的帆背至今仍然是个谜。从骨骼上看，这些帆背是由一系列向上生长的长棘组成的，每节脊椎骨的顶部就有一根这样的长棘。实际上，人们认为这些长棘支撑着一张网状的组织，从而形成了帆背；有人猜测这些帆背就是异齿龙游泳时用的帆；有人认为这些帆背能帮助异齿龙在芦苇间进行伪装；有人认为帆背是异齿龙行走时的稳定器；还有人认为帆背是热量调节器，早上吸收阳光，晚上则释放那些被吸收的热量。一直以来，人们都认为最后一个猜测是最说得通的，但是异齿龙的热动态模型表明，帆背并不是一种很有效的热量调节器。有人甚至认为，异齿龙的帆背是用来吸引异性的，就像现代孔雀的尾巴。

异齿龙和它那带帆背的亲戚们并不是哺乳动物的直接祖先，但是和提塔利克鱼一样，它们也是最终通往哺乳动物这条路上的一个中转站。而更高级的下孔类也会在恰当的时候出现。异齿龙的四肢和蜥蜴的四肢一样呈向外延展状。下孔类却不一样，它们的四肢位于身体下方。下孔类四肢的方向与它们的身体轴相平行，而不是像蜥蜴那样向外伸展。在下孔类中，犬齿兽类便是现代哺乳动物的直接祖先。

二叠纪成功的大型陆地掠食者便是下孔类，只是在随后的三叠纪，蜥形类成功诞生了无数的恐龙和鳄鱼，从而主宰了中生代的陆地。蜥形类是在大灭绝之后才崛起的。

进入恐龙时代

2.52 亿年前，地球上的动物在短短几万年间几乎全军覆没。这次生物大灭绝的具体原因仍无定论，但肯定有很多触发因素：规模惊人的、覆盖了现今西伯利亚大部分区域的毒火山喷发；毒火山喷发导致的酸雨；海洋极度缺氧；超级温室气候。古生物学家计算后发现，在那个时期，地球上 95% 的海洋物种以及 70% 的陆地物种灭绝了。

当地球在三叠纪早期开始复苏的时候，蜥形类中一个名不见经传的群体——主龙类（archosaurs，意思是"占统治地位的爬行动物"）取代了那些被摧毁的下孔类，成为陆地上占统治地位的脊椎动物。主龙类与下孔类的区别在于，头骨的眼眶后面有两个颞孔，而下孔类只有一个。这种双孔结构让肌肉能够更有力地附着在颌骨上，从而让动物的嘴能够张得更大。虽然它们的后代（例如蛇类和鸟类）身上已经没有了这些孔，但是这些孔成就了霸王龙那壮观的颌骨以及现存鳄鱼那可怕的大嘴。

从根源的主龙血统开始，三叠纪出现了两个主要的类群：一类包括现存的鳄鱼和许多已灭绝的类群，另一类则演化出包括鸟类在内的恐龙。想象一下鳄鱼的嘴和麻雀那没有牙齿的鸟喙，你大概会觉得它们绝不可能是亲戚。但是在 2.5 亿年前，它们有着共同的祖先。如此长的时间跨度足以演化出许多不同的骨骼类型。在这两个类群中，首先从二叠纪的下孔类手中夺取霸权的并不是恐龙，而是鳄鱼那一支。在 2.01 亿年前的三叠纪—侏罗纪界限，发生了另一起生物大灭绝事件。这一次的灭绝事件还是与短暂又异常激烈的火山活动有关。经过这次灭绝事件，地球上的部分生物圈再次崩塌，之后，恐龙那一支便坐上了霸主的宝座。在接下来的 1.35 亿年间，恐龙成为行走在侏罗纪和白垩纪地貌上的庞然大物。

现在大约有 1 万种恐龙后裔，我们称其为鸟类。它们也是最具多样性的现存四足动物。一直以来，人们很难估算过去生活在地球上的恐龙数量，尤其是当化石记录不完整的时候。但是一份最近的研究 [36] 表明，在中生代，大约生活着不到 2000 种恐龙。这个数值是非常小的，因为物种的平均时间跨度大约是 500 万年。这意味着，不管在哪个时期，地球上同时共存的恐龙大约只有 75 种。

这些恐龙在骨骼设计的两大主题上表现了巨大的差异性。

这两大主题是蜥臀目和鸟臀目。蜥臀目又分为兽脚类和蜥脚类，而鸟臀目则包括角龙类和剑龙类等。

大小问题

恐龙之所以能紧紧抓住人类的想象力，不仅因为它们奇特的外形，更因为它们的体形——有些恐龙简直巨大到离谱，几乎令人难以置信。最大的恐龙是属于蜥脚类的巨龙。它的体长可达 30 米，骨骼支撑着重约 90 吨的身体，相当于 15 头非洲象的重量。这种巨大体形在一定程度上是为了应对掠食者。不过那些掠食者也竭尽全力地追赶着巨龙的脚步，例如霸王龙和南方巨兽龙，它们成年后的体长可达 12 米，身高近 4 米，重量超过 10 吨。一种动物怎么能长得如此巨大呢？答案在它们的骨骼中。

因采用陆地生活方式而产生的生物工程学上的约束塑造并优化了它们的基础框架。任何体形庞大的成年动物想要摆脱水的束缚，在空气中站立、行走或奔跑，就必须对骨骼进行连续的调整和加固。这种骨骼变化，在提塔利克鱼身上便出现了。

不过，从正常体形到蜥脚类恐龙的极限体形，除了骨骼的变化，还需要其他辅助措施。想要支撑一只巨大的蜥脚类恐龙的骨骼，就需要树桩般粗壮的四肢，以及宽阔的后足和马蹄形的前足。很多物种的脊椎骨，包括脖颈部分，都有气泡，以减轻骨骼本身的重量，并帮助空气从嘴去往 10 米外甚至更远的肺部。同时，为了进一步加长它们巨大的脖颈，它们减轻了头骨的重量，因此这些头骨只不过是进食工具而已。有人认为，某些蜥脚类动物适应了这副骨骼，因此它们能够靠后腿向上直立，并利用后腿和尾巴形成稳定的三脚架来寻找食物。很多蜥脚类恐龙的名字与它们那神奇的身体相匹配，例如非洲的"巨型长颈鹿"——高达 12 米的长颈巨龙。很显然，对于蜥脚类恐龙来说，构建巨型骨骼的策略是成功的，而且绵延了数千万年。虽然它们行动缓慢，但是巨大的体形让它们免受攻击。不过，它们没有熬过白垩纪晚期的大灭绝，因此，只有它们那巨大的骨骼留存了下来，并展览在大型博物馆那如教堂般的艺术分馆中，供那些骨骼大小相当普通的其他动物瞻仰。

重回海洋

毋庸置疑，生命起源于海洋。在海洋动物移居到陆地之前的 30 多亿年间，地球生物圈几乎等同于海洋生物圈。第一种脊椎动物就来自海洋。但是，在海洋中，如果想要站上食物链的顶端，或者打破体形或重量的记录，那么有一个曾在陆地上生活的祖先，就会很有帮助。这一点适用于中生代的海栖爬行动物，也适用于如今的鲸类动物——至少在人类干预之前是这样的。为什么陆地骨骼更容易征服海洋呢？

路易斯·阿加西对那个自学成才的石匠休·米勒赞赏有加，对另外两位看上去和化石更没关系但天赋异禀的英国"化石学家"也非常慷慨，并对他们的经历和成就感到非常震惊。他们就是伊丽莎白·菲尔波特（Elizabeth Philpot）和莱姆里吉斯的玛丽·安宁。1834年，阿加西为了追踪鱼类化石，来到莱姆里吉斯。当时的安宁35岁左右，已是当地著名的（也可能是声名狼藉的）化石挖掘人、修复人和解读人。她从摇摇欲坠的侏罗纪的悬崖上挖掘、修复并解读鱼龙化石、蛇颈龙化石、翼龙化石，以及微小的菊石类和箭石类。为了养家糊口，摆脱贫困，她用菊石类和箭石类换了一些先令。菲尔波特是鱼类化石专家，比安宁年长近20岁，社会地位也比安宁略高一些，是出身赤贫、未受过专业训练的年轻女性安宁的朋友和导师。据阿加西这位出生于瑞士的学者回忆，他来到莱姆里吉斯的时候，这两位女性向他展示了34个不同种类的鱼化石，然后他们一起讨论了她们对那些骨骼碎片的理解。

莱姆里吉斯的鱼类化石泛着光泽，非常艳丽，但是公众和科学家的兴趣不可避免地集中在了玛丽·安宁从悬崖上挖掘出来的巨大的爬行动物化石身上。1830年，卓越的地质学家亨利·德拉·贝切（Henry de la Beche）绘制了第一幅广为人知的关于古代生活的透景画——《古老的多塞特郡》（*Duria Antiquior*）。在这幅画中，侏罗纪时的鱼类、菊石类和箭石类在水中游泳，但最引人注目的还是那些大家伙，例如不幸被鱼龙掐住脖子的蛇颈龙，在浅滩游荡的鳄鱼和乌龟，以及在头顶飞过的翼龙（图21）。这幅画不仅是一幅美术作品，更展现了德拉·贝切和安宁生活的那片土地的历史。德拉·贝切从小居住在莱姆里吉斯，并和那个收集化石的年轻女孩成为朋友。德拉·贝切对地质学的热爱似乎就来自安宁。后来他也回报了当初的那份恩情——为了接济安宁的家庭，他卖掉了版画《古老的多塞特郡》。当时，安宁的家庭经常会陷入财务困境。

《古老的多塞特郡》也许是第一幅以戏剧的方式和付费观众的角度，描绘古老世界的素描，其传递的内容合理地反映了侏罗纪世界：在当时的海洋中，水中霸主并不是鱼类，而是四足动物。四足动物曾经生活在陆地上，后来又再次回到它们遥远的祖先曾生活的地方。在地质年代中，这样的阶段并不是反常的个例。在过去的2.5亿年间，除了偶然的间歇，四足动物一直统治着海洋（虽然它们也会遇到鲨鱼这样的有力竞争者）。

这是一支壮观的队伍。在这2.5亿年间，大约有30个陆

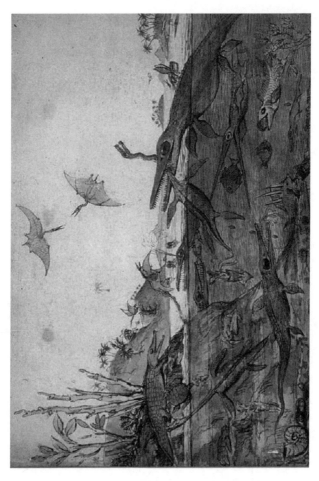

图 21 版画《古老的多塞特郡》

生四足动物类群成功回到了海洋。在三叠纪早期，鱼龙、蛇颈龙和海龙抢占了二叠纪晚期大灭绝留下的海洋生态空间。到了侏罗纪，乌龟和鳄鱼也加入了入侵大军。这些类群在很长一段时间内都保持着统治地位。蛇颈龙主宰了整个中生代。当鱼龙在白垩纪衰弱时，沧龙出现了，打败并代替了当时最凶猛的爬行动物。随后，在我们如今所生活的新生代，海豹、企鹅、鲸类等动物又进行了一波又一波对海洋的入侵。

这已经不能说是一支队伍，而更像是一条单向车道。在那段时间里，海洋中并没有出现和提塔利克鱼及其近亲那样，从当时的陆地统治者手中接管陆地的陆生脊椎动物。同时，这些动物从陆地返回海洋的时候，遇到了相当大的阻碍。例如，它们必须重塑身体和骨骼，因为它们不再需要应对空气中的重力，而是需要在密度较大的液体——海水——中快速有效地移动。它们还面临呼吸的问题。没有一个入侵类群重新演化出了鳃，因此它们过去需要到水面上来呼吸，现在仍需如此。

这一点也引出了一个科学界难以回答的问题：为什么这些一开始并不适应海洋生活的四足动物入侵者，能够在一群祖祖辈辈都在海洋中生活，且早已非常适应海洋生活的生物中接连建立统治地位？

就我们所知，这个简单的问题并没有简单明了的答案。大多数恒温动物的高代谢率可能是其中一个原因。四足动物那经过演化、改良、锤炼从而适应了陆地环境的骨骼，也可能有些关系。

不知为何，这些动物的骨骼，似乎有着很强的适应性。在三叠纪早期，当早期的鱼龙、蛇颈龙、海龙在建立它们的海洋王国时，它们中间出现了各种各样的头骨类型：从有着巨大颌骨的大型捕食形态，到可以咬碎其他动物外壳的形态；从适合捕鱼的带有尖牙的颌骨，到方便吸入食物的无牙颌骨。它们的整体骨骼也都发生了适应性的变化。那些靠近海岸的动物的骨密度变得更大，以便控制浮力；而那些冒险进入海洋深处的动物的骨密度变得更小，以尽量减少游泳时的能量消耗。它们的四肢退化成了蹼或鳍，身体形状也更趋向于流线型，特别是鱼龙，它的身体呈现一种典型的"海豚形"（不过现在人们认为，海豚是真正具有经典的"鱼龙形态"的动物。）

至于体形，海生爬行动物也占据了优势。不过它们有一个关系很近的竞争对手：巨大的侏罗纪鱼类利兹鱼（*Leedsichthys*）。利兹鱼的名字不是源自约克郡城市，而是为了纪念19世纪的收藏家阿尔弗雷德·利兹（Alfred Leeds）。正是这位收藏家发现了利兹鱼的化石。利兹鱼体长可达17米，虽然性情像猫咪一样喜怒无常，但总体来说是一种温顺的滤食性动物，很像如今的鲸鲨。最大的沧龙也能长到类似的体长，但它是顶级掠食者。同时，已知最大的海生爬行动物萨斯特鱼龙（*Shastasaurus*）体长可达 21 米。

在当时，这些动物组成了一个庞大的帝国。然而，这个帝国在 6600 万年前便瓦解了——一颗巨大的陨石撞击了如今的墨西哥，造成了灾难性的大灭绝，地球上大约 75% 的物种因此消失。陆生脊椎动物的幸存者有乌龟、鳄鱼和鸟类，而新的帝国也在旧帝国的灰烬上重新建立起来。有一种四足动物类群有幸成为长期玩家，而且它即将再次成为地球的主人。

现代骨骼的产生

6600 万年前，古墨西哥遭遇陨石撞击后，地球生物圈再次崩溃。这是 5 亿年来发生的第五次重大生物圈重组，中生代的许多主要物种也在此期间走向了灭绝。在脊椎动物中，非鸟类的恐龙灭绝了，但是它们的亲戚——鸟类开始蓬勃发展，其中南美洲的巨型"恐怖鸟"重新征服了陆地。哺乳动物也存活了下来，不过当时的它们还不能站立。哺乳动物中有一个类群叫灵长类动物，它们最终演化成了眼镜猴、狐猴、猴、猿，以及人类等。其中人类对地球产生了（以后也会继续产生）最深远的影响。现在，哺乳动物要开始抢夺恐龙的舞台。

哺乳动物的起源其实比恐龙要早得多，在二叠纪晚期就出现了和哺乳动物十分相像的、像狗一样的肉食性动物——犬齿兽。犬齿兽的骨骼很小，但十分有用，以至于我们至今都在使用这种骨骼形式。

有证据表明，在犬齿兽的头骨中有次生腭（secondary palate）发育的痕迹。人类胚胎在孕早期约六周的时候也会出现这一结构。这一结构会形成上腭，从而将从鼻子进入的气流分开——这意味着你可以同时呼吸和进食。拥有次生腭是哺乳动物的主要特征，但犬齿兽仍然具有它们早期祖先的部分特征，因此它们仍旧是卵生动物。这种繁殖方式在它们的远亲身上也有体现。这些远亲是现存的澳大利亚单孔类哺乳动物，包括鸭嘴兽和针鼹。

犬齿兽在二叠纪晚期的大灭绝中幸存了下来，但它们通向哺乳动物的演化之路是三叠纪时生活在末日后的陆地上的幸存者中展开的。三叠纪早期的犬齿兽已经具备了部分在行为和社交上能让它们成为幸存者的技能。南非的小型犬齿兽类三脊齿兽（*Trirachodon*）所在的社群，是一种住在复杂洞穴系统里的群体。[37]就像三叠纪的草原犬鼠一样，犬齿兽也拥有社交技能。它们的社交技能可能会支持它们养育幼崽，保护它们免受掠食者的伤害，甚至帮助它们避免昼夜交替时或换季时温度变化带来的麻烦。

但是，在从三叠纪早期幸存的犬齿兽身上追溯哺乳动物的痕迹时，那些我们所认为的哺乳动物的特征，例如乳腺、孕育毛发的腺体、智力情况，很少能被化石保留下来。能通过化石完整保留下来的是这些动物的骨骼，因此颌骨和中耳成为如今追溯哺乳动物起源的决定性因素。

有两块骨头，哺乳动物用它们来听声音，而其他羊膜动物则用它们来呼吸。哺乳动物的下颌关节仅由下方的一块齿骨组成，并与头骨中的鳞骨相连；而爬行动物的齿骨和鳞骨之间还有其他骨头，它们被称为方骨、关节骨和隅骨。在哺乳动物身上，方骨和关节骨仍然存在，只不过变成了中耳的砧骨和锤骨。哺乳动物内耳的第三块骨头镫骨是人体最小的一块骨头，它和所有爬行动物的耳柱骨是一样的。三叠纪晚期形似老鼠的摩尔根兽（*Morganucodon*，生活在 2 亿年前的南威尔士）的骨骼中出现了这些结构的雏形，但是这些结构的完整形态，是在侏罗纪早期那形似鼩鼱的小型哺乳动物吴氏巨颅兽（*Hadrocodium wui*）身上发现的。吴氏巨颅兽生活在大约 1.95 亿年前，比摩尔根兽略晚一些。

这种微小但至关重要的骨骼结构将现存的三个哺乳动物类群联系在了一起，分别是单孔类（例如在大洋洲和新几内亚境内的产卵的针鼹和鸭嘴兽）、有袋类（例如在外部育儿袋中完成大部分幼崽孕育过程的袋鼠）以及有胎盘类（例如可以生下发育良好的幼崽，且幼崽在落地后几个小时内就可以行走的牛和羊）。

新的骨骼多样性

随着恐龙退出历史舞台，哺乳动物很快占领了地球陆地生物圈和海洋生物圈的顶端位置。由于可以调节自己的体温，再加上它们的智力和非凡的群体合作能力，它们稳稳地占据着这个位置。哺乳动物最初的小体形可能是为了帮助它们在陨石撞击后存活下来，但体形更大的哺乳动物是一定会出现的。陆地动物发展出了一系列演化谱系，其中有我们熟悉的动物，例如马、大象、猫和狗，也有我们不熟悉的动物，例如雷兽和犹因他兽。这些动物有着教科书级别的演化史。与此同时，陆地动物对海洋的入侵还在继续，并且愈演愈烈。这些动物包括海豹、海象、企鹅、鲸鱼、海豚、海牛以及最近（约六七百万年前）的海蛇。新生代，海洋四足动物的种类前所未有的丰富，甚至远超中生代。

尽管硬骨鱼类的骨骼发生了进一步的变化，但哺乳动物对海洋的入侵仍在继续（或者说，这场入侵仍在继续的部分原因正是硬骨鱼类骨骼的变化）。这些硬骨鱼类如今已变成我们所熟悉的带着轻甲的高度灵活的生物，并在新生代的海洋、湖泊和河流中繁荣发展。和我们不一样的是，它们仍保留着让路易斯·阿加西和休·米勒感到困惑的甲胄鱼那"牙齿结构"的外部覆盖物。不过也许是为了游得更快，这些外部覆盖物现在大多数退化成了一排排精美小巧的鳞片。总体来说，现代脊椎动物的骨骼世界已经成形。新生代晚期，骨骼结构还会出现进一步的创新。套用乔治·奥威尔（George Orwell）的话：四条腿不错，但两条腿更佳。

四肢直立

2017 年，地球上大约有 73.5 亿人，从热带地区到北极和南极的科考站，到处都有人类的身影。他们生活在海平面以上，也生活在海底（例如潜水艇员），还可以生活在海拔5100 米的地方，例如秘鲁安第斯山脉的拉林科纳达人（La Rinconada）。如果说，人类的平均体重是 62 公斤（富裕国家的平均体重可达 80 公斤），那么人类现在的总重量超过 4.5亿吨，大约是所有陆生脊椎动物总重量的 1/3。而剩余的 2/3，则主要是那些我们为了获取食物而（短暂）饲养的动物，例如牛、猪、羊和鸡。野生动物大概只占全球脊椎动物生物量的 5%。那么，在人类庞大的总重量中，骨骼又占了多少呢？平均来说，人类的骨骼约占总体重的 15%。这意味着，目前人类骨骼的重量约为 6750 万吨，而那些被圈养的猎物的骨骼总重大约有 1.35 亿吨。

如此大的骨骼总量是不正常的。美国古生物学家托尼·巴诺斯基（Tony Barnosky）曾预估陆生脊椎动物的总生物量比自然基准线增长了一个数量级。这种不正常的大规模增长主要是人类的聪明才智推动的。为了更有效地饲养动物从而喂饱自己，人类必须培育更多植物性食物。这个过程涉及很多成分，但我们可以简单地关注骨骼的一种关键成分——磷。

在 19 世纪的英国，那些为了养活在那个动荡的世纪翻了一番的人口而苦苦挣扎的农民发现，靠近坟地的作物长势更好。于是，人们便将屠宰场和屠马人院子里的碎骨磨成粉施在田里。但这些骨粉只是杯水车薪。接着，人们将欧洲战场上搜刮来的骠骑兵、掷弹兵、龙骑兵的遗骸磨碎施在田里。在这项买卖的顶峰时期，每年约有 300 万具尸体被运往英吉利海峡对岸，被饥饿的英国人用来施肥。伟大的德国化学家尤斯图斯·冯·李比希（Justus von Liebig）对此深感惊恐。他说，英国人就像挂在欧洲脖子上的吸血鬼。然而，并不只有人类的尸体被如此回收利用。埃及发现了 18 万具可追溯至法老时期的猫木乃伊，它们在 1890 年被运往利物浦后，也被磨成了粉末，撒在了英格兰的田野里。《笨拙》（*Punch*）杂志曾刊登一篇漫画，画上缠着绷带的幽灵猫盯着被吓坏的农民，眼露恶光，以报复农民虐待它们的遗骸。那些古老的骨骼也被农民们利用了起来。在英格兰东部的土壤之下，蜿蜒着薄薄的、富含石化的海生爬行动物和恐龙的骨骼、牙齿和粪便的地层。于是，化石贸易也繁荣了起来。古生物学家一想到这么多极好的标本都被碾碎奉献给了芜菁，大概会掩面痛哭。事实上，如今的我们，为了让自己的骨骼得以生长，仍然从地下挖掘着磷矿石。这是一场跨越世代和时代的行星规模的改变。我们如今仍然十分依赖磷。最近，科学家写了一篇关于即将到来的"磷峰值"（peak phosphorus）的文章，因为磷资源似乎正以令人不安的速度在消耗。

人类繁多的根源

我们是如何做到，让一种单一的动物骨骼（人类的骨骼）积累到如此庞大的数量？

人类是人科的一种，而人科源于古近纪（约 6000 万年前）的灵长类哺乳动物。除去人类，现存的灵长类动物十分丰富，遍布热带和亚热带地区。人类之后，第二大灵长类动物是灰长臂猿，有 30 万 ~40 万头，足以塞满一个中等规模的人类城市，例如英国的布里斯托尔。即便如此，和70多亿的人类相比，差距还是十分巨大的。我们如果再比较其他灵长类动物的数量，会发现这个差距更加惊人。黑猩猩的数量接近英国城市普利茅斯的人口数（20万~30万）——当年的"朝圣先辈"（Pilgrim Fathers）便是从普利茅斯港出发的。被称为"森林之人"（Man of the Forest）的婆罗洲猩猩约有7万头，差不多相当于英国海滨小镇托基（Torquay）的人口规模。苏门答腊猩猩的生存状态不太好，因为和婆罗洲相比，苏门答腊受人类的影响更大，因此森林和空间的压力也更大。现在大约有7000头苏门答腊猩猩，差不多相当于几个村庄的规模。剩余灵长类动物的数量就更少了。某些长臂猿物种大概只有一个小村落的规模（大约20头）。有些物种的数量，只有一个富裕的人类家庭（包括家庭成员和仆人）的规模，而人类这个单一物种占据了地球上灵长类动物总数的99.9%。

人类数量的爆发是近代才发生的事情。1800年，全球约有10亿人口，但是在罗马时代，只有2亿~3亿人口。时间再往前推，在约7万年前的苏门答腊的多巴火山大爆发中，大概只有非洲之角的几千现代人存活了下来。对于起源于600多万年前的人属（Homo）来说，即便是7万年前，也属于它们的发展晚期。在更早的时候，地球上有很多早期人类和人类近亲，不过它们都已灭绝，只能在化石中寻找它们的踪迹。与我们亲缘关系最近的尼安德特人也在 4 万年前从西欧消失了。

人类的骨骼是 3.5 亿年前从海洋中爬出来的四足动物的骨骼的改良版本，其中有着 5 根手指的手的形态，是人类智力进步的源泉。但是在这之前，我们的祖先首先需要学会直立行走，这样才能将前肢解放出来，使其与眼睛、大脑互动。

除了人类，所有的人科动物在大部分时间里都是用四肢行走的。这是哺乳动物和四足动物特有的行走方式，例如黑猩猩和大猩猩常被认为是指背行走*动物。事实上，在成千上万的化石记录和现存四足动物中，似乎只有很少一部分拥有用后肢行走的能力，尽管这种能力似乎早就根植在控制我们骨骼形成的基因密码之中。最早的直立行走动物是生活在 2.8 亿年前德国地区的二叠纪爬行动物真双足蜥（*Eudibamus*）。它的体形很小，大概只有 25 厘米长，但体形完美。它那强壮的后肢和短小的前肢表明，它是靠后肢行走的。

不过，就灵长类动物而言，持续地靠双腿走路，并以完全直立的姿态行走，是人属的人类、人类近亲南方古猿以及那些 600 万年前便开始直立行走的人科近亲的专属领域。那么，适合直立行走的骨骼，又是从何时开始出现的呢？

---

* 黑猩猩和大猩猩在地上不是以手掌支撑地面，而是松握手掌，以指中骨关节的背面着地辅助支撑前行，这种前进方式称为指背行走。

在非洲出土的 700 万到 300 万年前的具有镶嵌性形态的化石中，人们发现了人类祖先的早期故事，例如生活在 700 万到 600 万年前西非的乍得沙赫人（*Sahelanthropus*，图 22）。[38] 我们对他们的了解，只有为数不多的几块骨骼化石，但是这些化石中包括了头骨和下颌骨，因此透过巨大的眉骨，我们可以看到它那高耸的脸庞，从而感受到人类故事的起源。此外，通过观察乍得沙赫人的头骨底部连接脊椎的地方，我们可以得出更具体的演化推论：连接是前倾的，从而表明乍得沙赫人是双腿直立行走的物种。

如今，我们已经在非洲发现了许多镶嵌性形态的早期人类近亲，其中最著名的是南方古猿。南方古猿出现于约 400 万年前的东非，是当时生存得十分成功的物种，其存在时间与早期人类有一定的重叠。大约 340 万年前，南方古猿和它们的亲戚肯尼亚平脸人（*Kenyanthropus*）似乎是我们的近亲中第一个使用石器工具的群体。事实上，人们在坦桑尼亚的莱托利遗迹发现的，保存在 370 万年前的火山灰中的古人类足迹很有可能就是南方古猿留下的。这些足迹属于三个直立行走的个体（也许是一家三口），同时它们周围还有很多其他动物的足迹，例如鬣狗、犀牛和狒狒。我们的早期近亲从体格上来说又小又弱，却生活在一片充满了各种大型动物兽群的土地上。

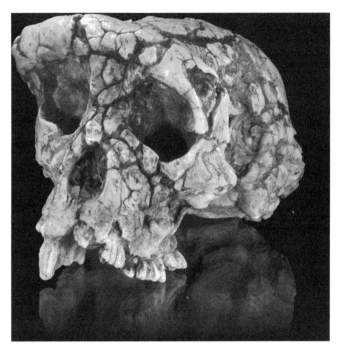

图 22　乍得沙赫人的头骨化石

　　人属是在上新世晚期进入这片土地的。在埃塞俄比亚阿法尔的 Lee Adoyta 地区的一座平顶山的山顶附近，人们发现了人类直系祖先的最早化石——距今约 280 万年的一块带着牙齿的颌骨化石。[39] 此外，人们在东非距今约 200 万年的地层中发现了人属的另外两个物种：能人（*H. habilis*）和卢多尔夫人（*H. rudolfensis*）。不久之后，大约 180 万年前，直立人（*Homo erectus*）也出现了。和南方古猿相比，这些新演化的人类的头骨更大，颌骨和牙齿更小，四肢也更短。到这个时候，人类已经真正地来到了这片土地。

从手到嘴

直立行走是人类智力发展的基础。直立行走解放了人类的双手，使其能够发展出对生拇指。因此，人类的骨骼能够抓住并操作工具，进行复杂又精准的手术（例如脑外科手术），以及翻看书页。

在这个过程中，第三掌骨茎突起到了关键作用。[40] 第三掌骨茎突位于中指底部，将手骨锁在腕骨中，让手有了力量，使其能够灵活地操作石器工具或电钻。除了人类以外，其他灵长类动物都没有第三掌骨茎突，早期人类也没有这一骨骼结构。虽然能人像他们的名字那样有些"能干"，但是也没有第三掌骨茎突，因此他们的能干是非常有限的。

在肯尼亚图尔卡纳西部的经典化石遗址 Kaito 内，人们发现了距今约 140 万年的直立人化石，并在上面找到了第三掌骨茎突的证据。这项骨骼创新可能与新型石器工具的出现有关，尤其是阿舍利文化（Acheulian）。阿舍利文化指一种成功的石器工艺技术。它首次出现在距今约 175 万年的东非沉积地层中，存续了约 150 万年。阿舍利文化的工具比早期工具更复杂，并呈现双面性。因此在制作这些工具时，不仅需要灵巧性，还需要想象力。在这个过程中，手、眼和大脑是相互协作的。

在距今 100 万至 20 万年间，大自然为人类尝试了几种不同的骨骼设计，例如欧洲的尼安德特人，以及存在了很长时间的东亚部分地区的直立人。然后，大约 30 万年前，一个新的物种——智人（*Homo sapien*）出现在非洲。

从解剖学上来说，现代人类最早出现在摩洛哥的化石记录中。虽然那些早期人类拥有和我们类似的骨骼结构，但他们还在不断演化。因此，科学家称他们为"解剖学上的现代人类"，以区分 7 万年前出现的"行为学上的现代人类"。那么，这些早期智人的大脑里发生了什么变化呢？

30 万年以来，人类的骨骼基本没有变化，但是人类的其他方面发生了明显的改变。从更新世中期和晚期那不断演化的石器工具中可以明显地看出，这些石器工具的演化需要手和脑之间的协作。有证据表明，在 7 万年前，人类已发展出象征性行为。南非的布隆伯斯洞窟（Blombos Cave）内散落着许多赭石和骨骼碎片，上面那抽象的雕刻充分地说明了这一点。[41] 这些复杂的设计表达了一种超越日常生活的意义，一种会通过语言、观察以及复制而传递下去的意义。

在布隆伯斯洞窟时代之后不久，65000 年前，现代人类带着他们那不断演化的石器技术来到了澳大利亚，然后在 15000 年前踏上了美洲大陆。早期人类的这些迁徙见证了大型哺乳动物和鸟类的灭绝浪潮。在过去 1000 年中，随着人类向新西兰和波利尼西亚移民，灭绝的浪潮从未停止。复杂的石器工具让那些解剖学上和行为上都类似现代人类的早期人类成为地球上一股不可抗拒的力量——只有在人类与大型动物共同演化了数万年的非洲，那些巨型动物才得以大量生存。如今，人类的信息可以通过语言代代相传，从通过洞穴艺术将信息从欧洲传到印度尼西亚，到后来通过莎草纸和纸张，再到现在通过硅。这些累积的知识终将会建造出新的骨骼，而这些新骨骼将会重塑地球上的地貌和生命。

脊椎动物并不是唯一一种具有内骨骼的动物。还有其他具有内骨骼的动物等着我们探索，而这些动物则有着完全不同的骨骼蓝图。

"刺猬皮"动物

在早期寒武纪海洋中，还有一种没有存在感的同样制造出了内骨骼的脊椎动物——步带动物。步带动物有两个重要的类群：半索动物和我们更为熟悉的棘皮动物。半索动物包括羽鳃类和肠鳃类。棘皮动物则包括海胆、海星和海参。这些不同类群的动物的共同祖先，似乎是一种两侧对称的滤食动物。

肠鳃类并没有骨骼，而羽鳃类下面的笔石类，则有着精心设计的、带着"殖民特质"的骨骼。棘皮动物的骨骼有无数种形式，棘皮动物这个名字本身就代表着它们有一身"刺猬皮"。所有棘皮动物的骨骼都是由方解石组成的，不过在海参身上，生物矿化的骨骼已经消失了。海参别名"海洋之钻"（beche-de-mer），通常作为食物而被广泛捕捞。在现代棘皮动物的幼虫中，仍然可以明显地看到那两侧对称的祖先的痕迹。但是随着幼虫的生长，它们身体的对称性从两侧对称变成了辐射对称，或者更准确地说，变成了五辐射对称。

乍一看，棘皮动物的骨骼很像外骨骼，但是棘皮动物的硬质骨骼实际上来自动物的"中间层"组织（即中胚层），就像青蛙、兔子以及人类一样。它们的每一块骨板和棘状突起都是由单晶方解石组成的，而它们的外形则可以呈现出各种复杂的形态。为了减轻骨片的重量，所有骨板上都有排孔。同时，所有骨板都被一层表皮包裹着。如此一来，它们的整副骨骼就真正位于皮肤下方。某些棘皮动物——例如海星——的骨板连接得比较松散，因此这些动物在移动时便有一定的灵活性；还有些棘皮动物——例如海胆——的骨板排列得十分紧密，从而为这些动物建造了一副没有断口的内甲。这些棘皮动物的骨骼内部有一套复杂结构，包括肠道和生殖器官——在日本，后者被认为是一种美味。棘皮动物的骨骼为它们的"管状脚"提供了支撑。这种管足是靠棘皮动物的水管系统维持的，能帮助棘皮动物在海底漫步。

棘皮动物是一个成功的类群。虽然它们的种类并没有像昆虫那样多到令人头晕目眩，但是已知的现存棘皮动物有7000余种，化石种更是超过了10000种。虽然有些棘皮动物进入了受海水影响的河口和湖泊，但基本上都是海洋居民。

虽然现代棘皮动物成年后呈五辐射对称，但是它们最原始的亲戚是生活在寒武纪海床上的两侧对称动物。海鳞栉（*Ctenoimbricata*）[42]便是5亿年前生活在现今法国和西班牙地区的一种呈两侧对称的棘皮动物：它的骨骼呈圆盘状，由方解石板组成；它的表面布满了棘状突起，让它整体看起来像令人望而却步的栅栏。

既然棘皮动物一开始是两侧对称的，并且有清晰的左右之分，那它们为什么还要演化成五辐射对称呢？当它们的幼虫定居下来的时候，左右之分便逐渐失去了意义，左边部分发育成口面，而右边部分则发育成反口面。一只成年海星在海床上移动时，有时先伸出这只手臂，有时先伸出那只手臂——并不确定应该先伸出哪只"脚"。

当棘皮动物的浮游幼虫定居下来并附着在海底时，它们会经历变态发育，然后蜕变为成虫。棘皮动物的幼虫用前端附着海底，也就是说，它是面朝下的。因此，它的口部必须旋转 90 度来避开海底泥浆。或许就是因为口部旋转的需要，棘皮动物才试图将自己的骨骼变成辐射状。棘皮动物似乎是一种很混乱的动物，人们无法确定哪里是它们的顶部，哪里又是它的底部，也无法确定向前行走的时候，是会用这只手臂还是那只手臂。

　　为了解决这种混乱性，有些棘皮动物试图重新变回两侧对称结构。因此，除了所谓的"规则的"、辐射对称的海胆，还有所谓的"不规则的"、在辐射形态上叠加了两侧对称的海胆。那些"不规则的"海胆，大概不会认为自己是"不规则的"，尤其是那些形成了心形形态的海胆，例如著名的海胆化石小蛸枕海胆（*Micraster*）。很可惜，查尔斯·达尔文并没有仔细观察那些就躺在他脚下的小蛸枕海胆，否则他对古生物的演化不会那么悲观。

变形者

　　查尔斯·达尔文出色地推测出了珊瑚环礁形成的基本机制。对于大多数科学家来说，这项成就便足以成为毕生工作的遗产。但达尔文追求的是解决一个更基本的问题：所有生物是如何呈现它们所拥有的"最美的无尽之形"（达尔文因为这份追求而声名鹊起，但在一些圈子里，也因此臭名昭著）？

1859 年，达尔文关于这个问题扔下了一个重磅炸弹——《物种起源》（*On the Origin of Species*），他的演化论就此诞生。写这本书的时间比达尔文预计的要更仓促些。经过多年的拖延和证据积累，在听到阿尔弗雷德·拉塞尔·华莱士（Alfred Russell Wallace）也得出了相同的推论并在快速追赶他时，达尔文不得不对演化论做出了明确的陈述。[43] 在《物种起源》中，达尔文罗列了大量的证据来表明动植物是如何在时间的漫漫长河中逐步改变自己的形态的。然而，对于当今的地质学家来说，《物种起源》让他们震惊的地方并不是演化论本身，而是达尔文竟然对化石记录如此悲观。《物种起源》第十章的标题——论化石记录的不完全——很好地体现了达尔文的态度。达尔文在研究演化论时，想要的是能够展现演化中间环节的化石记录，但是他似乎并未在地层中找到相关痕迹。他曾抱怨说，即便在"藏品最丰富的地质博物馆"，我们看到的也不过是些"微不足道的展示"。

达尔文当年对化石记录的悲观态度是可以理解的。他的同事们玩命般地针对那些新发现的，或单调或惊人或奇特的化石写了大量的文章，因此当年的地质学杂志就像是古生物学的一个摸奖桶，刊登着各种各样的发现，例如某种新发现的昆虫化石、某些保存良好的大象骨骼化石、在含盐地层附近发现的足迹化石、某种已灭绝的鲨鱼的牙齿、某种新发现的蛇颈龙、木乃伊猫咪等。这些化石记录告诉我们，远古时代充满了各种如今已灭绝的奇异生物，但是并没有体现出这些生物之间系统的谱系，尤其是没有体现出远古生命形式与新的不同物种之间的关联。

达尔文其实并不需要为此感到担忧，因为到 20 世纪时，新一代的古生物学家将不再像先辈们那样漫无目的地展开研究，他们对那些从一层层地层中挖掘出来的骨骼化石进行了更系统的研究，从而获得了大量能体现演化谱系的例子。其中，一些经典的例子就来自达尔文故居下方的白垩岩地层。19 世纪晚期，天才业余爱好者——本职工作是乡村医生的阿瑟·罗（Arthur Rowe）所仔细研究的白垩岩中的小蛸枕海胆化石至今仍是教科书级别的演化变异的典型例子。这些特殊的化石在不同地质年代的地层中呈现了极微小的变化——它们的身体从扁平状变成了拱形，从狭窄变成了宽阔，它们口部的位置也在缓慢地向前移动。罗曾为很多物种的名字感到叹惜，因为这些名字都是以个体形式命名的，彼此之间没有关联，但是在罗看来，它们都属于同一个故事，一个渐进式的故事。罗认为，从亲缘谱系来看，不同的物种似乎都在不知不觉中逐渐融合在了一起。

这些研究完全证明了达尔文的理论，也彻底解决了达尔文对化石记录的怀疑和担忧。罗对小蛸枕海胆化石进行的业余而艰辛的研究，吸引了伟大的科幻小说家赫伯特·乔治·威尔斯（H. G. Wells）的注意。于是，1931年，威尔斯和他的儿子，以及19世纪伟大的生物学家托马斯·亨利·赫胥黎（T. H. Huxley）的孙子朱利安·赫胥黎（Julian Huxley）一起撰写了影响深远的《生命的科学》（*The Science of Life*）一书。在这本书中，罗对那些来自厚厚的白垩岩的小蛸枕海胆化石的研究堪称经典。罗的研究表明，随着时间的推移，骨骼的形态会逐渐演化从而发生改变。小蛸枕海胆是一种穴居海胆，它的骨骼形态会随着时间的推移而改变——口部前移，肛门后移——这样便不会将它的洞穴弄脏。这也说明棘皮动物的骨骼天生具有可塑性。因此，虽然它们的骨骼在成年后大多呈辐射对称，但为了在洞穴中定向移动，它们的骨骼也可以适应为两侧对称的形态。小蛸枕海胆是真正的幸存者，它们不但演化出很多不同的形式，而且还在白垩纪晚期的大灭绝中幸存了下来。

棘皮动物漂亮地展现了骨骼的演化模式，而不仅仅是骨骼随着时间的推移而发生的形态上的变化。海胆那带牙齿的口是一种惊人的演化创新。亚里士多德曾对海胆的口充满好奇并进行了相关描述，因此海胆的口也被称为"亚里士多德提灯"（Aristotle's Lantern）。它是由50块独立的钙质骨骼组成的胖胖的圆柱形结构。这些骨骼通过大约60块肌肉连接在一起，而这些肌肉则控制着5块充当牙齿的钙质椎体。这些牙齿可以伸出口外，在海床上来回摩擦，这是一种非常复杂的打造牙齿的方法［与其说是生物演化的结果，不如说是希思·罗宾逊（Heath Robinson）异想天开的结果］，但是很显然，对于海胆来说，这是一种十分有效且延续了数百万年的方法。另外，有些海胆的牙齿是有毒的。

其他某些棘皮动物的骨骼实现了"共同演化"，从而使这些棘皮动物与其他带骨骼的动物形成了各种奇特的关系。优雅的海百合是最静态的棘皮动物，通过一根柄固定在海床上。它们历史悠久，最早出现在奥陶纪海洋中，直到如今仍生存在现代海洋中。它们或是生活在浅滩，或是生活在海面以下10公里处。在海百合那带有盔甲的柄的上方，是"花萼"。"花萼"是一个由方解石板组成的骨骼冠，里面容纳着海百合的口、肠道和肛门。海百合会从"花萼"中伸出它那优雅的、带盔甲的触须。这些触须在水流中摇摆，并从中提取出小颗粒状的食物。在很久之前的奥陶纪，一种叫作宽角螺类（platyceratid）的小型海蜗牛利用海百合优雅的"花萼"，从而寄生在海百合身上。在化石记录中，经常可以看到它们附着在宿主身上。[44] 不管它们之间到底是什么关系，这肯定是一种成功的关系，因为其一直持续到了二叠纪。19世纪中期，当人们第一次谈及海百合和宽角螺类之间的关系时，人们普遍认为海百合会慢慢将海蜗牛吃掉。但事实上，从某种程度上说，两者的关系正好相反。通过仔细观察，科学家发现这些海蜗牛总是位于海百合的肛门上方，似乎选择了"粪食者"这种进食方式。达尔文如果看到这些，大概会认为这只是他塑造"最美的无尽之形"理论的另一个例子罢了。

04 植物骨骼

　　谢尔曼将军重达 2000 吨，高近 84 米，年龄将近 3000 岁（图 23）。这里的谢尔曼将军指的是那棵位于加利福尼亚州的巨杉（*Sequoiadendron giganteum*），而不是美国内战时期著名的威廉·特库赛·谢尔曼（William Tecumseh Sherman）将军。1879 年，为了纪念谢尔曼将军，博物学家詹姆斯·沃尔弗顿（James Wolverton）用谢尔曼将军的名字命名了这棵巨杉。沃尔弗顿曾是谢尔曼军中的中尉。在此之前几年，人们用尤里西斯·格兰特（Ulysses Grant）将军的名字命名了另一棵巨杉。在战场上，格兰特将军是谢尔曼将军的指挥官，但是到了这里，两者的角色便反了过来。谢尔曼将军树是世界上最大的树，而格兰特将军树则以微小的差距成为世界第二。这两棵将军树的"大"体现在体量上，但它们并不是最高的树。世界上最高的树是一棵同样位于加利福尼亚州的北美红

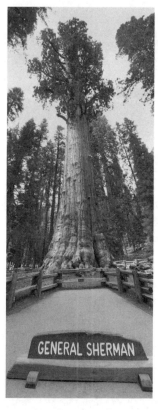

图 23　谢尔曼将军树

杉（*Sequoia sempervirens*），名为亥伯龙树（Hyperion），高度超过 115 米。这个名字源于希腊神话中的泰坦巨人亥伯龙神，同时这个名字也是为了向军队致敬。

这些树无疑是十分巨大的，比有史以来最大的动物蓝鲸还要再大一个数量级。蓝鲸体长只有约 30 米，体重约 180 吨（图 7）。虽然地球上的陆生植物姗姗来迟，但是从这个角度来说，它们的规模超越了动物。

现在的话题，还是在说骨骼吗？毕竟，现在的话题是植物，而不是那些有着矿化骨头、牙齿和壳的动物。然而，树木和它们的亲戚有着一种不易弯折的生物性结构。通常情况下，这种结构会变成化石，从而成为我们的能量来源——煤。煤所产生的能量为我们目前大部分的生活提供着动力，但是如此一来，在不久的将来，地球的气候也会因此受到威胁。我们可以将树的实质从本质上看作骨骼。

不管一棵树有多少坏死的组织，它的构造都能使其拥有巨大的身材。剖开树干，就会看到树木那从中间向外生长的年轮。从这些年轮，可以看出树木在夏季生长快速，在冬季则生长缓慢。通过手持放大镜或显微镜，人们可以清楚地看到木质部细胞那圆柱形的管状结构。这种结构是由嵌入了大量木质素（可以抵抗挤压力）的木质纤维（可以抵抗拉伸力）组成的。树干的外面部分被称为边材，具有功能性，而树木的内部深色部分则被称为心材。心材其实是一种具有误导性的说法，因为即使一棵老树的中心已经腐烂，这棵树还是可以离开心材而活的。总的来说，这些组织一起构成了树木那壮观又能存续很长时间的骨骼。

亥伯龙树需要将水分运送至那些高耸入云的百米高的树叶中。在这个过程中，它需要借助导管系统以及树叶蒸腾作用；

然后，它需要将树叶经光合作用产生的糖和其他营养物质通过另一个导管系统转运到树的其他部分。亥伯龙树需要年复一年重复这些过程，其间它的结构经受住了重力和疾风的考验。数个世纪以来，亥伯龙树、谢尔曼将军树以及格兰特将军树的骨骼一直支持着这些过程，确保它们在自己的机体内顺畅运转。

有些树木也在年复一年地持续着上述过程，并且持续的时间更为长久。在加利福尼亚州白山（White Mountains）地区，某些骨骼形状或扭曲或缩成一团，看上去犹如枯死一般的狐尾松——学名刺果松（Pinus longaeva）——已在高海拔的环境和干旱、贫瘠的土壤中倔强地活了 5000 多年。狐尾松所在的恶劣又贫瘠的环境淘汰了大多数的植物，但是狐尾松富含一种树脂，能减少水分的流失，同时阻止树木的腐烂和昆虫的侵扰。讽刺的是，这些植物的生长环境却缩短了那些研究这种超级长寿生物的研究者寿命，例如植物学家埃蒙德·舒尔曼（Edmund Schulman）。舒尔曼钻取了这棵破了纪录（目前来说）的树木的树芯样本，但还没有等到最终结果出来，就因心脏病发作而去世了，享年 49 岁。计算并确定这棵树年龄为 5066 岁的工作后来由汤姆·哈兰（Tom Harlan）完成。他平安地活到了 80 多岁，也打破了研究超级长寿生物者都不长寿的"魔咒"。然而，狐尾松特定栖息地的环境随着气候变化而受到了威胁，因此狐尾松自己大概是不能继续长寿下去了。

上述都是关于植物界那些规模和年龄最引人注目的例子。如今，世界上的大部分地区仍被茂密的树林覆盖着。这些生物结构为森林内的物质和生物世界划分了边界，但是人们对森林的砍伐极大地改变了这些边界的条件。人们总认为森林是原始世界，森林的历史确实可追溯至数亿年前。但是，和寒武纪的生命演化相比，森林只是个新丁。谢尔曼将军树和格兰特将军树的木系祖先告诉我们，最开始的时候，森林骨骼的规模要渺小得多。

早期岁月

为什么植物花费了那么长时间才接手陆地？到目前为止，这个简单的问题还没有一个明确的答案，尤其是当古生物学家瞥见早期非骨骼形态的植物拓荒者时，这个问题更难回答了。简单的植物已经在地球海洋中生活了超过 30 亿年。在 8 亿年前的岩层中，人们才第一次发现植物——例如生活在潮湿又隐蔽的地方的绿藻——可能已在陆地上找到了立足点的迹象。有推断认为，陆地表面的生物风化大概就是在那个时期开始的。在此基础上，人们推断出了这场神秘的入侵。[45] 在寒武纪和奥陶纪的某个时段，这种绿藻的形态可能更整齐，从而形成丝状藻，形似如今占据了浅水湖泊的轮藻。

然后，在奥陶纪早期形成的、约 4.7 亿年前的岩层中，第一次出现了坚韧的植物骨骼的迹象。当时，它们是以微小的孢子的形式存在的。这些孢子非常坚韧，甚至能在沉积岩中存活下来。后来，古生物学家用强酸才将这些孢子提取出来。这些孢子类似现代苔类的孢子，由"叶状体"组成——轮廓似叶，但缺少叶脉和茎，通过根毛而非整齐的根附着在地面上。

在大约 4.3 亿年前的志留纪地层中，人们第一次发现了植物开始向上生长的证据。这份证据就是库克森蕨（*Cooksonia*）[*]。库克森蕨是以澳大利亚天才植物学家伊莎贝尔·克里夫顿·库克森（Isabel Clifton Cookson，1893~1973）的名字命名的。库克森因对现代植物和古代植物的研究做出了杰出贡献而在科学界享有盛名。"饼干"（Cookie）——库克森的同事们对她的昵称——在崎岖的雅拉河（Yarra River）采集了部分地球上最古老植物的标本。在英国曼彻斯特访学期间，她与曼彻斯特大学的教授威廉·亨利·朗（William Henry Lang）建立了长久的合作关系。朗一直是研究药学的，同时也是一位古植物学家。他发现了库克森蕨，并以此致敬他那远在澳大利亚的同事。后来，"饼干"成为一名精明的股市投资人，并将

---

[*] 　学术界也称其为顶囊蕨。

自己从股市赚的钱用在退休后的研究上。她一生写了85篇论文，其中30篇是退休后写的。她将这些工作安排得井井有条，这样她就每周都有时间准时收听《蓝山》（*Blue Hills*，一档关于澳大利亚农民的系列节目）和充满了雄心壮志的少儿节目《阿尔戈英雄》（*The Argonauts*）。或许，这些节目让她想起了那已为之奋斗一生的年少时的雄心壮志。

库克森蕨可以说是一种和苔类截然相反的植物，其本质是一根具有分支且能够进行光合作用的茎。它的直径约1毫米，高约几厘米，并且固定在地面上。它没有叶子，也没有实根，但在一些茎的末端有孢子体。有些库克森蕨的茎内细胞死亡后变成了中空的管子，从而可以将水分输送到植物的各个部分。这是高等植物所拥有的维管系统的前身。这种维管系统在谢尔曼将军树和格兰特将军树上得到了充分的延展，而亥伯龙树更是如此。

随后的泥盆纪出现了强壮到足以成为真正的树，并足以形成体面的骨骼的植物。谁是世界上最早的树？很长一段时间以来，这个荣誉属于古蕨（*Archaeopteris*）。古蕨形似针叶树和蕨类植物的混合体，高度可达10米，广泛分布在3.6亿年前的泥盆纪晚期的土地上。但是在纽约州吉尔博阿（Gilboa）那著名的"化石森林"中，人们发现了几块形似残存树木的化石。这些化石自1870年被发现以来就一直是个谜。人们只知道它们来自更早的泥盆纪中期，除此之外对它一无所知。它们被归类为始籽羊齿（*Eospermatopteris*），并成为古生物学家非常熟悉的、令人又爱又恨的、形态不完整的"未决"标本类的一员。

直到 2005 年，吉尔博阿出土了一个壮观又完整的标本。[46] 人们将它附在先前被称为瓦蒂萨（*Wattieza*）的藻体化石上，于是便有了一棵完整的高达 8 米的树，其叶形似蕨类的复叶，而非树叶。人们沿用了瓦蒂萨这个名字，因为这是最开始的名字，而始籽羊齿这个名字则成了历史。就此，世界上最早的树（到目前为止）出现在了人们面前。它与橡树或梧桐树等现代树木并没什么关系，而是属于一个叫作枝蕨类的群体。枝蕨类通过孢子而非种子进行繁殖，是现代真蕨类和木贼的近亲。因此，树的骨骼本质是一种可以从多个途径实现的工程解决方案。

到了大约 3 亿年前的石炭纪中期，森林发生了一次大爆发。陆地上出现了很多长相奇异、大小如同树一般的真蕨类和木贼，以及那些在我们看来甚是奇怪、高度可达 50 米的"树"。与瓦蒂萨和始籽羊齿一样，这些植物也面临着名字重叠的问题，同一植物的不同部位的骨骼化石，由于发现时间的不同而各有各的名字。例如，有一种令人惊叹的树根状的化石名叫根座（*Stigmaria*），是石炭纪地层中常见的化石。但是后来，人们发现它们其实是那些被称为封印木（*Sigillaria*）和鳞木（*Lepidodendron*）的树干化石的地下部分。鳞木表面有着独特的鳞片状树皮和菱形叶座，很像爬行动物的外观，因此在 19 世纪，人们展示鳞木化石时一度以为它们是一种巨大的蛇类。

这些奇异的树木所形成的煤层一直以来都是地质学研究中的一个关键要素，尤其是因为煤提供的能量激发并推动了工业革命。18 世纪末，法国的布封伯爵出版了第一部从科学角度探讨地球历史的书——《自然时代》（*The Epochs of Nature*）。[47] 这本书在当时受到了很多非议。在这本书中，煤层是这位来自法国旧制度的，勤奋又具有洞察力的学者笔下一个关键示例。他清楚地知道煤层是埋在地下的被压缩了的远古树木遗骸，但他并没有将这些古树与现代法国的森林相比较，而是将它们比作圭亚那的热带沿海沼泽。他还根据旅人的故事对圭亚那的沼泽进行了生动的描述。布封的这个类比是演绎推理界的杰作，放在如今仍然适用。不久之后，人们对煤层和煤矿储藏地的研究为威廉·史密斯（William Smith）在 19 世纪早期发展岩石地层学和生物地层学，以及独立绘制第一幅英国地质地图提供了主要线索。[48]

石炭纪森林的大肆扩张至今仍对地质学、全球经济以及环境产生着深远的影响。因森林扩张而产生的大量煤层在某种程度上来说是一种地质意外：在木质骨骼的树木演化的同时，热带区域的低洼沼泽环境也在全世界范围内蔓延，从北美蔓延至欧洲，甚至远达中国。这些环境非常完美，不仅可以养育大量的树木，还可以将它们的遗骸保存在沼泽里，然后深埋地下，让它们在热量和压力的作用下转化成煤。

出现在泥盆纪晚期和石炭纪的大量森林让地球发生了很多改变。首先，这些木质组织吸收了大量的碳，一旦它们倒在沼泽里，这些碳就被埋于地下。这是一种有效的碳封存方式，能够有效缓解地球的温室效应，并降低地球的温度。如此一来，远离热带沼泽森林的南极周围形成了大片冰原，地球也因此急速进入了断断续续持续了5000万年的冰川期。在这一时期，冰川不断地前进和后退，全球海平面也因此不停地起起落落。令人没想到的是，这个过程也促使了煤层的形成和保存。每次海平面下降，露出的大片海岸平原就变成了森林。随后海平面再次上升，又淹没了这些森林，于是这些树木便埋在了厚厚的海泥之下，开始了它们的化石之旅。

森林生长，然后被掩埋。在这一过程中，大量的碳被储存在地下。受其影响的不仅是当时的气候，氧气——光合作用的副产品——也因此不断在大气中累积。当时空气中的氧浓度比如今高得多。高氧浓度的空气使森林即便在潮湿的沼泽环境中也变得更易燃，而木炭正是煤材料的成分之一。此外，高氧浓度的空气也是石炭纪形成巨型节肢动物（例如长达 2.5 米的巨型节胸蜈蚣）以及巨型蜻蜓［例如翼展长达 65 厘米的巨脉蜻蜓（*Meganeura*）］的原因之一。在这个故事中，一种骨骼通过集体掩埋的方式帮助了另一种骨骼。

植物之间也展开了"军备竞赛"。它们为了得到阳光，长得越来越高大（同时也为比它们矮小的邻居们遮挡了阳光），并发展出更有效的防止水分从它们的组织中流失的方法。例如，它们形成了坚韧的蜡质外层，从而能够在海拔更高、气候更干燥的地区生存。

有植物的地方，就有动物。那些或高大或矮小的植物储存了大量的碳、氮、磷和其他生命元素，于是它们成为植食性动物的食物，而那些植食性动物，又成为肉食性动物的食物。从陆地有生命开始，动物之间的"军备竞赛"便与植物之间的"军备竞赛"相互关联。很多为了生存而爆发的"战役"都发生在由不同层次的林冠所提供的复杂三维空间中。通过树叶和树枝的庇护、土壤中水分和腐殖质的储存以及数十亿棵树蒸腾后产生的雨水，这些空间内的气候湿润且没有极端的炎热和寒冷。从这个角度来说，森林骨骼称得上是陆地生命的主要摇篮。

除此之外，植物的骨骼化还有着其他作用。它们是陆地的盔甲，也改变了河流的流动方式。

河流革命

在地球历史的大部分时期内，大多数土地是由岩石、碎石和沙丘组成的荒野，并不适合生命居住。作为有意识的动物，我们往往更在意上述描述中不适合生命居住的部分，而很少考虑土地的形状。我们或许会认为，不管土地上面有没有覆盖那一层薄薄的有生命的"皮肤"，下面的地形都是差不多的。然而，那一层看起来娇嫩的有机"皮肤"已经骨骼化了，而且还有了惊人的力量，不仅改变了地表那层"衣服"的结构，更改变了自然地貌的结构。

虽然每条河流都有自己独特的轮廓，但是河流作为一个整体，根据水流在重力作用下流经陆地表面的方式，可以分为几个大类。对于大多数生活在温暖平和环境中的人来说，最熟悉的是那种将水流限制在一个围绕着河谷的环状河道内的河流。通过长期的观察（通常几年时间便足以了解这种河流的形态），人们会发现这些环形的河道并不是固定的，一侧河岸的侵蚀会因另一侧河岸的沉积而得到平衡，于是，整条河流便慢慢地在河流平原上移动。经过时间的推移，河道可以在河漫滩上移动数百米，然后再慢慢挪回去。这种对大多数河流来说"正常"的河流形态被称为曲流河（meandering river），有时也被称为单线河，因为大多数水流沿着单一的河道流动。

20世纪90年代，满怀热切地前往育空河（Yukon）和克朗代克河（Klondike）的淘金者用自己的方式渡过了那些与他们所在的温带地区的曲流河相去甚远的河流，并在那些河流中淘金。这些河流都是浅河，有着数十条变动不定的河道。这些河道中的河水有可能会沿着河道奔流而下，也有可能很快地沉入砂砾从而干涸。穿越内布拉斯加平原的定居者在普拉特河（Platte River）上也看到了类似的地貌，并厌恶地描述它们"有1英里宽，但只有1英尺深"。这便是辫状河（braided river），是新形成的地貌荒凉的冰川区域或冰川仍占主导地位的高纬度地区的典型特征。

如今，人们可以观察并分析这些不同类型的河流，甚至可以每天或每小时测量它们的水流沉积物。但是，如果想要了解河流在地球地质早期的活动方式，这种研究方式便行不通了，因为有些远古河流早已消失。因此，人们只能通过分析它们留下的痕迹——地层——来了解它们。曲流河因其河道在河漫滩上的来回移动而形成了独特的地层模式。这种地层序列最开始一般是一层粗砾石，它们是被快速流动的河水遴选出来的河道底部留下的痕迹。接着便是一层因河岸的淤积而堆积起来的沉积沙。然后，当河道向远处移动，河流周期性地冲破堤岸，横扫河漫滩时，河漫滩上就会堆积起一层泥层。那些曾经生长在河漫滩上的植物的根系的遗骸，也会被埋藏在这些泥层中。数百年或数千年后，当这条河流再次迁移到这个位置时，便会再次出现这种"越往上颗粒越小"的地层序列。在地质学家眼中，这种常常重复出现在层序较厚的地层中的特殊模式，便是古老曲流河的象征。

辫状河因其有着多个河道和不规则的流向而形成了不同类型的地层。这里的地层主要是不规则的砾石层和沉积沙，它们是河道底部以及将河道分开的砂坝所留下的痕迹。这种地层没有那种留存在曲流河河漫滩上的厚厚的泥质沉积物，因为辫状河的河漫滩是不规则且实时变化的，淤泥很快就会被冲刷到下游。

不过在现实中，这种区别并不是很明显。在某些方面，一些其他种类的地层与河流形成的地层也存在着相似性，例如海岸线附近形成的地层，以及在河口、沙滩和滩涂处形成的地层。此外，曲流河与辫状河的形态并不是一成不变的，两者之间会发生转变。例如，如今中纬度地区很多经典的曲流河在气候严寒的冰川期却是辫状河。不过，在研究那些在河流作用下形成的，可追溯至远古时代的地层时，人们也发现了一个明显的模式：在远古的前寒武纪和古生代早期（从30多亿到大约 4.3 亿年前），地球上的大多数河流是辫状河。

然后到了志留纪、泥盆纪和石炭纪，河流的模式发生了改变。诸多河道都开始采用单线模式，而河流附近的河漫滩也稳定了下来，开始积聚大量的泥浆。人们认为，河道模式之所以会发生改变，主要是因为不断生长的森林主导了陆地地貌。[49] 我们可以将树木骨骼看作土地的盔甲。它们的根系像网一样穿梭在地表松散的沉积层中，不但紧紧地抓住了它们身下的土壤，还将黏土、淤泥以及死去的、腐烂的植物堆积了起来，从而形成了富含腐殖质的厚厚的土壤层。这些转化后的表层沉积层变得又重又有黏性，在纵横交错的植物根系的作用下进一步聚合在了一起。因此，对于河流来说，它们再也不能轻易地在河水泛滥时通过冲刷松散的地表沉积物而形成不同的河道，从而改变流向。越来越多的河流，尤其是在低地森林区域的河流，被迫变成了单河道的曲流河，并且只能通过曲流带十年又十年，一个世纪又一个世纪地在已有了盔甲的河漫滩上迁移，从而逐渐演变自己的轮廓。

　　这是一场河流行为的革命，也是河流在地球历史上的第二场革命。第一场革命发生在大约20亿年前，当时大气中刚开始有氧气，河中的矿物质由还原态变成了氧化态。由于人类的行为对地貌所产生的直接和间接的影响，河流行为的第三场革命如今正在进行中。不过，这又是另一个故事了，我们稍后再说。[50]

会移动的植物骨骼

动物会跑会跳，会快速地飞过天空，而草木是不会移动的，充其量只能随风摆动——我们已经习惯了这样的世界，但是，为什么两者行为会有如此明显的差异呢？如果那些带有巨大又坚韧骨骼的树木可以像动物那样移动，它们绝对可以成为动物无法忽视的竞争者，而不是像现在这样只能为动物提供营养和庇护。事实上，树木为动物的发展和繁荣提供了复杂的三维环境，就像珊瑚支撑并保护着复杂又多样化的珊瑚礁生态系统一样。

远古传说中有着一些可以行走的树木，例如日本的树怪，不仅能走路，还能伪装成不同的样子。如今也有一些据说能行走的树。人称"行走棕榈树"（Walking Palm）的高跷椰（*Socratea exorrhiza*）据说每年可以"走"20米。从它的名字便可看出，这是一种很奇怪的树。它那支撑着树干的根并没有全部埋入地下，而是从地面向上延伸了1米多，因此被称为"高跷根"（stilt root）。据说，这种棕榈树可以通过在一侧长出新的根，同时抑制另一侧根的方式来逐渐改变自己的位置，以便占据能更好地接受阳光的位置。这是个很有趣的故事，但是很可惜，它大概率不是真的。

事实上，确实有一些可移动的植物，但是它们的体形都非常小。那些微小的单细胞浮游类双鞭毛藻依靠它们那鞭状的纤毛在水中游动。它们大多通过光合作用生存，但也可以捕食那些比它们还小的猎物。团藻（*Volvox*）比浮游类双鞭毛藻略大一些，是一个由 5 万个单独的单细胞藻类抱团组成的球状群体，其每个单细胞藻类都有一对鞭毛，组成团藻后共同向光亮处游去。

此外，植物的骨骼，或者说部分植物的骨骼，是可以被风带走的。最典型的例子就是风滚草。在美国的西部片中，常用风滚草来体现西部世界的荒凉与无情，例如 1953 年的经典西部电影《风滚草》（*Tumbleweed!*）。不要将这部电影与 1999 年的《风滚草》或 2012 年的《风滚草》相混淆。在 1999 年的电影中，风滚草代表失败的人际关系，而 2012 年的电影则神奇地描述了一个真实且符合历史的，关于一棵不会翻滚的风滚草的故事。

风滚草也可以被用来象征死亡和复活。风滚草将自己与根部脱离，然后随着风滚动。它的目的很简单，只是为了传播自己的种子。它们最喜欢热带稀树草原或者半干旱地区，例如不会有很多树木来阻碍它们旅行的北美中西部。风滚草身上唯一活着的部分，是那沿着地面传播的种子或孢子。这些种子或孢子的载体，是一副早已死去的骨骼，而这副骨骼的唯一作用，就是带着种子或孢子在风中前行。这是一种功能性死亡。种子或孢子会在这副骨骼翻滚时散播出去，抑或在它停下来时释放出去。

对于一种植物来说，这是一种有效的生存方式，或者说，是一种有效的死亡方式。因此，风滚草并不是单指某种植物，而是很多植物的统称。至少有 10 种主要的植物类群形成了这种生存方式。通过这种生存方式，植物甚至可以到达比风更远的地方。苋属大家庭的猪毛菜（*Kali*）就是一个很好的例子。在印度教中，迦梨女神（与猪毛菜的英文为同一单词）是邪恶的破坏者。在教义和人们的描述中，她常匍匐在配偶湿婆神身上跳舞。为猪毛菜起名的植物学家大概认为它们具有与迦梨女神相似的力量。猪毛菜本是一种欧洲植物——"俄罗斯蓟"（Russian thistle），但是自 19 世纪 70 年代通过一艘运送亚麻籽的货船进入北美后，它便在中西部找到了自己的天堂并定居了下来。很快，猪毛菜便成为一种在北美西部随处可见的外来归化物种。因此，当好莱坞的镜头开始拍摄牛仔们的冒险生活时，它便成为那片广袤土地上随风翻滚的无根植物的永恒象征。

风滚草并不是北美的独有现象，它们（猪毛菜这样的入侵者）也常出现在中南美洲、非洲南部和澳大利亚。风滚草的滚动有时可以产生壮观却又令人惶恐的效果。2016 年，澳大利亚的旺加拉塔镇（Wangaratta）受到了风滚草多毛黍（*Panicum effusum*）的侵袭。澳大利亚人称这种植物为"多毛恐慌"（hairy panic）。当时，巨大的干草球堆积在房屋周围，有的可达数米高，居民无法进出房屋，也无法找到被干草球埋起来的汽车。对此，当地的议会有自己的秘密武器——据说，他们给每个街道的清扫人员配备了真空吸尘器。最终效果如何，似乎并未记载。

并不是所有植物都需要通过整副骨骼被风吹得满世界跑的方式来繁殖后代。它们可以让自己那在显微镜下才能看到的、"全副武装"的繁殖囊——花粉——随风飘散至远方，从而完成繁殖的目的。从技术上来说，花粉是植物的雄性配子体，相当于植物的精子。植物会产生数量巨大的花粉，在机缘巧合下，它们会落在同类植物的雌性配子体——花朵的雌蕊上，从而繁殖后代。这是一场碰运气的游戏。虽然很多植物引诱昆虫来传播它们的花粉，从而提高了授粉的概率，但是它们为了自己的目的，仍会超负荷地产生数以百万计的颗粒——花粉热患者对此最有发言权。

花粉颗粒有着一层坚韧的外壳，以至于当它们身处实验室，周围的矿物颗粒都溶解在强酸中时，它们仍能安然无恙。不过也正因为这份坚韧，生物化学家至今也没有完全搞明白这层外壳到底是什么成分，不过他们为它取了一个名字——孢粉素（sporopollenin），并检查到这层外壳里有一套复杂且相互连接的生物聚合物。不同种类植物的孢粉素外表面呈现不同的复杂图案（图24）。这会是我们研究森林历史的一个重要线索。

花粉可以传播的距离非常惊人。松树的花粉演化出了翅膀，因此它的单个花粉看起来有点像米老鼠的头（图25）。可能在人类眼中，这种外观有些好笑，但对于松树来说，这是一种高效的传播方式。已知松树花粉可以传播到至少3000公里外的地方，而且在飞行了至少几十公里后，仍能发芽。[51] 因此，在孢粉学的编年史上，松树的名声并不好。孢粉学是一门通过研究从史前森林中飘散出来的花粉而重现史前森林的学科。那些花粉离开树木后最终落在泥炭沼中，或者落在湖床上，或者漂流到海床上。因此，这些坚硬而微小的"时间胶囊"能够在不断积累的岩层中变成化石。

随着地质年代的推移，森林也经历了反复的变化。这种现象在冰川期尤为显著。当时，地球的中纬度地区一直在温暖和严寒之间摇摆。温暖的时候，橡树会茂密地生长；严寒的时候，橡树会死亡，取而代之的是成片的松树或柏树或北极大草原。这些树木或草甸并未留下足够的化石来解释复杂的森林历史，但是那些几乎坚不可摧的花粉留下了有关森林变化的记忆。人们用强酸将它们从所在地层中提取出来后，会做进一步的研究，从而了解在过去漫长的岁月中，植被和气

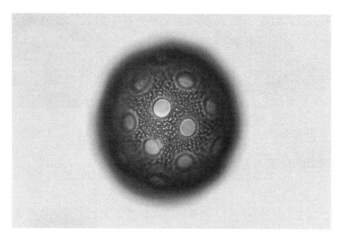

图 24　麦仙翁（*Agrostemma githago*）的高尔夫球状花粉

直径 56 微米

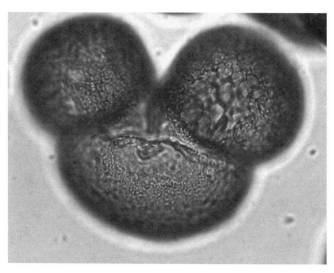

图 25　欧洲黑松（*Pinus nigra*）的米老鼠状花粉

最长 75 微米

候所经历的各种变化。但花粉记录是不准确的，因为有些植物产生的花粉比其他植物多，而且有些花粉——例如松树花粉——可以飞行至比其他花粉更远的地方。不严谨的孢粉学家有可能只用了几棵松树的花粉便重建了一整片森林。

草中的沙砾

特洛伊战争前夕，宙斯降下血雨警告人们即将发生的屠戮。当他的凡人儿子萨尔珀冬（Sarpedon）倒在这场屠杀中时，宙斯再次降下血雨，但这次的血雨，是为了表达他的悲痛。[52] 荷马的《伊利亚特》（*Iliad*）中的这些段落，第一次提到了这种怪异的雨。随后赫西俄德（Hesiod）、普鲁塔克（Plutarch）、李维（Livy）和普林尼（Pliny）也引用过这种怪异的雨，并将其当作恶事来临的预兆。后来，在中世纪，血雨被认为是维京人入侵、狮心王理查进攻以及黑死病的预兆。到了 17 世纪，人们还认为这些时不时便会落下的红色斑点是一种血液。后来，慢慢地，人们开始探寻这种现象背后的科学原因。

1846 年 10 月 17 日，在法国里昂，当猛烈的大风刮来了血红色的雨水时，科学家克里斯汀·戈特弗里德·埃伦伯格（Christian Gottfried Ehrenberg）便对此产生了兴趣。他搜集了雨停后干硬的土壤样本，以及目击者对发生血雨时的描述，例如天空暗得吓人，狂风骤虐，闪电频现，田野中的鸟儿发疯似的到处乱窜。埃伦伯格用显微镜和自己的敏锐观察力解决了这个谜团。他说，那些"干涸"的血迹，只是被信风吹来的来自非洲的尘土。不过在他的著作《信风——尘土与血雨》（*Passat-Staub und Blut-Regen*）中，除了对里昂事件的描述，他还写到了其他东西：那些尘土中，有生物的骨骼。

埃伦伯格在样本中看到了松树特有的花粉，除此之外，他还看到了很多东西。他一共识别出了 73 个物种，并将它们进行了系统的分类。在他的样本中，有硅藻的二氧化硅骨骼、有孔虫的钙质遗骸和铁氧化菌嘉利翁氏菌（*Gallionella*）的遗骸。他猜测，狂风吹来的这些物种可能来自某个干涸的池塘或是某个（因为其中一些可能是化石）岩层地貌。有 22 个物种的骨骼非常微小且不起眼，于是埃伦伯格将它们归为一类。它们就是植硅体（phytolith），翻译过来大致的意思是"植物石头"。

植硅体是在显微镜下才能看到的矿物颗粒，直径通常只有几十微米，存在于多种植物的细胞中。它们的主要成分是二氧化硅，不过在仙人掌细胞中，它们的成分是草酸钙。它们是真正的骨骼，因为当植物的其他部分都腐烂后，它们仍然存在，并且成为那些植物存在过的唯一证据。不同的植物有不同的植硅体。例如，植硅体存在于许多草类植物中，不同草类植物的植硅体是不一样的，因此可以通过植硅体来辨别草的种类。树木的植硅体却没有那么多样化，因此很难通过植硅体来辨别树木的种类。

和埃伦伯格研究里昂血雨的情景类似，查尔斯·达尔文也注意到后来被证明是植硅体的东西。当时"贝格尔号"行驶至佛得角群岛附近，达尔文查看了被风吹到"贝格尔号"上的灰尘样本，然后将这些样本寄给了埃伦伯格。埃伦伯格也在（比《物种起源》早出版10年的）《信风——尘土与血雨》这本书的第一句话中赞许了达尔文。从此以后，埃伦伯格一直与达尔文保持通信，但是埃伦伯格晚年的时候并不认同达尔文的演化论。埃伦伯格认为，微体化石并没有演化。当然，这是科学早期阶段的观点。现在人们已经知道，在所有化石记录中，微体化石提供了最优雅且最可信的演化例子。

最开始的时候，植物为什么要形成植硅体呢？对此，人们尚未完全清楚。植硅体可以帮助支撑细胞壁的结构。在一些植物中，植硅体似乎还可以保护植物不受感染，也可以让草变得更硬且更粗糙，因此，那些以它们为食的动物会觉得它们并不美味。

不管植硅体的功能如何，如今，它们是考古学家和环境历史学家重现过去的有力手段。那些从人类尸骨的牙齿缝隙以及考古中发现的灶台上找到的植硅体，有助于科学家研究古人类的饮食；那些藏在陶罐中的植硅体，则有助于科学家建立复杂的路径，例如，人们是如何在美洲培育出玉米的，水稻是如何在亚洲发展为一种农作物的。植硅体不仅出现在近期的地质材料中，它们还出现在恐龙的粪便中，从而为科学家提供关于恐龙饮食的线索。

植硅体是很微小的骨骼。现在是时候切换频道，来聊一聊地球上那些最巨大的骨骼了。

05 巨型骨骼

如今，地球上独一无二的人类可以从另一个太阳系中的天体——月球——的有利位置清晰地观测自己所在的星球。这唤起了人们对地球复杂性、精致性和脆弱性的认识。同时，人们也意识到，和太阳系的其他行星和卫星那贫瘠的表面相比，地球是如此热切地拥抱着富饶的生命。从太空拍摄的地球照片可以用来追踪瞬时的天气系统、洋流变化、冰层的生长和消退，以及火山喷发出的火山灰和熔岩等等。此外，这些照片在不经意间还告诉人们，地球上的某些区域，从本质上来说，是无数有机体在难以想象的时间跨度内留下的大量骨骼。

有些骨骼群是很好辨认的。在深蓝色的海洋中，那些浅蓝色或白色的斑点就是骨骼群，例如沿着澳大利亚东海岸的那一片（图 26），还有些位于中美洲地峡东部，尤其是巴哈马

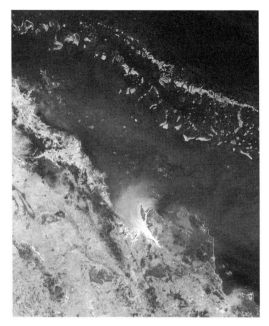

**图 26 毗邻昆士兰中部海岸的大堡礁南部某个区域。
这条礁脉离海岸约 200 公里**

群岛附近。其他部分小型的骨骼群则散布在太平洋上。

那些浅蓝色的斑块来自浅海，只有几米深，面积可达数千平方公里。这些浅蓝色斑块的边缘通常十分尖锐，因为它们那刚入水的边缘会迅速沉入深海。在有些地方，那些孤零零地位于海洋中央的淡蓝色斑块会有白色、棕色或绿色的边框，那是因为浅海会使它们的表面分裂，从而形成一系列的岛屿。有些岛屿比较贫瘠，有些则长满了茂盛的植被。

这些斑块其实是巨大的石灰岩堆，是一代又一代紧密堆积起来的有机体的骨骼群。它们可能是珊瑚礁，也可能是其他更大的结构，还可能是从它们延伸出来的，本身具有多种形式的碳酸盐岩台地（carbonate platform）。珊瑚礁是充满多样性的海底生物的代名词，代表着海洋的生物多样性，就像是陆地的热带雨林。如今，由于人类施加的多重压力，珊瑚礁这种具有生物多样性的热点区域，已处于极度濒危的状态。它们很有可能活不到这个世纪末。不管是死还是生，它们的骨骼构建了这些从外太空都能看到的生物建筑的地基。哪怕它们灭绝了，它们的部分骨骼地基也会一直存在，纪念着它们辉煌的过去，直到地球毁灭。如果人类真的会让它们灭亡，那么知道这一点大概也能给人类些许安慰。

珊瑚的骨骼

一直以来，珊瑚被认为是一种美丽又神秘的事物。在儒勒·凡尔纳的小说《海底两万里》中，当尼摩艇长邀请阿龙纳斯教授沿着太平洋礁脉进行海底漫步时，这位善于思考的学者回忆道，珊瑚"在以前是药品，在现代是珠宝"，是"植形动物的一个分支"。亚里士多德在 2000 年前创造了"植形动物"（zoophyte）这个词，指的是那些他认为是半动物半植物的生物体。阿龙纳斯望着周围那丰富的生物，又评论道，"马赛的佩森内尔"（Peysonnel of Marseilles）在 1694 年提出的观点是对的，这些明亮的花朵状生物是动物，而不是植物。

这位教授对让 - 安德烈·佩森内尔（Jean-André Peysonnel）的观点的评价是正确的，只不过他记错了时间。佩森内尔不可能在 1694 年提出这一重大的科学发现，因为那一年他刚出生。1720 年，瘟疫侵袭欧洲时，佩森内尔是法国马赛的一名医生。当时死了很多人，但佩森内尔因为受难同胞们所做的巨大努力而受到了广泛赞赏，并因此得到了国王赐予的养老金。从此，佩森内尔便退休了，进而投入他所热爱的海洋科学。在王室的指示下，他去了北非的巴巴里海岸（Barbary Coast），记录那里的自然历史。佩森内尔知道意大利科学家马西利乌斯（Marsilius）近期发表了一篇关于珊瑚的极具影响力的论文，但他对其中的内容持怀疑态度。马西利乌斯认为珊瑚是一种花——虽然这种花的花瓣会因为触碰而收缩起来。佩森内尔决定验证马西利乌斯的观点。

佩森内尔对珊瑚进行了诸多实验。他解剖了它们，观察它们对不同化学物质的反应，并且记录了死亡标本的腐烂情况："带着一股非常难闻的气味，近似于烧焦的动物角的味道。"通过这些实验结果，佩森内尔认为珊瑚是一种"昆虫"（当时人们将无脊椎动物统称为"昆虫"）。他发表了一篇论文，详细论述了他的证据，并将论文寄给了法兰西学术院。1726年，这篇论文放在了法兰西学术院最具影响力的成员勒内·列奥米尔（René-Antoine Ferchault de Réaumur）的桌上。列奥米尔是当时"昆虫"研究领域里最权威的学者。列奥米尔完全不相信这篇论文的观点，认为马西利乌斯已经没有争议地解决了这个问题。尽管如此，他还是同意学术院宣读佩森内尔的论文，不过出于善意，他建议采用匿名的方式，以免让这位年轻的医生被当众羞辱。列奥米尔的直觉非常准。壮观的珊瑚林是由"昆虫"创造出来的，这个"荒唐"的观点确实受到了人们毫无顾忌的嘲笑。

尽管如此，佩森内尔仍坚持自己的观点。有了新职位（小安的列斯群岛的瓜德罗普岛的"皇家植物学家"）后，他展开了进一步的研究。新的观察结果，再加上人们发现与之相关的"淡水水螅"海卓拉（*Hydra*）其实是一种动物，使列奥米尔相信了佩森内尔的观点，并且很有礼貌地表了态。但是佩森内尔似乎对学术院最开始的态度仍心有余悸，因此通过英国皇家学会发表了之后的论文。

早期人们对珊瑚本质的不确定性是可以理解的。珊瑚的形态相对简单，而且没有明显的"类动物"组织，也没有蠕虫或螃蟹那样的动物性行为。它们的大部分身体是一种胶状物质，即中胶层。中胶层就像三明治的夹心，夹在两片薄薄的组织（"上皮"）之间。珊瑚没有头，没有四肢，只有一个松散的神经网络和一张连接着肠道或呼吸器官的嘴（兼肛门）。不过珊瑚的口周有触手（即马西利乌斯所说的"花瓣"），上面有非常有效的刺细胞。如果你已经到了一定年龄，并且上过生物课，那你可能会记得它们和栉水母同属"腔肠动物门"。但是现在，栉水母已经单独成为一个门，而珊瑚、海葵、海鳃、钵水母、立方水母和水螅（包括海卓拉）则被归入另一个门——刺胞动物门。

刺胞动物有两种身体类型——可以自由游动的水母型和固着在海底的水螅型。有些物种只有一种身体类型，但很多刺胞动物会在一个生命周期中交替使用这两种身体类型——无性繁殖阶段使用水螅型，有性繁殖阶段使用水母型。在珊瑚身上，水螅型占据主导地位。对于造礁物种来说，无性繁殖可以产生很多基因相同的珊瑚虫，从而占领大片宽度可达数米的领地。对于一个海底生物来说，用那些和自己一模一样的复刻品包围自己，是一种高效地获取并掌控海底空间的方法。当珊瑚对空间的占领得到坚固的岩石平台的加持后，它们便可以更加长久地占领这些领地。在繁殖过程中，珊瑚的领地也会进一步扩大。卵子和精子被释放后会结合在一起，形成一个可移动的幼体，然后在海底定居，从而形成了新领地的第一个水螅体。

珊瑚岩平台由杯状珊瑚骨骼组成。从如今的角度看，这些骨骼其实就是霰石形式的碳酸钙，每一种珊瑚虫都生活在这些骨骼中。在珊瑚群落那庞大的建筑群中，珊瑚单体（corallite）相互连接，成为形成珊瑚礁的关键。它们会一层又一层地向上生长，就像建造摩天大楼一样。在这个过程中，住在其中的珊瑚虫也随之向上升起。摩天大楼的住户们一层一层往上搬，因此较低的楼层便遭到了废弃。这种结构为那些通过重复的无性分裂而得到的平面领地增加了第三个维度。而这第三个维度，可以随着时间的推移形成巨大的规模。于是，关于珊瑚礁形成的问题，从一个生物学问题变成了一个地质学问题。

地质学专业的学生除了要学会区分腕足动物和双壳动物，还要学会识别那些和化石一样常见的珊瑚的主要种类。辨别珊瑚的技巧包括识别哪些珊瑚是独居的，哪些珊瑚是群居的。独居珊瑚会形成一个带有外壁的角状管，而群居珊瑚的外壁会通过各种方式相结合，有些外壁甚至会减少或消失，直接让内部结构充当骨骼。这些内部结构就是珊瑚虫居住的结构多样的"楼层"。有些"楼层"是简单的单一结构，而有些则是复杂的拼接结构。通常，这种结构有一个位于中心的圆柱，圆柱上有辐射状的垂直板，从上往下看就像车轮的辐条。不管是哪种结构，珊瑚的骨骼都呈辐射对称状，从而能与珊瑚柔软的部分相匹配。

为了触碰那能赋予它们生命的阳光，这些珊瑚会一直向上生长。对于造礁珊瑚来说，它们在进食时，不需要用触手和刺细胞来诱捕并杀死路过的小动物（虽然它们偶尔也会这么做），因为它们可以从微小的"乘客"身上获取所需的大部分营养。这些"乘客"便是虫黄藻（*Zooxanthellae*）。虫黄藻是双鞭毛藻的一个特殊类型，是一种与珊瑚虫共生的、进行光合作用的单细胞原生生物。它们从珊瑚那里获得庇护和光合作用所需的二氧化碳，然后再将营养物质回报给珊瑚虫。它们聚集在珊瑚组织中，为珊瑚带来了明亮的色彩，也为珊瑚的骨骼构建提供了能量。

在礁脉上，珊瑚骨骼群会呈各种各样的形式：有些是圆的，就像球一样；有些则是令人惊叹的枝状结构，例如鹿角珊瑚和麋角珊瑚。这些不同的形状在一定程度上是因为不同的物种在构建骨骼时会产生不同的组合模式，同时也反映出珊瑚对它们周围环境的敏感性。在经常受到海浪撞击的地区，珊瑚群会变得更短，更粗壮，而那些平静海域的珊瑚群则会变得更精致美观。

数十亿这样的骨骼组合在一起，便形成了从外太空也能看到的珊瑚礁结构。大堡礁—— 一种由数百座岛屿和数千个独立礁脉组成的复杂结构——沿着澳大利亚东海岸绵延了2300公里。在太平洋、印度洋和大西洋的热带和亚热带地区都有珊瑚礁的足迹，但是它们在全球的总占地面积很小（不到 30 万平方公里），大概是海洋面积的千分之一。即便如此，它们所庇护的生物却多到足以成为传奇——大约 25% 的海洋物种都受到了珊瑚礁的庇护。复杂的、石质的、三维的珊瑚结构就像是一个房子，庇护了一系列令人眼花缭乱的生物，而这些生物反过来又为珊瑚礁结构的形成提供了帮助。一位富有冒险精神的年轻科学家在环游世界时注意到了这种互动，并对自己一路上所见所收集的事物进行了详细的描述和思考。他就是查尔斯·达尔文。这次旅程，是达尔文的第一个重大项目。

更宽广的礁脉

1836 年，当查尔斯·达尔文乘坐着"贝格尔号"来到印度洋的"科科斯（基林）环礁"时，还是一个 27 岁的精力充沛的年轻人（与我们常见的满脸胡须的年长智者形象相去甚远），因此他能够充分地探索这座非凡岛屿。岛屿之所以有双重名称，是因为它的第一个发现者名叫威廉·基林（William Keeling），以及岛上生长着大量的可可树。威廉·基林是东印度公司的船长，他并非因为发现这片土地而闻名，而是因为在 1607 年，当停靠在塞拉利昂海岸时，他在船上上演了

第一部有记录的由业余人员演出的莎士比亚戏剧——《哈姆雷特》。这里的科科斯（基林）群岛和太平洋的科科斯群岛（Cocos Islands）不同——传说太平洋的科科斯群岛埋有海盗留下的大量金币。达尔文并不在意金币，他只关注自己看到的那些科学财富。面对那些薄薄的环形珊瑚岛，他感到十分困惑：只有几百米宽的珊瑚岛是如何包围住直径近16公里的圆形浅水潟湖的呢（图27）？

达尔文知道水下发生着很多事，但当时还没有水肺和潜水器，因此达尔文只能尽可能地从岸上进行观察。岛屿本身只高出水面几米，因此达尔文试图在退潮的时候从岛屿上获取一些来自远处海洋的活的球形珊瑚群标本。他用一根"撑杆"够到了部分珊瑚群。珊瑚群伸出水面的部分是死的，而那些即便是退潮时也藏在水下的部分则是活的。他从这个有利位置向远处看去，发现在拍岸白浪的反冲下，那些在水下的团块完全被活的珊瑚覆盖着。这些珊瑚会向水面生长，一旦到达水面后，就不会再继续生长，或者会进行横向扩展。

这些庞大的球形珊瑚可以抵挡相当强的海浪冲击，但即便是它们，也无法完全抵挡住印度洋在风暴条件下产生的巨浪。达尔文看到，有些"其他生物，适宜长时间地暴露在空气和阳光下"，同时也可以更好地抵挡狂风下的巨浪。他将这

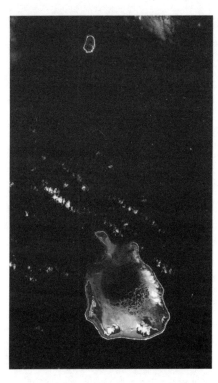

图27　从太空拍摄的基林群岛照片

位于下方的主要岛群之间的潟湖的大小为10公里×16公里

些生物称为"植物王国最底层的物种之一"，并为其取名为Nulliporae（"没有气孔的生物"）。这个词来源于法国伟大的博物学家让－巴蒂斯特·拉马克（Jean-Baptiste Lamarck）。现在我们已经知道，它们是珊瑚藻，也被称为"活岩石"。它们是一种红藻，其组织里含有大量碳酸钙，因此十分坚硬，就像岩石一样。达尔文发现，这些珊瑚藻在礁脉外围形成了一圈保护性的边缘。这些边缘通常有几十米宽，生长在低水位以上。作为防浪堤，它们承受了海浪的全部力量，从而保护了礁脉内部的复杂结构。

达尔文凭直觉认为，这片环礁是一座活着的、不断生长的岛屿，因此他竭尽全力探索它的运作方式。他能看到的珊瑚种类主要是那些生长在海边的大珊瑚群，例如他利用"撑杆"够到的球形的滨珊瑚（*Porites*）和火珊瑚（*Millepora*）。

这些活着的珊瑚，和岛屿的构成有什么关系呢？达尔文研究了一种活在礁脉上的、以活珊瑚为食的鱼类。当地的渔民莱艾斯克先生（Mr. Liesk）告诉达尔文，这种鱼叫鹦嘴鱼（*Scarus*）。用达尔文的话说，莱艾斯克先生"对这片礁脉的每个部分都了如指掌"。达尔文捕了几条鹦嘴鱼，并解剖了它们，发现它们的内脏里充满了珊瑚断肢，且大部分断肢被磨成了泥沙大小的颗粒。达尔文与许多人都有书信往来，一位自称"福里斯的艾伦博士"（Dr. J. Allen, from Forres）曾在信中说，海参"爬满了珊瑚礁的每个地方……以活珊瑚为食"。

从这些零碎的信息中，达尔文拼凑出了完整的故事：珊瑚和其他生物的骨骼迅速成长，然后迅速转化为钙质沉积物，堆积在环礁内和环礁周围的海滨或海床上。通过这种转化，这些沉积物成为岛屿的主体。菲茨罗伊船长（Capt. Fitzroy）亲自获取了一些深水处的沉积物，使达尔文可以对这些沉积物的本质和范围有一个概念。这位非凡的、最终很悲惨的

"贝格尔号"船长在一根长绳的一端放了一个铅质重物。重物与铃铛类似，底部凹陷，内部涂有一层脂蜡。当重物落到海底的时候，如果海底是岩石，那么重物表面便会留下印记；如果海底是软的，重物便可以捕捉到一些沉积物颗粒。这是一个巧妙而有效的装置，使达尔文在脑海中建立起了这座岛屿在水上和水下的画面。

这种从骨骼衍生泥沙的生产方式，已被后来的研究充分证实。但是在达尔文建立的珊瑚礁的概念模型中，并不是所有"事实"都是正确的。艾伦博士的观点也是错的。例如，海参主要是沉积物掠食者，而不直接以珊瑚为食，因此海参是一种重要的环礁沉积物的二级再加工者，而不是直接的生产者。不过后来的研究也充分证实了鹦嘴鱼和其他以珊瑚为食的鱼类——例如臭名昭著的棘冠海星——的重要性。有些鹦嘴鱼有着独特的"喙"，既能进食珊瑚生物，也能进食底层骨骼。这种鹦嘴鱼每年可以通过肠道处理多达 5 吨的沉积物。还有些鹦嘴鱼只吃珊瑚的软体组织，并不吃骨骼部分。还有些以覆盖在珊瑚上的绿藻（海草）为食。这些绿藻会让珊瑚窒息，因此吃掉它们可以有效地清理并维护珊瑚的骨骼。即便是在那些只剩下珊瑚骨骼的地方，也可以为浮游的珊瑚幼虫提供良好的着陆点和附着点，以便珊瑚幼虫形成新的珊瑚群落。达尔文确实被珊瑚礁那用以维持整个系统的微妙的生物机制所吸引，但是在他对珊瑚礁的研究中，最为突出的是相关的地质学研究。达尔文不仅考虑了这庞大的结构当前的运作方式，还思索着它们是如何在浩瀚的时间长河中建立起来的。

更深的礁脉

和那个时代的其他人一样，达尔文对巨大的礁脉与那些建造礁脉的、具有"柔软且几乎呈胶状的身体"的"显然是微不足道的生物"所产生的对比感到十分震惊。达尔文知道，造礁珊瑚位于阳光能照射到的浅水水域，而那些由珊瑚构建的结构似乎生活在更深的海域中。这听起来似乎是完全矛盾的，但并非所有珊瑚礁都如此自相矛盾。那些位于陆地边缘浅海的礁脉结构很简单——只要基岩足够浅，能支撑造礁珊瑚，它们就可以生长。但是科科斯（基林）群岛的珊瑚环礁不是这么回事。菲茨罗伊船长已经证实环礁附近没有基岩，但有在陡峭处滑入深水的珊瑚衍生出的砂砾。在一处距离礁脉边缘的白浪仅 2000 米的地方，测深线下到了 2200 米还没有触底。达尔文说，那是一个比任何火山都陡峭的斜坡。他推测，在环礁的底部周围，有陡峭的海底悬崖。那么，当以珊瑚骨骼的形成为核心的造岛过程只能发生在浅水区时，如何才能建造一个高出海床数公里的珊瑚岛呢？

答案非常简单，达尔文在他研究报告的开头便已给出了答案。当珊瑚岛如今的基底还在浅水中时，珊瑚岛就开始形成了。后来岛屿所在的水域越来越深，为了能够一直待在可以让它们茁壮成长的温暖且阳光充足的水中，珊瑚的骨骼只能不断向上生长。岛屿所在的位置原本是一座浮出水面的火山，然后形成了裙礁，再然后随着火山的下沉，礁脉不断向上生长。最终，整个火山都沉入水底，此时珊瑚仍继续向上生长，形成了环礁结构。达尔文用真实的例子说明了这个过程的每一个步骤：从带有裙礁的岛屿火山，到环形潟湖中央那露出火山顶的环礁，再到火山（这是达尔文推测的，他并没有办法证明这一点）沉入深海某处后的环礁本身。达尔文在1842年出版的长达214页的报告中用详细的证据支撑了这个观点，因此这个理解起来并不复杂且十分有道理的观点很快就被大家接受了。英国当时首屈一指的地质学家查尔斯·莱尔（Charles Lyell，在很多方面，他也是达尔文的导师）在读到这份报告时，兴奋得手舞足蹈。

不过，达尔文的这些假设，并非毫无争议。海洋学家约翰·默里（John Murray）参加了1872~1876年的"挑战者号"（Challenger）的先锋探险之旅。他认为，环礁的生长是从形成于海底的钙质沙堤开始的。当著名的路易斯·阿加西的儿子亚历山大·阿加西（Alexander Agassiz）也加入这场争论后，这场争论便走向了奇怪的方向。路易斯·阿加西至死都是神创论者，因此1859年达尔文发表《物种起源》后，他便极力反对演化论。恨屋及乌，对于达尔文的其他著作，包括这篇关于环礁的论文，也都持反对意见。他的儿子亚历山大虽然已开始相信演化论的正确性，却反对达尔文的环礁论，并支持默里的模型。为此，亚历山大花了数十年时间收集并发表相关证据。19世纪晚期，人们试图通过钻探来解决这个问题，但并未得到确定的答案。人们认为，钻井的深度并不足以提供可靠的证据。

直到许多年后，20世纪50年代，当一个科学团队在埃尼威托克环礁（Eniwetok）钻探时，决定性的证据才最终浮出水面。后来用原子弹摧毁了这片环礁的美国海军，经游说后同意为了验证达尔文百年前的假设而资助科考队在这片区域进行深海钻探。钻探的结果为达尔文的假设提供了强有力的证据。科考队在浅水礁灰岩上打了一个深1.2公里的钻孔，触底后发现其基底位于有着3000多万年历史的深色玄武火山岩上。这一发现完全符合达尔文的理论。

这种沉降规模是巨大的，比达尔文想象的要大得多，而且这种沉降在海洋中十分普遍，因此可以用来解释那些被观察到的环礁的分布。造成这种沉降的机制，却在很多年后，当板块构造学说提出时，才得到了科学的解答。板块构造学说不仅解释了全球范围内陆地的缓慢漂移现象，还解释并预测了海床的垂直运动现象。那些因从洋脊——例如中大西洋海岭——中涌出的岩浆而形成的海洋地壳有着很高的温度，呈扩张状态，且密度相对较低。因此，这些海洋地壳通常漂浮在远离地幔，离海面 1 公里左右的地方。当热量和岩浆量异常高时，其形成的海洋地壳就会浮出海面，就像冰岛一样；当海洋地壳离开洋脊后，它便会冷却下来，同时密度变大，体积收缩，然后慢慢下沉。几千万年后，它们距离洋脊已有几百甚至几千公里，平均深度约为海平面以下 4 公里。在海洋地壳的表面，零星分布着独立的火山岛，例如夏威夷岛、阿森松岛、加那利群岛等。这些岛屿，如果建在海平面上，且温度适宜，便可形成珊瑚裙礁。当岛屿在海洋地壳稳定下沉的过程中一边下沉一边远离洋脊时，裙礁的骨骼便会向上生长，从而形成珊瑚环礁。

不是所有裙礁都可以有这样的发展。海洋中四处散布着或是深埋在水中，或是浅浅地浸在水中的平顶山脉，人们称其为海底平顶山（guyots）。人们在海底平顶山顶部的岩石样本中发现了古老珊瑚的碎片，由此说明这些山脉在数百万年前，也曾是繁荣的珊瑚礁。但是某些变故——可能是珊瑚生物一时之间难以适应的气候或海平面的变化——"杀死了"礁脉，以及随之产生的岩石产物。在后面的内容中，我们会看到，在不远的地质未来，人类有可能成为海底平顶山的制造者。但是在这之前，先让我们探索珊瑚礁那更广阔的背景和更古老的过去吧。

更大的骨架

珊瑚礁是如今还在不断形成的浅水石灰岩的榜样。从很多方面来说，骨骼框架都是珊瑚礁的关键特征。但是珊瑚本身只是整个珊瑚礁骨架的一部分，那些受珊瑚礁庇护的种类繁多的生物都有着自己骨骼，而这些骨骼则促进了岩石结构的形成。在珊瑚丛中寻找庇护的动物有双壳类、鱼类、各种甲壳类、海绵、外肛动物、海星、海胆以及那些珊瑚藻。珊瑚丛中动物的多样性和生产效率堪比动物展览，唯有热带雨林能与其相媲美。在热带雨林中，几乎所有元素都是循环的，但珊瑚丛的骨骼是一层层累积起来的、逐渐下沉的岛屿基底的一部分。在基底上方，礁脉则不断向上生长着。

礁脉通常只是某些更大的结构的一部分。如果我们从太空凝视巴哈马群岛，会发现它们的范围并没有大堡礁那么大，但它们的体积和寿命，以及那不同寻常的边界弥补了面积上的不足。从这个角度来说，真正引人注目的，并不是岛屿本身，而是群岛作为一个整体与环绕它们的深蓝色大西洋形成的视觉对比。巴哈马群岛是一片轮廓分明的、不规则的淡蓝色海域，有 100 多公里宽，其中镶嵌着分散的低岛，例如安德罗斯岛、大巴哈马岛和数百的小岛屿。这片淡蓝色海域的绝大部分是由巴哈马台地非常浅的水域（大概只有几米深）组成的。巴哈马台地是一处巨大的石灰岩堆，高出它所在海床 4 公里，从大约 1.5 亿年前的侏罗纪便开始形成。当时这片海域靠近刚形成的中大西洋海岭，并且离海平面很近，能够让珊瑚和其他生物扎根并茁壮成长。从那以后，这片台地便一直在生长，但是随着其所在海床逐渐偏离活动的洋脊（距离洋脊 1000 多公里），它的海拔也下降了超过 4 公里。

然而，在如此庞大的结构中，珊瑚礁只是一部分，主要位于整个结构的东部边缘，承受着来自大西洋的汹涌海浪。台地中央是一处浅浅的潟湖，里面几乎没有珊瑚，却有一层灰泥（lime mud）。这层灰泥是一种化学沉淀物，部分来自另外一种骨骼——某些藻类组织产生的微小的碳酸钙晶体。当藻类死亡后，这些微小晶体便以泥的形式释放到海床上。这层灰泥是有些动物的家园，尤其是以藻类为食的双壳动物和腹足动物。这些动物死后，它们的骨骼也会添加到这些沉积物中。还有一些石灰岩沉积物是通过化学和物理过程产生的，例如在台地西部，海浪沿着海床卷起的针尖大小的鲕粒（ooid）。

但是这些海底区域不太稳定，也没什么营养物质，无法维持一个能形成骨骼的动物群落。所有这些结构统称为碳酸盐岩台地，有时也会被半诗意地称为"碳酸盐岩工厂"，因为它们可以高效地从海水中提取钙离子和碳酸根离子，从而建造巨大的岩石。

虽然珊瑚礁只是整个结构的一部分，但它们界定了整个台地的形状。珊瑚礁组成的那一圈坚韧又持久的边缘，不仅是海面上的防浪堤，还是菲茨罗伊船长在科科斯（基林）群岛附近发现的、迅速潜入了深海的水下陡峭斜坡和悬崖的边界。这些无疑是巨型骨骼，它们构成了我们所在星球的一种独特地貌。

然而，过去的骨骼和地貌与如今的骨骼和地貌是不一样的。它们虽然庞大，但仍对造礁生物的生物演化进程和全球环境变化十分敏感。通常来说，在过去，巨型骨骼完全是另一副模样。

白垩纪的双壳动物礁

如今的造礁珊瑚属于石珊瑚目，它们会分泌出用于建造群落的霰石骨骼。石珊瑚的存在期覆盖了现在的新生代以及新生代之前恐龙生活的中生代。在这段时间里，石珊瑚的数量和种类有增有减。它们经历了三次大规模的灭绝危机，[53] 曾一度从地球的主要生态系统中消失了几百万年。

在5500万年前的古新世晚期，发生了一次全球性的珊瑚礁灭绝危机。当时，储存在地底的碳层突然向海洋系统和大气系统释放了大量的甲烷和二氧化碳，导致地质上短暂的、急剧的全球变暖和海洋酸化事件。造礁珊瑚受到了灭顶之灾，而体积更大的底栖有孔虫（例如货币虫）则在造岩数量上取代了珊瑚虫（图28）。虽然10万年后气候就恢复了正常，但是珊瑚礁的恢复时间远不止10万年。

在白垩纪—古近纪大灭绝后1000年，发生了另一次全球性的"珊瑚礁空白"（Reef Gap）。这一次与小行星撞击产生的大灭绝事件有关。陨石的撞击不仅摧毁了珊瑚礁，也抹除了另外一种出现于侏罗纪晚期的、在白垩纪的海洋中蓬勃发展的、形式特异的礁脉：由一种特殊的双壳动物——固着蛤——构成的双壳动物礁。固着蛤的经典形态为双壳中的一个壳演化成了又长又大的圆锥形，而另一个壳则演化成了可以自由开启的盖子。这两个经过改造的瓣壳可以呈现不同的形状，从碗状到星形，甚至是更奇异的形状，例如近2米长的泰坦肉贝（*Titanosarcolites*）。对于这种奇怪的双壳动物，人们是这样描述的：就像是"两只跟对跟摆放的、脚尖呈圆锥状的、向上盘起的大型波斯拖鞋"。考虑到固着蛤那怪异的外形，它们在很长一段时间内都是一个未解之谜。1819年，让－巴蒂斯特·拉马克在当地的地层中发现了这种巨大的"原始"化石，或者说巨大的"粗糙"化石。当时拉马克并不知道它们代表着什么，直到后来人们才意识到，这种在石灰岩地层数十米深的空间内占据了主要位置的奇怪化石，其实也是一种双壳类软体动物。

固着蛤的数量越来越多，逐渐侵占了海底，尤其在白垩纪中期，开始取代石珊瑚。它们可以绵延数千公里，从南欧到南亚以及北非都有它们的身影。也就是说，当时广阔的特提斯海（Tethys Ocean，如今的地中海只是特提斯海的残留海域）的两边都有固着蛤礁。它们还横跨北美南部和南美北部（当时这两个区域之间有一条宽阔的海路）。当时地球的气候比现在还要热，而这个区域恰好是白垩纪时的赤道带，因此固着蛤似乎比石珊瑚更好地适应了当时更温暖的气候和可能更咸的海水。这种适应性让它们扩张了领地，从而占领了这片巨大的版图。

固着蛤礁的景观一定非常奇特。它的圆锥形壳通常附着在海底（通常附着在它们祖先的骨骼上），并或多或少地垂直向上生长。在这个过程中，这些圆锥形壳互相挤在一起，以便为彼此提供支撑。这些垂直向上的圆锥形壳体之间的空隙里充满了海底沉积物，因此从外面只能看到它们那圆圆的

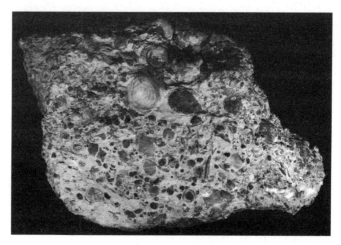

图 28　货币虫石灰岩岩板

出自古近纪的西班牙，岩板长 14.5 厘米，靠中间的部分有一个呈独特的螺旋
图案的货币虫

顶部，就像是野外密集的陨石坑。和如今的珊瑚礁一样，固
着蛤礁也庇护着很多其他生物，例如珊瑚（在这里，珊瑚
是从属角色）、藻类、海绵等。在礁脉边缘朝向海洋的位
置，固着蛤结构会被即将到来的飓风撞成一堆堆碎石，从斜
坡上倾斜而下，再沉入深海。在经历每一次这样的局部灾难
之后，固着蛤都会通过一次又一次的重生向大海证明自己的
坚韧。

　　固着蛤礁的毁灭与重生为世界留下了宝贵的礼物。充满了
固着蛤碎石的岩层具有高渗透性，注定会成为规模宏大的石
油储藏，供工业时代的人类开采利用。因此，故事似乎又回

到了原点：在白垩纪，活着的固着蛤取代了珊瑚。现在，它们的骨骼墓地中储存的碳通过加速全球变暖和海洋酸化，再一次用类似的方式伤害着如今的珊瑚。

古生代的古礁群

不管是石珊瑚还是最终演化为固着蛤的双壳动物谱系，都发生在二叠纪晚期，生物圈有史以来最大灾难的受益者（当时由于火山喷发，世界充满了毒素）。这一次的大灭绝事件（见证了三叶虫的消亡）代表了古生代世界的落幕。古生代有自己独特的动植物类群，其中就有些类群结合在一起，形成了远古礁群结构。

向二叠纪晚期的灾难屈服的古生代珊瑚的结构和如今的珊瑚并不一样。古生代珊瑚有两个主要种类：四射珊瑚和床板珊瑚。大部分四射珊瑚为单体，体形很大，呈角状，有点像前面我们讲过的白垩纪的固着蛤。这是趋同演化的一个很好例子。而床板珊瑚都为群体，形成了用不同方式相互连接着的更小的管状结构。这两种珊瑚的骨骼成分都是方解石，而非霰石。这些珊瑚对礁脉的形成都做出了一定的贡献，但是它们的作用并不像后来的石珊瑚那样重要。事实上，古生代礁脉框架的固有部分包括海绵、珊瑚藻、外肛动物和珊瑚。

在古生代漫长的 3 亿年间，礁脉的结构和强度发生了很多变化。有时它们也会形成和我们如今所见的礁脉相似的、强韧且能抵抗海浪的礁脉框架，例如澳大利亚拥有不止一个（而是两个）大堡礁。那个不怎么出名的大堡礁位于澳大利亚西部的坎宁盆地。说是盆地，其实是一块下沉了数百万年的地壳，由于其形成了一个长期持续下沉的凹陷，不可避免地充满了来自周围区域的沉积物。坎宁盆地的面积大约为 50 万平方公里，在古生代早期和中期的大部分时间里一直在持续下沉。古代大堡礁出现在 3.9 亿年前的泥盆纪中期，它保存下来的部分绵延近 350 公里，横跨了盆地的北部。欣赏现代大堡礁需要乘坐潜水器或玻璃底船，但是欣赏古代大堡礁只需在这片干旱的景观上走走即可，因为裸露的岩石已展现了美丽的礁脉结构。当然，现在的礁脉上已无活物，但是这片骨骼坟墓仍十分壮观。

古礁脉中蕴藏着丰富的化石（虽然这些化石是因为变化莫测的地底变化而形成的）。有些化石因为再结晶而变得十分令人费解，但有些因为这种地下的变化而得到了强化。例如一些骨骼化石最初是由方解石或霰石构成的，而现在方解石或霰石都已溶解，在其骨骼模具中取而代之的是二氧化硅。容纳这些化石的岩石因轻度酸雨的侵蚀而露出藏在其中的二氧化硅铸件（为了加速这个过程，考古学家会将岩石泡在酸中，从而完整地提取出那些经由化学变化而形成的完美化石）。这些二氧化硅骨骼化石在岩石的映衬下，显得格外美丽。除了化石，礁脉还蕴藏着其他更为实用的财富。礁脉本身有很多空腔和气孔，因此当它被深埋在地底时，便会留住含有烃的液体（如今盆地下方的地底深处还存在着部分含烃液体）和富含金属的溶液，再加上一些空腔中的铅锌矿脉，礁脉便成了一个地下的"阿拉丁藏宝洞"*。因此，死去的礁脉浑身是宝，很多"学术"研究也都是为了开采其中丰富的资源。

人们认为，坎宁礁脉是真正的、大规模的、强韧的堡礁。但这种结构并没有贯穿整个古生代。在当时，不同类群的生物兴衰交替，这也意味着，一个能抵御海浪的结构会随着这些结构的主要造礁生物的命运而受牵连。例如，泥盆纪晚期的大灭绝事件摧毁了许多当时的主要造礁生物，因此在随后那因覆盖全球的煤炭森林而闻名的石炭纪，很难见到真正的礁脉。在那时，骨骼以不同的方式堆积了起来。

石炭纪被认为是一个碳酸盐"丘"和碳酸盐"堆积"的时代。和礁脉一样，这些"丘"也是珊瑚、腕足动物、海绵和其他生物的骨骼堆积而来的，但其并不能形成像礁脉那样

---

* 指充满宝藏的地方，出自《一千零一夜》。

强大到可以抵御海浪长期冲击的结构。相反，它形成了一种像山丘一样的结构，而且通常是从海浪无法触及的海床开始的。随着生物一代又一代地出生与死亡，它们的骨骼都留在了海床上，然后渐渐地向着海平面的方向堆积。在这个过程中，骨骼碎片之间的泥土和生长在上面的藻类（海草）会为碳酸盐"丘"带来额外的重量。当这些"丘"朝着海面的方向累积时，海浪便会拍散它们，因此这些骨骼残骸会重新分布。

这对地球的固体表面产生了全球性的重要影响。如今，边缘被珊瑚藻包围并强化的珊瑚礁结构主要用来界定环礁和碳酸盐岩台地。碳酸盐岩台地通常会以陡峭的角度沉入深水（就像达尔文和菲茨罗伊船长在测量水深时惊讶发现的那样），并且其坡度通常比其他松散的沉积物堆的坡度更大。在缺少敦实礁脉结构的石炭纪，这种庞大又陡峭的台地也很稀少。当时的典型结构是缓慢而稳定地沉入深水的碳酸盐缓坡——这种长长的缓坡源于受海浪影响的，因改造了骨骼残骸而形成的沙滩。由此可见，这种行星规模的地貌也受制于生物那变幻莫测的演化与灭绝。

并不是只有古生代的浅海中才有这种大规模的骨骼改造。建造埃及金字塔所用的岩石便是一个典型例子。那是一种石灰岩，可追溯至5000万年前的始新世，是由造壳原生生物有孔虫组成的。这种特殊的有孔虫被称为货币虫，体形庞大，宽度可超 1 厘米，但是和其他原生生物一样，它们也是单细胞动物（虽然人们认为它们那超大的细胞中拥有多个细胞核）。这些有孔虫的壳逐渐堆积，然后被海浪冲垮，平铺在始新世的海床上，从而形成堤岸和片状分散物。它们通常会在大风暴期间沉积为事件层（event beds），由此产生的矿床厚实的石灰岩便是建造金字塔的完美材料。

由多细胞生物建造的最古老的礁脉可追溯到 5.2 亿年前的寒武纪早期。第一批真正的礁脉是由一种名为古杯动物的早已灭绝的神秘生物建造的。人们对它们的了解仅限于它们的碳酸钙骨骼。它们的身体结构通常由一对有排孔的圆锥体组成，其中一个圆锥体套在另一个圆锥体的里面。外层圆锥体的顶端有一个像根一样的结构，将整个结构紧紧地固着在海床上。这种结构有点像海绵，而它们也确实有可能是一种海绵。它们短暂地繁荣过一阵子（不到 1000 万年）。在此期间，它们建造了很多礁脉。然后，由于某种未知的原因，它们的数量在寒武纪中期急剧减少，有些种类还坚持了一段时间，但也没有熬到寒武纪晚期。

在寒武纪之前，唯一可以被称为礁脉的大概就是微生物沉积物堆积出来的结构。但是这种结构和真正的礁脉结构相比，到底有多少相似性，现在还没有定论。毕竟，它们并没有像真礁脉那样庇护各种各样的生物。然而，当我们在后面展望（而非回顾）我们这个世界中的巨型礁脉那不确定的未来时，生物多样性将会是我们首先要考虑的问题。

我们下一个将要探索的是迷你骨骼的世界。

06 迷你骨骼

对一个从头到脚都裹着浸透了醋的厚布，并戴着有喙的面具的都铎王朝的医生来说，避免被空气中的水蒸气传染上疾病是一件很严肃的大事。当时，人们不了解这些疾病的传播媒介，不了解如何治疗这些疾病，同时也完全不了解造成这些疾病的微观世界。1562 年，当女王伊丽莎白一世被"诊断"患上了天花后，她接受了当时的英格兰医生所知道的最先进的治疗方法：将她从头到脚裹在一条红色的毯子里。显然，这个方法奏效了，虽然没有人知道原因。造成天花的病毒最长不超过 400 纳米，而 1 毫米等于 100 万纳米，因此在当时，天花病毒实在太小了，肉眼根本看不到。

那么，肉眼可以看到的最小物体是什么呢？在良好的自然光线下，人的眼睛可以看到小于 1 毫米——大概是 1/10 毫米，也就是大约 10 万纳米——的物体。人类的视力勉强能看到一根头发丝的宽度，但是想要辨析天花病毒，这种程度是远远不够的。不过上述人类的视力范围意味着，在很久以前，人类就已经识别了在饮用水中游动的，只有毫米长的那些小东西。例如，1000 年前新墨西哥州的原住民——莫戈隆人（Mogollon）就注意到，在他们的河流和小溪中，居住着一种极微小的介形虫。他们将这些"游动的"介形虫画在了他们的陶罐上。然而，想要看到那肉眼看不见的骨骼世界中比头发丝更细的东西，还得等到 600 年后显微镜问世才行。

看不见的世界

自古典时代以来，人们一直都在使用放大镜和目镜，但令人惊讶的是，直到 13 世纪，才有人将两者放在一起做成了第一副眼镜。在光学领域，全靠意大利和荷兰的工程学成就才有了早期的那些进步。14 世纪，生活在阿尔卑斯山南部的人们开始使用眼镜。不过，眼镜可能早在 13 世纪末的意大利北部就已经被发明了出来。托马索·达·摩德納（Tommaso da Modena）在 1352 年画的主教休·德·圣切尔（Hugh de Saint-Cher）的壁画是最早描绘人们借助眼镜来阅读和写作的画作。到了 16 世纪晚期，荷兰眼镜制造商札恰里亚斯·詹森（Zacharias Jansen）和汉斯·詹森（Hans Jansen）将数个镜片叠放入一个可伸缩的管子里，做出了第一台显微镜。当时，人们似乎正在利用这些设备来探索那些微小且遥远的世界。大约在同一时期的佛罗伦萨，伽利略·伽利雷（Galileo Galilei）正在利用显微镜和望远镜进行试验。詹森父子的显微镜大概能将物体放大9倍，而伽利略的显微镜可以放大30倍，而且外观也更好看。伽利略设计了这台显微镜，但这是由配镜师朱塞佩·坎帕尼（Giussepe Campani）制作的。它由硬纸板、木头和皮革制成，配有考究的装饰，并安装在一个铁制三脚架上。不过这位伟大天才的注意力全在天体的运动上，因此并没有通过自己那台新的放大设备来研究昆虫那些精美的细节，而"显微镜"这个名字是他的朋友约翰尼斯·法伯尔（Johannes Faber）起的。接着，荷兰人安东尼·范·列文虎克（Antonie van Leeuwenhoek）和英国人罗伯特·胡克（Robert Hooke）上场了。胡克也是皇家学会的创始人之一。

安东尼·范·列文虎克为显微技术做出了巨大贡献。列文虎克出身普通，父亲是编篮工，母亲则来自一个酿酒家庭，但他是历史上第一个对微观世界做出系统记录的人。他对微观世界的兴趣来源于布料，或者说，他需要更好的镜片来查看布料是否有缺陷。他发明了一种更先进的制造技术，利用微小的玻璃球，使他的显微镜可以将东西放大275倍，甚至更多。这种技术的飞跃，就像是20世纪发明的扫描电子显微镜一样意义非凡。列文虎克是第一个观察到细菌的人，也是第一个观察到无数可移动的单细胞生物的人。他的发现实在是太具有革命性了，因此皇家学会一度对他产生了怀疑。为了确认他的发现，皇家学会派遣了一群"智者"去代尔夫特拜访他。列文虎克活到了90岁，但到死都没有说出其显微镜设计的秘密。

当列文虎克在荷兰观察微生物时，英国人罗伯特·胡克也在写他的《显微图谱》（*Micrographia*）。胡克用的是一台（用了好几个透镜的）复合显微镜，不过这台显微镜可能比不上他那荷兰同行的。胡克的出身也十分普通，他的父亲是英国南部怀特岛上英格兰教会的助理牧师。胡克是个非常博学的人，不仅多才多艺，还拥有很多朋友——其中就包括在伦敦建造了圣保罗大教堂的克里斯托弗·雷恩爵士。不过雷恩爵士和艾萨克·牛顿就谁提出了万有引力的构想而发生过不体面的争论。即便牛顿赢了那场争论，胡克对科学界的影响也是举足轻重的。从所有高中生都需要掌握的"胡克定律"到他在其他方面的各种发现，都足以证明胡克是一位真正的博学天才。

1665年，胡克的《显微图谱》出版了。这预示着，有史以来，普通读者第一次有机会研习跳蚤、蜘蛛和蚂蚁的外骨骼，或凝视苍蝇的眼睛。为了让这些迷你动物在他画它们的时候保持静止，胡克甚至借助了酒精，用白兰地让他的蚂蚁醉了一个小时。这本书出版于1666年伦敦大火前夕，后来也出现在了塞缪尔·皮普斯（Samuel Pepys）的日记中。皮普斯对此爱不释手，一夜看到天亮。他曾在日记中写道，这是"我读过的最独特的一本书"。

那些"原始动物"

科学发现的主场如今来到了德国。德国的科学家发明了用来描述那些微小的有机体的单词"原始动物"（Urthiere），"Ur"是原始的意思，"thiere"是动物的意思。在列文虎克与皇家学会的通信中，他将那些观察到的微型生物称为"非常多的小型极微生物（animalcules）"。150年后，人们认为这些生物虽然微小，但有着完整的结构。列文虎克曾描述一种微生物，称它们有着很小的椭圆形身体，其靠近头部的区域伸出了两条腿。1765年，德国解剖学家海因里希·奥古斯特·里斯伯格（Heinrich August Wrisberg）将这种生物命名为"纤毛虫"（Infusoria）。到了1838年，德国著名博物学家克里斯汀·戈特弗里德·埃伦伯格仍认为这些生物是一种微小但完整的动物，并在同年发表了一篇名为 *Die Infusionsthierchen als Vollkommene Organismen* 的文章（大致意思是，作为完整有机动物的纤毛虫）。然而，同时期的法国人菲利克斯·迪雅尔丹（Félix Dujardin）已观察到，在这些生物中，有些只有一个细胞。

1818 年，希腊语中出现了"原始动物"相对应的词语——"原生动物"（protozoa）。这两个单词的意思是一样的，但是希腊语的"原生动物"一直沿用至今。虽然德国科学家格奥尔格·奥古斯特·戈德弗斯（Georg August Goldfuss）创造了"原生动物"这个词，但是真正将这个词用在单细胞生物上的人是他的同胞卡尔·冯·西博尔德（Carl Theodor Ernst von Siebold）。顺带说一句，西博尔德曾为有着外骨骼和节状肢干的节肢动物创建了独立分组。"原生动物"一词现在主要被非正式地用来指代一系列单细胞真核动物，即有细胞核的动物。它们有着一般动物的行为，例如移动、互相捕食。

19 世纪早期，一种原生动物——有孔虫，即将成为海洋学研究和地质学研究的焦点。它们那数量丰富的化石掩埋在堆积了数百万年的泥岩层和石灰岩层中，可用来识别不同岩层的时间间隔。同时，在现代海洋学中，通过这些化石的分布模式，科学家可以绘制出不同盐度、温度和深度的水团

（Water Mess）分布图。有孔虫有一个关键特征。5 亿多年间，它们一直在努力地制造坚硬的外骨骼——一种保护它们的身体免受其他因素侵害的壳体。它们的骨骼有的时候是由一些小型沉积物黏结在一起而形成的，粗糙得就像是手工制品。不过大多数情况下，有孔虫会从海水中提取碳酸钙，再形成骨骼。无数的有孔虫壳体在岩层中保存了数亿年，随着时间的推移，它们的身上留下了数千种代表了不同地质年代特征的物种的演化痕迹。有孔虫和阿米巴虫是近亲，因此人们有时也称其为"带壳的阿米巴虫"。

带壳的阿米巴虫

胡克和列文虎克为微生物研究奠定了基础。19 世纪，显微镜得到了大规模生产。因此，"客厅里的显微镜学家们"能够更广泛地了解微生物的世界。也是在 19 世纪，人们第一次认识到那些具有微小骨骼的微生物之间的关系。

阿尔西德·道尔比尼（Alcide d'Orbigny）生于 1802 年，在法国的大西洋沿岸长大。很小的时候，道尔比尼就和哥哥查尔斯一起收集当地沙滩上的沙子。从这些沙子中，道尔比尼提取出了很多微小生物的壳，例如有孔虫。他迷上了这些微小的螺旋形生物——长期以来，它们都被归类为微型头足动物，并且被认为是体形更大且已灭绝的菊石类的亲戚。为了检验这些微小的壳的属性，年轻的道尔比尼踏上了求学之旅。他首先去了巴黎，探究著名博物学家让·巴蒂斯特·拉马克的收藏。1826年，道尔比尼发表了一项重大研究——《头足动物分类表》（*Tableau Méthodique de la Classe des Céphalopodes*）。在这篇著作中，道尔比尼创造了"有孔虫"一词，意思是"带壳的动物"。通过学习它们微小的形态，道尔比尼认识到，有孔虫的壳上有洞，因此，它们和那些体形更大的表亲——头足动物——是完全不同的。不过在当时，道尔比尼还是将有孔虫归类为软体动物。有孔虫壳上的洞是非常重要的，有孔虫的细胞质只有通过这些孔洞才能从壳中流出，形成伪足，进而吸收周围环境中的食物颗粒。然而，10年后人们才认识到，有孔虫其实是一种单细胞的原生动物。

有孔虫有着各种各样令人眼花缭乱的骨骼形态，有些骨骼甚至不符合"微型"这个范畴，其中体形最大的是生活在5000万年前的货币虫。货币虫的壳直径可达16厘米，大约是典型有孔虫的300倍。如果将有孔虫比作普通家猫，那么"货币虫大小"的家猫就是那种高达百米的巨兽。这种改变壳的大小的能力是有孔虫的一个关键特征，因此，它们几乎可以无限适应地球上的各种水生环境。在那场发生在5500

万年前，一次性终结了全球珊瑚礁系统的地质灾难后，货币虫快速地填补了当时海洋生态位的空缺。

有孔虫是终极幸存者，其最早的形态可能出现在 5.5 亿年前的前寒武纪海洋中，而其最早的化石形态则出现在寒武纪早期地层中。现代的有孔虫存在于各种各样的水生生态系统，从淡水湖泊到海洋的最深处都有它们的身影，甚至在西太平洋的马里亚纳海沟内也能繁衍生息。有孔虫的壳也是一项工程学奇迹，尤其是这些壳还是由一种单细胞生物制造的。这些壳的形态一直在不断演化。那本超棒的《世界有孔虫大全》（*World Foraminifera Database*）——没想到吧！还有这样一本书——中记录了（截至 2017 年 1 月）38151 种有孔虫，其中 8981 种还存活在世界上，其余的则已灭绝，只留下了化石记录。

它们的骨骼设计十分简单，例如单腔囊、管状或球状结构。其中，有些管状结构会一直向上盘旋生长，就像一条盘绕的小蛇。这些骨骼的成分可能是一种能抵御周围环境因素的有机材料，同时这种有机材料中也会嵌入一些泥沙颗粒。而有些有孔虫是将泥沙颗粒黏结在一起，形成一个像"不规则形状的石板拼铺的小路"那样的壳，例如串球虫（*Reophax*）。

随着时间的推移，有孔虫演化出了利用碳酸钙制造壳的能力。它们从海水中提取碳酸钙，然后形成数千种不同形态的壳。有一种非常古老的有孔虫名叫纺锤虫（fusulinids），它们的壳有多个腔室，外形很像米粒。它们广泛地分布在石炭纪和二叠纪的海洋中，因此人们常用它们来精确辨别那个时期岩层的年代。

现存多样性最丰富的有孔虫类群是轮虫（rotaliniders）。它们生活在道尔比尼于法国海岸收集的那些沙砾中——就是那种夏日用来堆沙堡的普通沙子。轮虫的多腔室壳体也是由碳酸钙制成的。有些轮虫生活在海底，有些则漂浮在离海面不远的水中。它们伸出伪足，形成保护性的包囊，然后在包囊中将会形成覆盖在旧壳上的新壳。海底大概有成千上万种轮虫，但是只有少数——大概 40 种——作为浮游生物漂浮在水中。大多数漂浮的轮虫的外壳就像是一堆黏结在一起的小气球，其中最有名的便是抱球虫（*Globigerina*，图 29）。它们的骨骼遗骸堆积在一起，与海底深处的软泥融为一体。虽然这些浮游轮虫的种类很少，但是它们受到了科学家的高度重视。因为它们中有些生活在极地海洋那寒冷得几近冻结的表层水域，有些则生活在热带温暖的水域中，剩下的则生活在中间的温带区域。通过研究这些化石在古老地层中的分布情况，科学家计算出了上述海洋的温度模式在不同地质年代的主要

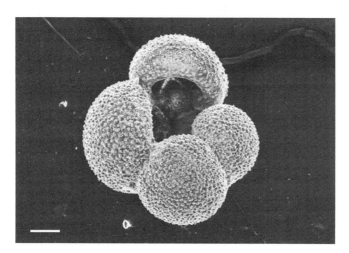

图 29　泡状抱球虫（*Globigerina bulloides*）

浮游有孔虫，比例尺为 0.1 毫米

变化。不过，要做到这一点，还得先识别海洋如今的温度模式。

挑战时刻

在那些富有探索性的科学家，如洪堡、达尔文、华莱士的主导下，19 世纪成为一个生物学大发现的时代。19 世纪末，在这些科学巨人的研究基础上，英国皇家学会资助了英国皇家军舰"挑战者号"（*HMS Challenger*），展开了世界上第一次全球性的海洋学考察。"挑战者号"并不是第一支进行海洋勘测的队伍。在19世纪60年代的美国内战时期，联邦军在北美东海岸就曾进行海洋考察。同一时期，美国军舰"考文号"（*USS Corwin*）在佛罗里达海峡270英寻处进行疏浚工程，从而发现了大量生活在深海的生命，推翻了当时盛行的"深海无生命"论。[54] 1867年，乘坐皇家军舰"闪电号"（*HMS Lightning*）的苏格兰人查尔斯·威维尔·汤姆森（Charles Wyville Thomson）在距法罗群岛600多英寻处的疏浚工程中发现了海洋生命。因此，"挑战者号"并不是第一艘探索深海的船只，但无疑是最勇猛的，也是第一支进行全球海洋勘察的队伍。

"挑战者号"最初并不是为了科学考察而建的。1858年建成的时候，它配备了17门大炮，是一艘标准的战舰，也是一艘以蒸汽和帆为动力的皇家海军轻型护卫舰。当时的"挑战者号"是一艘现役军舰，在19世纪60年代参加了英国在墨西哥和太平洋的行动。但是，当它移除了15门大炮后，多出来的空间就可以打造成专门的科学实验室。在这些实验室中，有一个是博物学实验室。遗憾的是，"挑战者号"的船体如今已几乎不复存在。1921年，它被当作废品卖了出去。为了得到它的铜质内底，它的船体被肢解了，但是它的艏饰像被保留了下来，如今陈列在南安普敦的英国国家海洋中心。1872年，"挑战者号"开始了它的旅程。

它历经 4 年，航行了 69000 海里，留下了丰富的科学遗产。在这趟旅程中，"挑战者号"通过浅海和深海疏浚，从海洋中收集了很多生物标本。通常，挖泥船会被投放到海面下数千米处，它们回来的时候，常会因为深海的压力而变形损坏。但是挖泥船每次回来，大多会携带上丰富的海洋生物，例如无数有着坚硬骨骼的微小生物。有两兄弟对这些微小生物进行了详尽的描述。

1832 年，乔治·斯特沃森·布雷迪（George Stewardson Brady）出生于英格兰东北部。同一时期，科学家首次认为有孔虫是一种原生动物。1835 年，弟弟亨利·鲍曼·布雷迪（Henry Bowman Brady）出生了。虽然如今的科学界已几乎不记得他们的名字，但布雷迪兄弟无疑是早期微体古生物学领域的伟大学者。有一枚奖章——布雷迪奖章——就是以他们的名字命名的，每年由伦敦的微体古生物学会颁发一次，以表彰一位受人尊敬的微体古生物学家。这枚青铜材质的奖章很精美，由英国皇家雕塑家协会的前任主席、著名艺术家司徒安（Anthony Stones）设计。奖章一面描绘了布雷迪兄弟的侧面轮廓，一面则应景地雕刻了一台显微镜。

布雷迪兄弟并不是科班出身的博物学家。亨利是一名药物化学家，而乔治则子承父业进入了医学界。19 世纪 70 年代，"挑战者号"的首席科学家查尔斯·威维尔·汤姆森四处找人描述微生物区系*。亨利拿到了描述有孔虫的任务，而乔治则拿到了描述微型节肢动物的任务。

在科学界，想法和观察是可以快速"煮"好出锅的，但是其他很多东西，都需要慢慢"煨炖"。布雷迪兄弟是"煨炖"好手，他们利用如今看来十分原始的显微镜，开始系统地记录"挑战者号"发现的微生物区系，并为从海洋中捞出来的有孔虫和介形虫绘制了精美的细节图。他们将自己的研究整理成了两部大部头著作。经过时间的验证，这两部著作仍具科学性，仍是如今很多科学家书架上的珍品。布雷迪兄弟首次提供了来自全球不同地区的海洋微生物区系的详细清单，这也为后人认识到"不同的水团能够以生活在其中的生物为特征"奠定了基础。这些生物死亡后沉入海底，掩埋在不断累积的岩层中。通过这些生物，海洋学家可以了解到海洋环流的变化。

1922年刊登在皇家学会学报上的乔治的讣告这样写道："外行可能会觉得奇怪，为什么一个有能力的人要花费生命中相当一部分的时间来研究像切甲类那样体形微不足道又不会对人类造成伤害的生物呢？"接着讣告又写道："老话说，'积少成多'，沙砾也可以堆积成山。因此一些切甲类物种的惊人

---

* 微生物所处的微小环境称为微环境，每个微环境只适合某种或某类微生物的生长繁殖，而不适合其他微生物的生长而形成的群落结构，称为微生物区系。

数量会让它们为人类的食物和舒适生活做出间接但非常重要的贡献。"对于那些研究微小物体（从微型化石到基本粒子）的科学家来说，这些话也是适合他们的墓志铭。然而，现在他们已得到人们的共鸣，因为布雷迪兄弟精美而详细的记录让我们开始理解这些微小生物的巨大重要性。这些微小生物在海洋中的数量多到足以支撑地球上部分重要的生物循环，例如那些控制着可用氧气的循环以及碳循环。

乔治·布雷迪研究的桡足类可能是当今数量最多的小型浮游生物。它们只有几毫米长，节状的身体很像介形虫（图30），但是它们的外骨骼并没有经过方解石的增韧，因此死后身体会腐烂，几乎不会留下化石记录。它们以表层水中的浮游植物为食，而它们那栖居海底的亲戚们则主要靠咀嚼海底的有机碎屑为生（不过也有一些采取了寄生或捕食的生活方式）。在南极洲周围的南冰洋中，桡足类的数量非常丰富。它们和磷虾一样，也是生活在寒冷极地水域的动物们的主要食物。

从极地到热带水域，都有浮游有孔虫的身影。有些物种是"日光浴群体"，喜欢热带温暖的水面，例如名字很长的囊状似抱球虫（*Globigerinoides sacculifer*）。有些则喜欢寒冷的水域，例如名字根本不知道该怎么读的厚壳新方球虫（*Neogloboquadrina pachyderma*）。从第二个单词 *pachyderma*

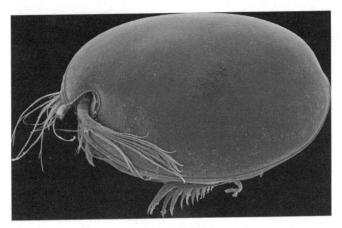

图 30　介形虫海萤

日本馆山，标本长 2.1 毫米

（厚壳）可以猜测，这种生物的壳表面就像大象（厚皮动物）
皮。还有些物种，例如泡状抱球虫，追逐着中纬度地区季节
性的浮游生物潮。这些有孔虫死亡后，它们的遗骸会像雨点
一样洒落海底，成为缓慢生长的深海地层的一部分，从而永
久地记录下它们曾经生活的海域情况。随着时间的流逝，十
年、百年、千年、数百万年后，海洋的洋流模式和气候都发
生了变化，而这些变化都被忠实地记录在那些微小的骨骼中。

远古的秘密和回旋的托钵僧

微型骨骼的存档是从什么时候开始的呢？在世界各地比寒

武纪更古老（即 5.41 亿年前）的岩层中，很难找到化石的痕迹。这种化石的"缺失"让达尔文感到很困惑。他写道："因此，如果我的理论是正确的，那么在（含有化石的）最底地层之前，肯定还经过一段很长的时间。这段时间和（寒武纪）到现在的时间段一样长，甚至更长。"在那些前寒武纪的岩层中，人们后来发现了肉眼可见的有机化石，并最终发现了肉眼不可见的骨骼化石。但是对于当时的达尔文来说，即便怀疑过岩层中存在这些化石，他也没有办法将它们从埋藏它们的岩层中提取出来。提取这些被掩埋了很久的微型骨骼的过程很困难也很危险，需要用到氢氟酸，因此提取人需要从头到脚将自己包裹起来，就像很久以前都铎王朝的医生。氢氟酸和天花或瘟疫一样，也是需要人们严肃对待的东西。虽然氢氟酸不是最强的酸，[55] 但是一旦误服或溅到皮肤上，便有剧毒，而且会造成严重的烧伤。待氢氟酸将微体化石从岩石中释放出来后，我们便可以用显微镜来观测这些化石。那么，我们能看到什么呢？

　　它们的直径从几十微米到 0.1 毫米不等，且形状各异。大多数非常古老的个体，形态看起来像是简单的球体。它们由一些复杂又坚韧的有机物质组成，因此当周围的岩石在酸中溶解时，它们还能保持原状。1963 年，古生物学家威廉·艾维特（William Evitt）将这些骨骼化石取名为"疑源类"

（acritarchs），因为实际上，"我们并不知道这些生物到底是什么"。现在，我们已知道，它们的历史可以追溯至地球那遥远的过去。几年前，人们从南非 32 亿年前的岩层中溶解出令人信服的标本。[56] 这些先驱主要是球形结构（后来的生物才发展出不同的形状，或者刺毛状突起），其中有些物种的体形相对庞大，其微体化石的直径可达 1/3 毫米。我们并不了解它们的亲缘关系，就像不了解后来的疑源类一样。但是它们的存在意味着，在很久很久以前，有些（几乎肯定是）单细胞生物，已学会如何长出盔甲。它们为什么要这么做呢？

可能的答案是：为了生存。如今的微生物，就个体而言，是很容易死亡的。因为总有其他生物（通常是另一种微生物）将它们当作食物，所以它们的生命周期通常非常短暂。为了避免这种情况，它们会快速繁殖，持续产生新的个体，以抵消屠杀造成的个体损失。还一种方法便是在条件变得艰苦时保持低调。对于现存的一些小型浮游生物（例如双鞭毛藻）来说，保持低调意味着长出坚硬的包囊，将自己包在其中，然后沉入海底。它们在海底死气沉沉地等待着好时光的来临。一旦迎来好时光，它们便会脱离包囊，将包囊丢弃在海底淤泥中，然后回到正常的生活中。我们认为，至少部分神秘的前寒武纪疑源类——不管它们到底是什么——在做着类似的事情。有些疑源类也被认为是卵鞘和微生物细胞鞘，甚至是真菌孢子。

达尔文在写《物种起源》时，还不知道疑源类那微小的有机骨骼。然而，人们早在17世纪就用显微镜观察到了那些微小的有机质壁结构，例如现代开花植物的花粉。但是直到19世纪，德国植物学家海因里希·格佩特（Heinrich Göppert）才发现花粉化石。19世纪末，人们普遍利用植物的花粉和孢子化石来辨认古代岩层，尤其是那些含有煤层的地层所属的年代。同时，这些微体化石还可以帮助人们追踪植物的演化之旅。

比尔·艾维特（Bill Evitt）发现，他标本中的一些有机质壁微体化石与双鞭毛藻的包囊有着密切的关系。双鞭毛藻是原生动物，如今生活在海洋中，数量丰富，有超过2000个种类。双鞭毛藻的化石只能代表它们那顽强的，也许能类推到疑源类的"休眠包囊"或者说沟鞭藻囊孢（dinocysts）。不过现存的双鞭毛藻中，只有1/5的物种有这种结构。比尔的发现也许可以为双鞭毛藻那不确定的化石记录提供一些线索。人们在5亿多年前的寒武纪早期岩层中就发现了疑似双鞭毛藻的化学痕迹，但是双鞭毛藻的化石只出现在3亿年后的三叠纪岩层中。出现这种情况的原因，有可能是早期的双鞭毛藻没有包囊，无法形成化石，也有可能是某些神秘的疑源类实际上就是双鞭毛藻。

双鞭毛藻是一种卓越的单细胞生物。它很像约翰·温德姆（John Wyndham）的科幻小说《三尖树时代》（*The Day of the Triffids*）中那恐怖的主人公的微观版本——既有植物的特征，也有动物的特征。它们有两条鞭毛，一根鞭毛能像鞭子那样螺旋舞动，从而推动细胞螺旋前进，就像是跳着回旋舞的托钵僧，另一根鞭毛则起着舵的作用。为了实现进食，双鞭毛藻多方"下注"，采取了一系列复杂的摄食行为。有些利用光合作用来为自己提供食物；有些会直接摄取食物颗粒；有些会利用有弹性的细胞壁来吞噬其他细胞；有些像微小的吸血鬼，通过一个空心的细梗来吸食其他细胞的内容物；有些会挤压出一种类似伪足的结构，这些结构游荡在其他细胞附近，然后消化它们的内容物。众所周知，双鞭毛藻和珊瑚以及其他很多生物有着共生关系。它们生活在宿主的细胞里，作为回报，它们会提供食物和营养。这是一种非常重要的共生关系。当双鞭毛藻因为强烈的环境压力而被驱逐出珊瑚丛时，珊瑚就会"白化"，失去鲜活的色彩，并因为缺乏双鞭毛藻的食物供给而最终死亡。

只有一部分双鞭毛藻在生命周期中形成了一层保护性的外骨骼。有些没有形成这种外骨骼的双鞭毛藻则形成了一种二氧化硅材质的内骨骼——在细胞核附近有两个星形的二氧化硅材质的针状结构。这些结构也留下了化石记录。那些有外骨骼的双鞭毛藻，它们的外骨骼是一系列由纤维素（也是棉花和纸的主要成分）组成的、嵌入细胞覆盖层的重叠结构。而常常出现在化石记录中，构成了双鞭毛藻休眠囊的骨骼，则采用了一种不同的材质——一种名叫恐孢菌素（dinosporin）的复杂的生物聚合物，与花粉和孢子的外壁中的抗性物质有相似之处。休眠囊也可以经由碳酸钙和二氧化硅发生矿化。

双鞭毛藻包囊是在生殖周期内形成的（一些疑源类的包囊可能也是以类似的方式形成的），它们的结构可以反映水域内营养供给、盐度和温度的变化。这些包囊结构复杂，有着各种各样的突起，还有一个活动的小门，以便被包裹的生物可以从包囊里出去。不过被包裹的生物可能要等一个世纪后才会出去（大多数时候，生物在包囊内的旅居时间会短很多），因此这些包囊既是骨骼，又像科幻电影中的假死胶囊。

玻璃房中的浮游生物

在电视剧《星际迷航》之"黑暗中的魔鬼"那一集中，詹姆斯·T.柯克船长和"进取号"星舰的船员们在杰纳斯六号（Janus VI）星球上遇到了一种可以在岩石上挖洞的奇怪硅基生物。根据硅可以和碳一样形成长链化合物这一特性，科幻小说家艾萨克·阿西莫夫（Isaac Asimov）在他的著作中同样创造了一种名为"西利肯尼斯"（siliconies）的硅基生物。和碳基生物不一样的是，"西利肯尼斯"是一种虽然迷人但十分虚弱的星际生物。在地球上，很多生命形态都会用到二氧化硅，但二氧化硅并没有在奇异化学的基础上形成完整的生物体，而是一种被广泛使用的构建骨骼的材料，或许还是构建动物骨骼最古老的媒介。

二氧化硅通常以石英的形式存在。它是沙滩上沙砾的主要成分，是很多类型的岩石共有的成分，也是玻璃的主要成分。二氧化硅由一个硅原子和两个氧原子结合而成，其化学式是 SiO_2。它在水中的溶解度非常低，在海洋中以正硅酸（H_4SiO_4）的形式存在。二氧化硅通过多重渠道——那些携带着各种物质（这些物质都经历了陆地上的风吹雨打）的河流、海底的火山活动、海底原有的二氧化硅的溶解——进入海洋。虽然"骨骼是由像玻璃那样的脆性物质组成的"这一说法听起来有些奇怪，但二氧化硅确实是一种生物能够轻而易举地利用的广泛的物质。

在海绵和小型浮游生物的骨骼中，二氧化硅是以生物硅（biogenic silica，也称蛋白石质硅）的形式存在的，这与石英晶体中的二氧化硅不同。这种生物硅是一种水合的非晶质固体，类似于欧泊石中的主要成分。欧泊石就是因为其矿物结构中含有水才呈现珍贵的蛋白色光。其他星球上很有可能也有蛋白石质硅。人们在火星表面靠近火山岩的地方发现了蛋白石质硅，并认为它们是热液条件的指示物——也就是说，它们是水—热活性岩化学作用的产物。

在地球上，最早使用二氧化硅建造骨骼的生物可能是一种具有游动能力的名叫领鞭毛虫的原生动物。人们认为，领鞭毛虫是动物的近亲，与海绵的领细胞有着高度的相似性。然而在19世纪40年代，自学成才的法国生物学家菲利克斯·迪雅尔丹便已注意到两者之间的这种关联。菲利克斯·迪雅尔丹后来成为图卢兹大学的教授，为人们对原生动物的了解做出了巨大贡献。领鞭毛虫没有化石记录，但是它们和海绵之间的这种特殊演化轨迹，可能是在前寒武纪晚期发展起来的。

另一种从很久之前就开始使用二氧化硅骨骼的原生动物类群叫作放射虫（图31），是带壳的阿米巴虫——有孔虫的近亲。和有孔虫一样，它们也是一种在海洋中广泛存在的微生物。所有放射虫都是浮游生物，它们并不挑食，既吃其他原生动物，也吃微小的浮游动物。和有孔虫一样，它们可以从细胞中伸出轴足，从而保护它们脆弱的骨骼，捕捉猎物，并处理掉废弃物。和有孔虫不一样的是，它们的骨骼是由水合二氧化硅形成的。这些水合二氧化硅可能来自那些包裹它们的细胞鞘。为什么如此微小的生物要花费能量来建造一副如此精致的骨骼呢？放射虫那复杂的结构也许能提供一些答案。

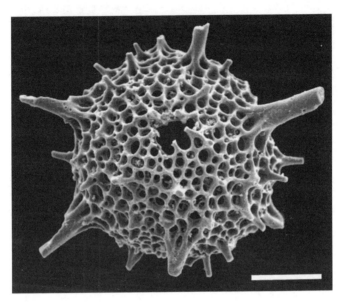

图 31　萨氏空日虫（*Inanihella sagena*）

放射虫，赫里福德郡志留纪岩层，比例尺为 100 微米

放射虫的身体被分为内外两部分，有着不同的功能。它的内部——有着细胞器和细胞核的中央囊——就像是整个细胞的指挥中心；外部像一个泡沫似的信封，含有可以伸出体外形成轴足和根足的细胞质——该结构和有孔虫的伪足是一样的，两者都能够让本体漂浮起来，并帮助本体捕食猎物。放射虫的外骨骼覆盖了所有这些组织，而且通常还有一层保护性的棘突层。放射虫内部也有数层骨骼，那些针状骨棘向内朝着支撑细胞复杂功能的中心结构延伸。

因此，这些精美的骨骼——通常看起来像微小的枝形玻璃吊灯——是大自然创造的最精致的结构之一。在互联网上略微搜索便能发现，放射虫的结构虽然微小，但它们激发了很多艺术家的灵感，例如设计了丹麦奥尔胡斯的斯凯比医院（Skejby Hospital）的建筑师。放射虫的骨骼结构也激发了德国科学家恩斯特·海克尔（Ernst Haeckel）的灵感。通过他那发表于 1862 年的里程碑式作品《放射虫》（Die Radiolarien），海克尔成为第一个向大众展现放射虫骨骼之美的科学家。海克尔对科学和艺术都充满了热爱，在亚历山大·冯·洪堡和约翰·沃尔夫冈·冯·歌德（Johann Wolfgang von Goethe）的双重影响下，海克尔成为 19 世纪生物学界的一位关键人物。他为我们留下了很多科学财富，包括像"生态学"和"门"这样的术语，以及学校生物课上会讲到的一些广泛传播的概念，例如胚胎重演率（ontogeny recapitulates phylogeny）和系统发生树（phylogenetic tree of life）。然而，和 19 世纪的一些思想家一样，海克尔也有污点。他相信人类是有等级的，种族也有高低之分。幸运的是，这样的观点并没有出现在他的插画图鉴《自然界的艺术形态》（Kunstformen der Natur）中。

我们之前提到，2016 年的夏天，年轻的日本科学家田中源吾在合津临海实验所的港口边寻找生物性发光介形虫。和田中源吾一样，恩斯特·海克尔对放射虫的热爱也来自海边，来自 1859 年那趟西西里岛的墨西拿之旅。墨西拿海港的水面上浮游着丰富的放射虫，它们那复杂的形态一下子掳获了海克尔的心。更棒的是，放射虫同时满足了海克尔对科学和艺术的热爱，所以当时"挑战者号"上的放射虫标本会交给海克尔来描述是完全可以理解的。

大多数放射虫生活在海洋的表层水域，其中很多含有可以进行光合作用的共生藻类（包括双鞭毛藻），也有一些放射虫生活在海面下几公里处，例如马里亚纳海沟。和其他浮游生物一样，放射虫也是海洋化学循环——尤其是二氧化硅循环——的重要环节。它们死后，骨骼会沉入深海，然后作为硅质沉积物留在海底。因此，它们有助于维持海洋中二氧化硅的进出平衡。在侏罗纪出现硅藻之前，放射虫是该循环中最重要的一环。二氧化硅的循环与海洋的其他循环息息相关，尤其是海洋的碳循环，因为不管是放射虫还是硅藻，它们都参与了从海洋表面向深海输出有机物质的过程。

还有些其他浮游生物的骨骼也由二氧化硅组成，但它们进行光合作用，属于微体植物领域，其中最主要的是硅藻，因为硅藻不仅数量庞大，而且对于水生食物系统有着重要意义。硅藻是一种藻类，是一个具有高度多样性的群体，现在大概有 10 万个物种，比所有脊椎动物的骨骼类型加起来还要多。

硅藻在海洋中的数量十分庞大，以至于它们可能负责了近一半的基础生产，即基础食物的供应。因此，硅藻和颗石藻一起成为整个海洋生态系统的基础。也有一些硅藻适应了淡水环境，并在湖泊和河流中大量繁殖。硅藻的骨骼叫作硅藻细胞膜（frustule），是由水合二氧化硅组成的。硅藻细胞膜中的二氧化硅是在细胞内生成的，然后再挤压到外骨骼中。硅藻一般来说都很微小，有些只有几微米大，不过有些种类可以长到 1 毫米甚至更大——这对硅藻来说，已是十分巨大的体形了。虽然硅藻有多种不同的形状，但它们只有两种基本设计——细长的羽纹硅藻纲和圆形（有点像微型帽盒）的中心硅藻纲。

硅藻会与海洋中其他有骨骼的浮游藻类抢夺地盘。当食物匮乏时，它们会被颗石藻击败。但是，它们已取代了放射虫，成为二氧化硅循环中的关键环节。此外，也有证据表明，自白垩纪以来，随着海洋中溶解二氧化硅的竞争日益激烈，放射虫的骨骼也变得越来越脆弱。

也许最神秘的，当然也是最罕见的，是硅鞭毛虫*的二氧化硅骨骼。和放射虫、硅藻有成千上万个种类不同，硅鞭毛虫在海洋中只有少数几个品种。它们的蛋白石质骨骼

---

* 由于具有黄绿色的色素体，能进行光合作用，属自养生物，因而植物学家将其列入藻类，称为硅鞭藻。

在细胞内部，形成了支撑细胞的框架。它们虽然也是二氧化硅循环的一部分，但它们那纤弱的骨骼并未大量地留存下来，它们的骨骼大概只占整体硅质沉积物的2%。硅鞭毛虫靠它们的单根鞭毛推动前进。它们和其他藻类一样，可以进行光合作用，但奇怪的是，它们也形成了伪足，似乎是为了从海水中攫取营养物质。虽然硅鞭毛虫的种类很少，它们的骨骼却呈现多种形状，从音叉状到三角状，各不相同。因此，它们也成为海洋中的"雪花"。和其他带骨骼的浮游生物一样，它们那不同的形态反映了它们所在水域的变化，因此它们也是过去海洋和气候变化的骨骼档案馆。

颗石球

有时候，海面会因为浮游生物的爆发而呈现奶白色，这归根到底是因为这些浮游生物的骨骼是由碳酸钙组成的。晚春时分，凯尔特海位于大不列颠岛和爱尔兰岛之间的区域，或向西靠近康沃尔郡的区域，常常会因浮游生物的爆发而变成奶白色。这种爆发的规模很大，甚至从太空中都能看到。在那奶白色的海域中，每升海水中的浮游生物，多达数百万。就每年产生的碳酸盐量而言，在这群制造碳酸盐的浮游生物中，最重要的类群便是颗石藻。颗石藻是一种微小的藻类，其特征是拥有两根鞭毛以及名叫"定鞭毛"（haptonema）的第三根鞭毛。定鞭毛与普遍鞭毛类似，但形态是弯曲的。颗石藻是地球上建造骨骼的微生物之一，不过它们的名字（这里指它们的外语名）很长，尤其是颗石藻那名为"颗石球"（coccosphere）的外骨骼（图 32），以及颗石球上那名为"钙板"（coccolith）的独立钙质板。

虽然整个颗石球的直径通常只有几十微米，但是它们靠数量取胜。在气候温暖的白垩纪晚期，没有大型的极地冰原，海平面比现在高很多，世界上大部分大陆架都被淹没在深海中。在那些温暖的海域中，颗石藻大量繁殖。它们的数量多到什么程度呢？如今英格兰南部和很多其他地方的白垩岩峭壁都是由它们的骨骼组成的。如果你捡起这些白垩岩，用手指将其碾碎，混入水中，然后将混合物涂抹在玻璃载片上，那么在显微镜下，你会看到（只是大致看到，因为它们实在太小了，需要电子显微镜才能看清它们的细节）这些混合物主要是由钙板组成的，还有一些有孔虫和诸如介形虫的其他钙质化石。正是因为颗石藻的数量如此庞大，且广泛地分布在各个海洋中，才使它们成为地球上生命维持系统的重要组成部分。

1836 年，克里斯汀·戈特弗里德·埃伦伯格在德国北

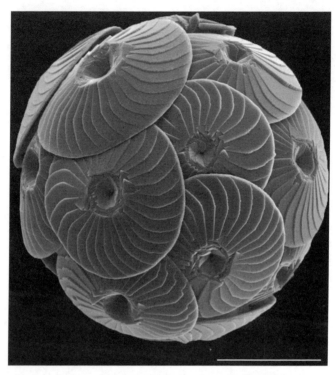

图 32 *Calcidiscus leptoporus* subsp. *quadriperforatus* 的颗石球

从大西洋毛里塔尼亚地区的上升流中采集的浮游生物标本，
比例尺为 5 微米

部鲁根岛上的白垩纪白垩岩层中发现了颗石藻的骨骼。埃伦
伯格是研究微观世界的先驱，同时他过着很危险的生活。他
在年轻时参加了前往埃及和中东的探险。这次探险由腓特
烈·威廉三世（Friedrich Wilhelm Ⅲ）资助，并由魅力非凡但
又不靠谱的海因里希·梅努托利（Heinrich von Minutoli）领

导。那是一场灾难，行程一开始就有好几个人因发烧而死去，随后梅努托利离开了队伍去追寻自己的旅行。埃伦伯格是唯一一个熬过了那次 5 年艰苦旅行的科学家。到了最后，他非常灰心，[57] 于是将自己针对收集到的 8 万份标本进行的研究交给了其他人。

虽然他的全球之旅规模很小，但收获颇丰。在学生时代，他就发现真菌并不像当时人们以为的是腐烂植物的自然产物，而是通过孢子繁殖的。

一开始，埃伦伯格以为白垩岩中那些奇怪的圆盘是无机物，但后来他将它们与他在地中海中看到的丰富"微生物"联系在了一起，并意识到，在漫长的时光里，微生物堆积在海底的残骸最终形成了上千米厚的岩层。

之后，"挑战者号"收集到了钙板标本，并认为其是一种微小藻类的骨骼。每个单独的钙板都是在藻类细胞内产生的，然后贴在颗石球的内表面上。我们并不知道为什么如此微小的靠光合作用的藻类会产生如此精致的骨骼。不过，单个钙板的形状很像斯巴达盾（Spartan shield），当它们在外骨骼中相互锁定在一起时，便会形成一个虽然很小但令人敬畏的护盾，从而为细胞提供保护。

颗石藻虽然微小，但是它们对地球的影响是巨大的。最古老的钙板化石是在三叠纪最上层的沉积岩中发现的，距今约 2

亿年。在古生代海洋中，也许除了一些浮游介形虫，并没有其他利用碳酸钙制造骨骼的海洋小型浮游生物。中生代中期，随着颗石藻和浮游有孔虫出现并成为生物圈的主角，全球碳循环才拥有了一条主要途径。为什么这种骨骼传输系统对地球上的生命来说如此重要呢？

这些骨骼从海洋表面"出口"到海底深处的过程，是一种名叫"生物泵"（biological pump）的海洋过程的一部分。生物泵通过生物的出生和死亡来传递碳元素，但事实上它是一种化学泵，因为它会将海面上各种形式的碳传递到海底，然后再传回海面。海水中的碳以有机形式存在于生物体内部或壳里，然后以无机碳的形式溶解在海水中。在海底堆积的碳则是由死亡生物的遗骸和壳组成的。当钙板在靠近海面的地方制造骨骼时，它会提取溶解在海水中的碳，然后当海水表面和上方大气层相互作用时，它会改变空气中二氧化碳的含量，并吸收碳来维持海洋和大气之间的平衡。颗石藻死亡后，颗石球会分解，于是钙板（以及钙板内的碳）再次溶解到水中，或沉入海底。那些被保存在海底沉积物中的碳有助于平衡回到海水及最终回到大气层中的碳量。

这是一个微妙的平衡过程。有时候——就像现在人们燃烧化石燃料一样——释放到空气中的碳量超过了钙化浮游生物的骨骼可以快速吸收的量，或者超过了有机体内可以储存的量，这时空气中的二氧化碳含量就会增加，海水中摄取的二氧化碳含量也会增加，海水通过反应会生成碳酸，随后释放出氢离子。如此一来，海水的碱性便会降低。这个过程被称为"海洋酸化"。但即便如此，海水也不会变酸（否则海洋中的生命将迅速消失），因为钙化生物世代在海底累积的碳酸盐会重新溶解到海水中，从而保持海洋的 pH 值平衡。这种平衡，和其他许多平衡一样，在很长一段时间内，维持了海洋中的生命系统平衡。

除了帮助海水保持适合生命生存的化学平衡，颗石藻还很有可能肩负着为半个海洋提供食物的重任。它们在光合作用的过程中制造了自己那"可食用"的组织，顺便向大气中释放氧气。因此，它们和硅藻一起，成为地球呼吸系统不可或缺的组成部分。这些负载着骨骼的微生物不仅是生物圈的主要组成部分，对生物圈的生命支撑系统而言，也是至关重要的一环。

从都铎王朝到现在，我们对微观世界的理解有了巨大的进展。当瘟疫还在欧洲肆虐时，显微镜的发明揭开了一个制造骨骼的生物的新世界，而 19 世纪的海洋航行展示了它们在地球那一系列不同进程中的重要性。这些微型骨骼和那些宏观动物（例如双壳动物）的骨骼还隐藏着很多秘密，这些秘密一旦被正确解读，便会为地球上的海洋和气候变化提供一份又长又详细的档案。这份档案会为人类提供重要的线索，如果我们根据这些线索而展开行动，便有可能减轻气候变化对未来的影响。我们会在探索完空中骨骼的世界后再来研究这份档案。

07 飞行骨骼

如何克服重力，让那些比空气更重的物体能够在大气中实现持续的向前移动？这个问题困扰了人类数个世纪。相比之下，人类在那个杜撰出来的、砸在牛顿头上的苹果身上花费的时间，就短得多了。人类为了飞行提出过很多种解决方案，包括风筝、使用旋转的叶片、利用浮力以及造出翅膀——这些形态，全是早在人类诞生之前便已在自然界中演化成功的结构。飞翔对生物体的价值显而易见，即便是那些拥有大型骨骼的生物，也能从飞翔中受益。飞翔可以让生物与自己的"族人"迅速分散，找到新的居住地和食物供给；可以帮助生物逃脱掠食者的追捕（至少可以逃脱地面掠食者的追捕），并让生物有能力避免那些会威胁生存的季节性的极端干旱或寒冷气候。一个会飞的生物体会因为飞翔而受益，有些享受了飞翔带来的部分益处，有些则享受了飞翔的全部益处。

然而，让一副骨骼离开地面，尤其是持续且有方向性的飞翔，可不是一个简单的工程学问题。例如，比家猫稍大一些的优雅的长耳非洲狞猫可以垂直跃入高度为自身长度3倍的空中，捕捉那些归巢的小鸟。但是，狞猫在空中的轨迹很短。这种程度的空中逗留只需两条强有力的后腿和一个灵活的脊椎便可实现。狞猫不会飞，它和人类一样，那沉重的骨骼是为了陆地生活而设计的。正如人类飞行的先驱们很快认识到的那样，要想让一副骨骼来到空中进行持续飞行，那这副骨骼就必须拥有完全不一样的解剖学设计。

　　人类早期的飞行故事出现在神话和悲剧中，甚至出现在一些十分愚蠢的场景中，但不管怎样，人类的飞行故事远早于孟格菲（Montgolfier）兄弟在1783年10月让人们乘坐热气球飞过巴黎的那次壮举。早在孟格菲兄弟之前的1000多年前，中国就已有了将人绑在风筝上放飞的记录。日本也有关于早期飞行的著名人物——日本的"罗宾汉"石川五右卫门。他和英国的罗宾汉一样，是一位生活在16世纪晚期的传奇人物，据说拥有超凡技能——不需要弓箭的忍术。相传，五右卫门曾借助一只大型风筝，飞上了日本中部的名古屋城顶部，并偷走了用来装饰檐角的金鲶的鳞片。五右卫门的这次飞行收获颇丰，因为这些鳞片全都由金币锤凿而成。

　　像石川五右卫门那样乘着风筝飞行的人们所采用的，是一种根源于早期地球生物圈的最古老的飞行技巧。这种技巧利用了大气中固有的能量——也就是那些造成了风的能量——来维持升力。

飞翔的风筝

空气中确实充满了生命，因此从现代的角度看，都铎王朝的医生认为疾病是由有害的水蒸气传播的观点，也并非错得过于离谱。大气中那些大量的、微小的、悬浮的生物被称为大气浮游生物（aeroplankton）。19 世纪中期，克里斯汀·戈特弗里德·埃伦伯格开启了对大气浮游生物的研究。大气浮游生物包括真菌孢子、植物花粉、细菌、病毒以及一些微体动物（包括节肢动物和它们的卵）。以蜘蛛为例，它们有时会作为大气浮游生物的一分子，张开它们纤细的丝网，乘着风或上升的气团，就像小型的风筝一样飞行数米或数千米。如今，科学家对这些空中的生物团块是否构成了一个空中的生态系统（或者仅仅是去往下一个陆地站点的过往旅客）仍然意见不一。但是其中有些昆虫真的能够在海拔较低的云层中生存、代谢和繁衍，有些甚至能对天气变化产生影响。

在高达 7 万米的大气中——这已是地球生物圈可以扩展的

绝对极限——人们发现了细菌的存在。其中，有一种细菌名叫丁香假单胞菌（*Pseudomonas syringae*）。它是一种薄壁细菌（微生物学家称之为革兰氏阴性菌），具有一种显著的特征：可以在高空中让冰裹住自己，形成核状，然后这些由冰包裹着的细菌便会促成雨滴的形成。因此，丁香假单胞菌是一种造云细菌。这种细菌的有些形态生活在地面上，且不是所有形态都具有冰核特性。这表明，它们在空气中的形态就像信天翁或雨燕一样，已经适应了空中的环境。

在寻找天外来客的过程中，空中生态系统的理念也得到了青睐，因为如果微生物可以存在于地球的大气层，那么它们或许也可以存在于金星的大气层，毕竟金星过去可能和地球一样，是一颗富含水的星球。在地球上，微生物存在了40亿年（有些微生物甚至生活在那些最不适宜生命生存的地方），而大气浮游生物很可能就是生命早期扩散机制的一部分。但是这种被动飞行是十分受限的，即便是有着丝状风帆的蜘蛛也无法随心控制方向，因此这些生物只能随气流而随机飞行。这种移动方式很浪费，而且途中也会有很多个体死亡。

更复杂的空中移动方式必须等到骨骼出现在陆地上的起飞点之后（泥盆纪）才能得以发展。

空中的节肢动物

有些昆虫没有翅膀，例如在古老的书页间穿来穿去的蠹鱼，或是常被人误解为喜欢钻耳朵，但实际上喜欢生活在潮湿的缝隙或植被中的蠼螋。还有些岛屿上的苍蝇也失去了翅膀，大概是因为这样不容易被吹到海里去。不能飞的昆虫有成千上万个种类，但是和现有的 100 万种带翅膀的昆虫相比，还是过于稀少。昆虫之所以能成为空中的主宰，并不仅仅因为它们种类繁多，更重要的是，它们单个种类也能繁衍出巨大的数量，从而毁坏周边的景观。19 世纪 70 年代，在美国中西部的上空，臭名昭著的落基山蝗虫遮天蔽日，在浓密云层的笼罩下横扫地面植被。它们的数量多达数千亿甚至数万亿，是迄今为止人类观测到的最大一次动物聚集现象。在人类面前，这些蝗虫并不具备发言权。当时，美国的很多地区都颁布了法律，要求所有身强力壮的男人在这种麻烦的昆虫的孵化期全力摧毁它们。这项法律落实得非常到位。到了 20 世纪初，落基山蝗虫便灭绝了，成为又一个在人类手上被载入史册的物种。

很多昆虫每年都会进行长途的、有益的季节性迁徙。例如，科学家在英国南部海拔约 150 米的上空观测了约 3.5 万亿只（生物量总计约 3200 吨）进行季节性迁徙[58]（春天向北，秋天向南）的昆虫。昆虫的大规模迁徙对于食物网的维持、植物授粉和控制虫害来说都是十分重要的。它们是其他飞行类骨骼动物（例如食虫鸟类和蝙蝠）的食物来源，也为植物骨骼的繁殖提供了许多机制。

昆虫在空中的这种霸主地位其实是一种古老的传承，是最早移居气中的动物们留下的馈赠。这些殖民者大约在 4 亿年前发展出了最早的、持续的定向飞行。节肢动物是寒武纪早期海洋中最具多样性的类群，也是第一批移居陆地的动物，因此节肢动物进入空中似乎也是一件很自然的事，或者说是不可避免的事。不过，对于节肢动物是如何做到这一点的，现有的化石证据很少。一般来说，昆虫那脆弱的身体很难保存于陆地的沉积物中，因此它们的化石记录都是零星的，而且常常需要特殊的保存环境，例如位于苏格兰东北部阿伯丁郡的莱尼燧石层（Rhynie Chert）。在 4 亿年前的泥盆纪，莱尼的地貌上覆盖着植物、真菌、小动物（节肢动物）以及富含硅的水。这些水会周期性地从当地火山泉中涌出，淹没毗邻地貌，埋葬其中的生物。

发现莱尼燧石层沉积物的威廉·麦凯（William Mackie）是阿伯丁郡本地人，也是一名医生。[59] 麦凯对地质学有着浓厚的兴趣，他在阿伯丁大学读的第一学位便是自然科学。他之所以去往莱尼地区，也是因为那里的地质状况很好。1912年，麦凯收集了很多燧石。这些燧石起初都是松散的块状，然后被制成了"薄片"——那种可以放在显微镜下观察的，能让地质学家查看石化结构细节的近乎透明的薄片。这些岩石薄片就像是一本古书，让麦凯看到了各种奇妙的生物化石——有保存了细胞结构的植物化石，也有节肢动物，其中就包括已知最早的昆虫：希氏莱尼虫（*Rhyniognatha hirsti*）。

如果你初见莱尼虫化石时并未认出它是一种昆虫，那也是情有可原的，因为莱尼虫化石只有头部和口器被保存了下来，就像是燧石层中的一个幽灵。[60] 但是从颌的形态来看，莱尼虫与一群被称为伴翅类（metapterygota）的有翼昆虫有着亲缘关系。这些有翼昆虫包括甲虫、蜜蜂和蜻蜓。虽然希氏莱尼虫的化石上并未留下翅膀的痕迹，但是凭借它与伴翅类的相似性，人们认为它很有可能能够飞行。因此，节肢动物有可能在泥盆纪早期便已找到了飞向天空的方法。后来在石炭纪晚期地层中，人们才发现翅膀化石。然而，没有在地层中找到翅膀，并不代表它们不存在。会飞的昆虫的结构都非常精细，因此这类化石大部分都需要在特殊的地质材料（例如燧石和琥珀）中才能保存下来。

对于被保存下来的昆虫来说，通常能够成为化石的身体部位是翅膀。这些翅膀源于头部后面的第二和第三胸节，是节肢动物外骨骼的衍生物。和节肢动物的骨骼一样，这些翅膀也经历了硬化并由上下两层组成，并且形成了一种被翅脉分隔开的膜，其中有些翅脉携带着血液、神经组织和呼吸用的气管。想要挥动翅膀，要么依靠直接附着在翅膀上的肌肉（例如蜻蜓），要么通过与翅膀相连的胸节上那些控制胸节运动的肌肉。大多数有翅膀的昆虫采用第二种方式来挥动翅膀，因为弯曲的胸节可以加快昆虫拍打翅膀的频率。

这种复杂结构最初是如何发展起来的呢？对此，人们提出了很多不同的理论，但不幸的是，目前几乎没有任何相关的化石证据。水栖甲壳动物的附肢底部附近的叶状结构或许暗示着翅膀的来源。这些结构有助于呼吸和化学调节，也体现在了寒武纪最早的甲壳动物的化石上。它们被称为上肢（epipodite），似乎和翅膀同源。但是水栖甲壳动物用来呼吸的结构，如何才能演化成飞行昆虫的升空机制呢？

或许这些结构最初的演化，是为了让节肢动物能够在水中"飞行"。有些时候，节肢动物会被送到海面上方，然后像古老的帆板那样掠过水面。拍动那些叶状结构可以为这种飞掠增加动力，但对于昆虫来说，这只是它们朝着"飞向天空，拥有真正翅膀"这个目标迈出的其中一步而已。[61] 从希氏莱尼虫到第一个翅膀化石之间，经历了巨大的时间跨度，但是昆虫迈出的这些步伐并没有在化石中留下记录。目前发现的最古老的昆虫翅膀化石上的翅膀都是已经演化完全的形态。

巨脉蜻蜓是一种石炭纪的巨型昆虫，与蜻蜓有亲缘关系。它的翅膀是所有昆虫翅膀中最大的。巨脉蜻蜓的翼展为65厘米，比现存最大的昆虫巨翅豆娘（*Megaloprepus caerulatus*）还要大很多。后者的翼展仅有19厘米。巨翅豆娘是掠食者，主要捕食对象是蜘蛛。从那巨大的体形看，巨脉蜻蜓也是一名掠食者。但是巨脉蜻蜓为什么比它那些现存的亲戚大那么多呢？一个可能的答案是，在泥盆纪和石炭纪，地球上形成了第一座大规模的森林。大量的植物骨骼产生了一种副产品——它们通过光合作用而释放出的大量氧气。这些氧气积累在石炭纪的大气中，其浓度远高于如今大气中的氧浓度，因此可以使节肢动物的呼吸系统维持一个更庞大的身体。这种模式仍可见于现存的节肢动物中。在一些（大多数）微体端足类（一种海洋甲壳动物）中，体形最大的都生活在氧气更充足的水域中。[62] 石炭纪的昆虫之所以能长那么大，还有一个原因是当时空中并没有很多以它们为食的掠食者，当时哺乳动物、鸟类、爬行动物还没有移居天空。

从翼龙到骇鸟

可能早在 4 亿年前的泥盆纪，昆虫在登上陆地后不久便移居了天空。因此，它们比最早的飞行类爬行动物——翼龙要早 1.7 亿年，比鸟类和哺乳动物实现动力飞行要早 2.5 亿年。昆虫对空中领地的占领，与它们早期主宰海洋和陆地的历史是相匹配的。它们在飞行上的优势，可能得益于它们小巧的体形和中空的骨骼结构。相比之下，脊椎动物的内骨骼更重，因此需要高大的结构来充当起飞点，因此森林的发展便成为脊椎动物学习滑翔、空降或飞行的一个不可或缺的组成部分。

第一种体验了空中飞行的脊椎动物不是爬行动物，也不是鸟类或哺乳动物，而是一种鱼类。飞翼鱼（*Potanichthys*）是三叠纪中期的一种飞鱼，生活在 2.4 亿年前的中国贵州地区。飞翼鱼体形很小，仅 15 厘米长，但拥有一对巨大的胸鳍和一条与现存飞鱼（图 33）类似的不对称的叉状尾巴。飞翼鱼的这种形态表明，它可以在海浪上方滑行几十米。[63] 这样的飞行距离和飞行时间足以让它像它那些现代同类那样摆脱掠食者的追捕。

据报道，现代飞鱼有时可以在水面滑行 400 米，但是要想

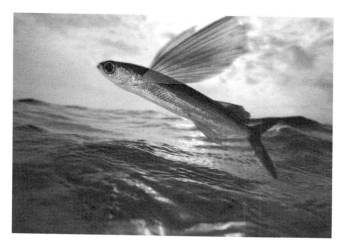

图33　飞鱼

飞行更远的距离，就需要带有肌肉的强有力的翅膀。第一种成功应用这种飞行机制的脊椎动物是翼龙——一种爬行类飞行动物。从三叠纪晚期到白垩纪晚期，翼龙在天空中飞翔了超过1.5亿年。虽然翼龙并不是恐龙，但是每一部恐龙电影都会出现在空中飞翔的翼龙。在流行文化中，金刚在1933年的同名电影中还和翼龙打过架。

人们对第一只翼龙的描述根本看不出它是一种飞行动物（图34）。该化石是在德国南部巴伐利亚州艾希施泰特镇（Eichstätt）附近的索伦霍芬石灰岩（Solnhofen Limestone）的采石场中发现的，距今约1.5亿年。1784年，意大利人科西莫·亚历山德罗·科里尼（Cosimo Alessandro Collini）对

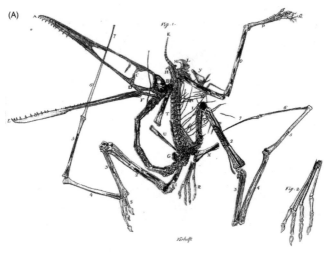

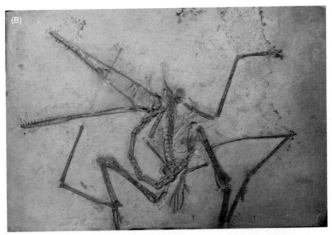

图 34 （A）意大利自然学家科西莫·科里尼画的古老翼手龙

（*Pterodactylus antiquus*）原稿

（B）含有古老翼手龙化石的原始岩板的照片

岩板长 23 厘米，宽 16 厘米

这只翼龙进行了描述。科里尼是巴伐利亚州选帝侯查理·特奥多尔（Charles Theodore）宫殿内的自然历史珍品陈列室的馆长。他曾是18世纪法国伟大哲学家伏尔泰的秘书，但因为他公开侮辱了伏尔泰的长期伴侣玛丽·路易斯·米格诺（Marie Louise Mignot）而失去了秘书的职位。

科里尼的错误（关于翼龙的错误，而非关于米格诺女士的错误）在于，他更信任与翼龙有关的化石记录（包括鱼类化石），而不是翼龙本身古怪的形态，因此他假设这种奇怪的动物也是一种水栖动物。发现翼龙的消息传到了法国博物学家让·赫尔曼（Jean Hermann）和18世纪最著名的地质学家居维叶男爵耳中。他们俩得出了同样的结论：这种动物加长的第四指可能曾支起一层可以形成翅膀的膜[64]——虽然这层膜并没有在标本中保留下来。不管怎么说，这块化石揭开了脊椎动物在远古时代进行飞行的可能性，而且人们很快便会知道，侏罗纪的天空中，还簇拥着更多这样的动物。

1828年，那位坚定的木匠的女儿玛丽·安宁在莱姆里吉斯那摇摇欲坠的悬崖上挖掘出了另一块翼龙化石。面对安宁的此次发现，曾对安宁在鱼龙和蛇颈龙方面的发现留下深刻印象的居维叶男爵，已完全处于震惊之中。查尔斯·狄更斯一直都在跟进这些化石的发现，并充满热情地讲述了这些发现。他说，居维叶现在向这个新发现的"半吸血鬼、半丘鹬、长着鳄鱼牙齿……和鳞片式盔甲的怪物"交出了"对奇异事物的掌控权"。狄更斯将这些动物描述为一种"可怕的野兽"，并认为它们完全不适合做宠物——如果说侏罗纪存在宠物主人的话。

在亚瑟·柯南·道尔（Arthur Conan Doyle）的《失落的世界》（*The Lost World*）中，一只翼龙在主角团准备爬上失落的世界时抢走了主角的烤肉，另一只翼龙则在小说末尾飞向了自由。这些描述加剧了翼龙的凶名。在小说中，翼龙被描述为"一种令人憎恶的、摇头摆尾的爬行生物"或者"就像中世纪画卷中的恶魔"。柯南·道尔对翼龙的反感是显而易见的，但是事实上，如果侏罗纪有养宠物的人，那么对他们来说，翼龙的外观也不是毫无吸引力。大多数翼龙或者说所有翼龙表面有一层所谓的"密纤毛"（pycnofibres）[65]，因此实际上，翼龙是一种毛茸茸的动物。

毫无疑问，翼龙的体形是壮观的。在人类飞上天空之前，翼龙是有史以来天空中最大的飞行物。但是翼龙中哪个种类才是最大的飞行物呢？许多翼龙只留下了破碎的化石碎片。在这种情况下，科学家只能通过缩放其他完整保留下来的翼龙化石中的一块块骨骼来估算碎片化石的主人的实际体形。其中三种来自白垩纪晚期的翼龙拥有十分可怕的体形，它们是约旦的阿氏翼龙（*Arambourgiania*）、罗马尼亚的哈特兹哥翼龙（*Hatzegopteryx*）和北美的风神翼龙（*Quetzalcoatlus*）。北美的风神翼龙的翼展可超过 10 米。

翼龙中有很多"巨人"，但翼龙的独特之处不仅仅是它们那骇人的体形。它们的骨骼与任何活着的动物的骨骼都不一样，因此，居维叶的震惊和狄更斯的兴奋是完全可以理解的。它们的体形又矮又壮，头部（脑壳和长喙）位于矮壮的胸腹之上且体积巨大。它们的后肢十分发达，前肢结构则非常特别：较短的上臂骨与较长的下臂骨相连，但上下臂骨加起来只占了前肢的 1/3，剩余部分主要是由其格外细长的第四指组成的。翼龙的这种结构为飞行问题提供了一种独特的解决方案。这个主要由指骨组成的结构撑起了翼龙的翅膀——一种覆盖着密纤毛的、由肌肉和皮肤组成的翼膜。这种翼膜（包括上面的密纤毛）留下了部分化石记录，因此我们才能知道，有些翼龙的翼膜是附着在后肢上的，是一种全身翼。

和所有飞行动物一样，翼龙的骨骼也参与了经典的"重量和力量"的游戏。为了减轻重量，它们那巨大的头骨上布满了孔洞。另外，翼龙（尤其是后来出现的翼龙）的骨骼壁整体都很薄，很多骨骼是中空的，内部充满了空气。与此同时，这些骨骼还需要有足够的力量，使其能够承受翼龙那强有力的肌肉，以防骨骼在翼龙第一次扇动那巨大的翅膀时就折断。

因此，翼龙的骨骼壁虽然很薄，但内部仍需要很多"支柱"和"扶壁"。这些骨骼微结构是多层的，形成了螺旋状的"骨骼绷带"，从而为骨骼提供额外的力量。翼龙还需要巨大的胸骨和肩胛骨来为庞大的飞行肌提供附着面，因此，这些骨骼必须十分强韧。翼龙的骨骼，不能是那种脆弱的、"超轻"的骨骼——现代鸟类的骨骼也不会如此——它们需要足够庞大并且有足够的力量，从而能够承受翼龙在空中飞行时的力量。在侏罗纪和白垩纪，翼龙骨骼的工程学属性逐渐得到优化，但是它们终究无法摆脱物理规律。

翼龙是如何飞行的呢？也许它们先是拍动翅膀，腾空后再利用上升热气流飞入高空，就像现代的秃鹫和神鹫。提到翼龙，人们便会想到它们张开翅膀向下俯冲以捕捉猎物的画面，就像电影《公元前一百万年》中倒霉的拉蔻儿·薇芝被一只饥饿的翼龙从地上拽起一样（幸运的是，薇芝在成为午餐之前被扔进了海里）。可以肯定的是，部分翼龙会从海面捕食猎物。在索伦霍芬石灰岩中发现的某些喙嘴翼龙（*Rhamphorhynchus*）化石中，还能看到它们喙中的猎物。在索伦霍芬石灰岩中，还发现了一种名叫剑鼻鱼（*Aspidorhynchus*）的捕食性鱼类捕食翼龙的例子。剑鼻鱼攻击了在水面上飞行的翼龙，然后双方纠缠在一起，剑鼻鱼既无法脱身，也无法吞食那笨重的猎物，最后这场对峙以双方的死亡告终。很多翼龙可能很少使用这种空中飞掠技术进行捕食。从骨骼结构看，它们可以利用很多不同的捕食方式，例如在地面寻找猎物，然后用它们那强劲的下颌给那些小型动物以致命一击。

翼龙的发现可以追溯至三叠纪晚期，但是对于它们飞行的起源，科学家仍争论不休。尽管现在已经发现了很多翼龙物种，但是没有能将翼龙与它们那极有可能并不会飞的祖先联系起来的化石记录。不过，从翼龙的骨骼形态看，它们肯定是主龙的后代，与鳄鱼、恐龙和鸟类同源。翼龙飞行的起源或许能从斯克列罗龙（*Scleromochlus*）身上得到一些线索。斯克列罗龙是一种主龙，生活在 2.3 亿年前的三叠纪，体长仅 18 厘米，其化石发现于苏格兰东北部埃尔金（Elgin）附近的洛西茅斯砂岩层（Lossiemouth Sandstone）。斯克列罗龙的后腿很长，因此它能够跳跃很远的距离。人们认为，这种移动风格是飞行的前兆。这个假设虽有争议，但也不是没有依据——从早期翼龙直立的姿势看，翼龙是有能力在陆地上行走和奔跑的。[66]

虽然翼龙是中生代（以及有史以来）最大的飞行动物，但它不是那个时代唯一能够飞行的脊椎动物。它的同伴有远古翔兽（*Volaticotherium*，一种能够滑行的、像松鼠一样的哺乳动物，生活在大约 1.6 亿年前侏罗纪的亚洲森林里[67]）和会飞的小盗龙［*Microraptor*，一种生活在石炭纪早期的会飞的恐龙，体形只有鸡那么大，拥有 4 个（而非 2 个）翅膀］。在侏罗纪的天空中，还有另一群动物，它们与现代飞行脊椎动物中最具多样性的动物有关。在索伦霍芬石灰岩中（科里尼第一次发现翼龙的地方），人们发现了始祖鸟（*Archaeopteryx*），从而补全了非鸟类恐龙和鸟类恐龙之间缺失的一环。始祖鸟有羽毛，但严格来说，它们并不是鸟类。它们有着锋利的牙齿、长长的尾骨和可高度延伸的第二趾，这些特征将始祖鸟与带羽毛的恐龙——例如驰龙联系了起来。小盗龙便属于驰龙科。

目前已知的始祖鸟标本只有 12 具，全都来自索伦霍芬石灰岩。目前伦敦自然历史博物馆中最具价值的藏品便是迄今为止发现的第一具近乎完整的始祖鸟标本。虽然这具标本并没有准确的估值（因为几乎没有参照物可以进行比较），但是人们曾经对这具腐化严重、缺少了头部和颈部的石化尸体的报价高达 1000 万英镑（当这只可怜的动物落入或被冲入索伦霍芬潟湖，然后被埋在湖底的石灰软泥中时，它的形态大概便已如此）。即便缺少了头和颈，这具化石遗骸仍旧保留了其主人那伸展开的、扭曲的骨骼，以及覆盖在翅膀和长尾骨上的呈扇形的羽毛。这些特征足以让这具化石标本和这所古老机构（以及全世界任何机构）其他令人印象深刻的藏品一样，具有极高的辨识度和标志性。不过，伦敦自然历史博物馆获得这具化石标本的过程并不容易，需要运气以及其主管——在政治上很精明的理查德·欧文的高明策略。

这具标本一开始被采石场主当作医药费卖给了当地的医生卡尔·哈伯莱因（Karl Häberlein）。哈伯莱因医生比采石场主精明得多，他知道这个化石很特别，于是便准备坐地起价。当地政府本想买下这个化石，将其纳入巴伐利亚州的藏品中，但是受到了当时重要的学术大家安德烈亚斯·瓦格纳（Andreas Wagner）的阻挠。瓦格纳是慕尼黑大学的古生物学教授，一直都渴望描述这个引起轰动的新事物，但是这种鸟类与爬行动物的"杂种"在他看来是不应该存在的，而且他也担心这具标本会助长达尔文的学说（瓦格纳是神创论者），因此他不建议购买。随后，哈伯莱因医生和伦敦自然历史博物馆谈判，开价 750 英镑，但欧文的预算是 500 英镑，最后双方同意先付 450 英镑，剩余的 250 英镑稍后再付。哈伯莱因医生用这笔钱给女儿做了嫁妆，这当然很好，但是现在看来，好像还是伦敦自然历史博物馆占了便宜。

言归正传，中生代的天空中挤满了各种带翅膀的动物，它们或是拍翅腾空，或是直冲云霄，或是低空滑行。始祖鸟只是其中之一。在大约 1.3 亿年前的白垩纪早期，一群与现代鸟类有着明显直接关系的动物也加入了翼龙的天空。这种最早的鸟类名叫始今鸟（*Archaeornithura*），首次发现于中国北部的河北省。始今鸟有着现代鸟类的特征，例如扇形的尾羽和U形的许愿骨。始今鸟似乎也是一位"飞行达人"，而且很擅长在如今很多鸟类都会选择的涉水栖息地生活。[68]

恐龙的鸟类分支熬过了白垩纪晚期的大灭绝，并在接下来的新生代继续繁衍生息。我们并不清楚为什么这种恐龙能幸存下来，而其他恐龙都灭绝了，可能是因为鸟类恐龙演化后栖息地更广泛，或是因为它们那优越的适合飞行的骨骼结构。根据它们骨骼中的证据（包括始今鸟骨骼中的证据）来看，还有可能是因为它们能更快进入成年期。

鸟类

鸟类作为幸存下来的恐龙，已为自己开辟了一个有效的生态位*。在这个生态位中，它们毫无疑问地比那些已灭绝的、巨大的、非鸟类的同类更具有适应力。虽然鸟类并没有垄断天空，也未将自己局限在天空中，但是鸟类成功地让自己融入了全世界大部分地区都能看到的最常见的风景。

和翼龙一样，鸟类也形成了有效的翅膀，但这是一种和

---

* 指一个种群在生态系统中，在时间空间上所占据的位置及其与相关种群之间的功能关系与作用。

翼龙的翅膀完全不同的设计。鸟类的翅膀主要由臂骨和腕骨组成，而融合的指骨作为末端，只占整个结构的一小部分，不像翼龙的指骨占据了翅膀的大部分结构。与此同时，鸟类的翅膀以及整个身体都覆盖着羽毛，而非翼龙的那种密纤毛。鸟类的骨骼和翼龙一样，必须平衡好重量与力量的关系，因此鸟类的骨骼不仅质量轻盈、结构中空，还很结实。鸟类的喙就是其中的典型代表。鸟喙虽然比普通带牙齿的下颌轻盈，但适应了各种形态后，也能实现从撕扯生肉到碾碎种子等一系列动作。即便是亲缘关系很近的种类，其鸟喙也会形成不同的形状和结构来适应不同的功能——正如达尔文在科隆群岛上发现的大约 15 种亲缘关系很近的雀类。它们的喙适应了其所在岛屿的食物来源，因此，彼此之间喙的形状和大小差异很大。

现代鸟类的种类十分丰富，从鹭、隼、鹰，到鹦鹉、乌鸦、渡鸦，再到椋鸟、麻雀、鹪鹩。鸟类还有很多特殊的种类，例如能悬停在花朵上方吮吸花蜜的蜂鸟，在空中飞得无比快，在陆地上却无能为力的雨燕，以及能够在海中游泳的企鹅。和翼龙相比，鸟类有很多体积小却高度敏捷的种类（例如麻雀），但是现代鸟类中没有任何种类能达到翼龙曾经达到的体形。不过这并不代表鸟类无法演化到翼龙那么大。生活在中新世的南美洲，形态有些像巨型神鹫的阿根廷巨鹰

（*Argentavis*），翼展可达 7 米，体形与许多大型翼龙不相上下。现在，或许是整个生物圈的结构都发生了巨大的变化，以至于再也没有那些巨型动物的容身之地。不过现代鸟类中，仍存在着为数不少的巨鸟，只不过它们都不会飞罢了。

回到陆地：骇鸟

虽然白垩纪—古近纪大灭绝见证了那些经典的、大众所熟知的恐龙的灭绝，但是肉食性恐龙的部分生态位在一些不会飞的巨鸟中重生了。几百万年内，骇鸟便出现在南美洲，并成为它们所处环境中的一种强大的掠食者。

南美洲的叫鹤是骇鸟唯一现存的近亲，但是如今它们的身高不超过 80 厘米，只能对着小型两栖动物、爬行动物和昆虫逞逞威风。但从它们的捕食模式中还是能窥见它们那已灭绝的近亲的影子：叫鹤会将那不幸的猎物甩向坚硬的物体，待猎物昏迷且骨骼被摔断后，再用它们那镰刀状的爪子撕下猎物的肉。

作为叫鹤的远古亲戚，骇鸟要恐怖得多。它们有着斧型的喙和锋利且沉重的爪子，站起来足有 3 米高。骇鸟在南美洲度过了新生代的大部分时间，直到几百万年前才灭绝。骇鸟的骨骼具有明显的掠食者的特征，但对于它们主要以大型猎物为食还是以小型猎物为食这一点，科学家还有争议。它们的头骨结构使它们能强有力地向下劈开猎物，而不是通过左右摇晃将猎物撕碎（想要撕碎猎物，它们或许靠爪子就行了）。

骇鸟的锐减和灭绝也是一个未解之谜。有人推测，骇鸟的消失是由于中美洲的构造变化——巴拿马地峡被抬高后，南北美洲就此合在一起，南北陆地上的动物也开始互通，因此掠食者之间的竞争变得异常激烈。但事实上，有些骇鸟——例如身高达 2.5 米的泰坦鸟（*Titanis*），北迁至北美后也繁衍得很不错。另外，当骇鸟在南美洲演化的时候，另一种同样有着恐怖钩状喙的大型鸟类（站起来也有 2 米高）也开始在北美进行大量繁殖。但与骇鸟不同的是，北美的这种巨鸟能够与北美地区的许多大型哺乳动物类掠食者——例如长得像猫的猎猫——共同生存，同时，或许是因为彼此的猎场和猎物不同，它们之间保持着良好的竞争关系。这些巨型鸟类的灭绝也不大可能是人类活动的结果，因为大多数（也有可能是全部）的巨型鸟类早在人类登陆美洲之前便灭绝了。北美巨鸟和南美巨鸟的消失，最有可能的原因，是包括气候在内的诸多因素之间所产生的微妙的相互作用。巴拿马地峡形成后，洋流重组，导致全球气候变冷。这种变化对栖息地（尤其是与南北美巨鸟有关的栖息地）的影响，或许便是那些大型鸟类消失的主要原因。

在骇鸟之后，巨型鸟类恐龙在远离大型哺乳动物类掠食者（尤其是人类）的环境中生存了很久。在13世纪人类到达新西兰之前，植食性的恐鸟便一直生活在那里。有些恐鸟的体形非常大，例如南岛巨恐鸟（*Dinornis robustus*），身高超过3.5米，比各种骇鸟都高。如今，澳大利亚鸸鹋和非洲的鸵鸟身上还依稀能看到那些巨鸟的影响力。鸸鹋和非洲鸵鸟都是杂食动物，但是它们那飞快的步伐总让人隐约感受到被肉食性骇鸟追捕的恐惧。这大概是那些大型鸟类留在这个世界上的最后痕迹了。在这个关于飞行的章节中，这些大型鸟类并不是主角，因为真正延续了恐龙血脉的是那些成千上万种"正常"飞行的鸟类。不过它们在空中也有竞争对手，那就是蝙蝠。

飞翔的哺乳动物

在本章中，哺乳动物一直是靠边站的，它们没有资格加入这场竞赛。三种动物（昆虫、翼龙和鸟类）统治着当时的天空，但是哺乳动物也有很长的天空定居史。2017年，人类的飞行量大概为40亿人次，[69] 按照平均每人体重62公斤计算，有2.48亿吨的人类生物量在天空中飞行。或者我们可以换一种算法，只计算飞行的人类骨骼的重量，那就是大约3700万吨（不包括那巨大的承载着人类的"外骨骼"——飞机的重量）。虽然这些数字比不上昆虫和鸟类那庞大的飞行生物量，但是哺乳动物正在奋起直追。如今，哺乳动物中最成功的飞行员——蝙蝠，已有1000多个种类，除了南极和北极的高纬度地区，所有陆地环境中都有它们的身影。

第一批会飞的哺乳动物是非常不起眼的。早期的飞行哺乳动物，例如侏罗纪的远古翔兽，主要是像现代的鼯鼠那样利用身体进行滑翔。虽然人们只在中国发现了一块远古翔兽的化石，但是这块化石意义重大，它表明有动物长出了能够抓握的脚趾并适应了树栖的生活方式。远古翔兽的四肢、背部和尾巴间有一层翼膜，这样它便能在栖息的树木之间滑翔。它的嘴里有着长长的尖牙，这也预示着它是一种肉食性动物。但是考虑到体形，它有可能是一个昆虫捕手。[70]

除了蝙蝠和人类，所有飞行哺乳动物包括鼯鼠和负鼠在内都是像远古翔兽那样的滑翔者。人们在始新世的地层中，终于发现了哺乳动物使用翅膀进行动力飞行的初始化石证据，而那时，距离远古翔兽已过了1亿多年。那些出现在化石中的"第一批"蝙蝠已演化成熟。和昆虫与脊椎动物（翼龙）早期的飞行历史一样，由于缺少演化过程的化石记录，蝙蝠最初的飞行原因和飞行方式也是一片空白。不过，从早期的蝙蝠化石中，还是能找到一些它们最初驾驭空气的蛛丝马迹。

爪蝠（*Onychonycteris*）是一种小型蝙蝠，其化石发现于美国怀俄明州的始新世绿河组（Green River Formation）。这处沉积层蕴含了丰富的鱼类化石，因此在全世界的化石猎人中都很有名。这些鱼类化石要么在化石商店中被廉价出售，要么就是在博物馆中展示。同时，绿河组中也有鸟类化石。所有这些生物——鱼类、鸟类、哺乳动物——在5000万年前，都来到了这片位于山间的湖泊中。爪蝠的骨骼和现代蝙蝠有些不一样。爪蝠的后肢更长，前肢较短，有点像一生大多数时间挂在树上的树懒。爪蝠的翅膀短而宽，无法像现代蝙蝠那样飞行很远的距离，或许更适合在树木之间跳跃。根据这些特点我们猜测，蝙蝠在森林中飞行的起源，可能来自"滑行"——远古翔兽曾使用的古老飞行技巧。

蝙蝠演化出的翅膀是生物机械工程上的奇迹。因此，当德古拉伯爵想要从吸血鬼变身为夜间飞行动物时，他选择了蝙蝠的形态，而非鸟类或昆虫。蝙蝠的飞行主要靠的是前肢那极长的指骨之间延展出的一层膜，而始新世地层中挖掘出的蝙蝠化石已体现了这种特征。蝙蝠的翅膀结构属于另一种模式，与翼龙那加长的指骨类似，只不过蝙蝠保留了五根指骨，而不是像翼龙那样只依靠一根指骨。蝙蝠的翅膀是"活的"——那层膜上有一系列的传感器，因此蝙蝠可以在飞行时改变翅膀的形状，从而提高飞行效率，减少飞行阻力。此外，蝙蝠的骨骼也进一步适应了飞行。蝙蝠会通过向骨骼补充胶原蛋白的方式来"更新"它们的骨骼，从而使其变得格外柔韧。医学研究人员注意到了蝙蝠骨骼的这一特性，并考虑能否模仿这一能力来治疗骨质疏松的人群。

蝙蝠的翅膀已经适应了各种不同的生态环境。有的蝙蝠是速度超快的昆虫捕手，它们的翼尖又长又尖，因此在突然爆发的水平飞行阶段，有时能达到将近每小时 100 英里的速度，[71] 相当于用两秒多的时间跑完 100 米。有的蝙蝠是盘旋型选手，专门捕食静态昆虫，或者吸食花中的花蜜，它们的翼尖短而圆，从而给了它们最大的灵活性。

在蝙蝠中，有一个类群可能是因为生活在树冠间而发展出了飞行的生活方式。它们捕食昆虫，偶尔也捕食小型鸟类，也可以食素，例如果蝠（图 35）或吸血蝠（德古拉会喜欢这个名字）。蝙蝠也会被其他鸟类吃掉，例如食蝠鸢和食蝠隼。上面提到的各种蝙蝠的飞行策略，可能在很早以前——也许早在始新世——就演化出来了。

本章提到的种种繁杂的、适合飞行的骨骼花费了数亿年才得以演化成功。弄清楚这些事件里的时间线有助于重现地球作为一个整体而经历的漫长历史，而这漫长又广泛的历史，

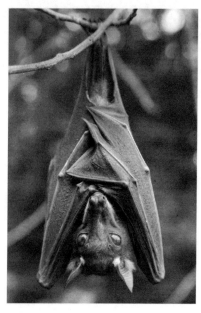

图 35 果蝠

也很大程度上被记录在那些受这颗星球庇护的生物的骨头和外壳中。这些骨骼是行星变化的目击者和记录者，也是我们下一章要讨论的内容。

08 骨骼档案馆

　　相传，在 6000 年到 5000 年前，玛士撒拉（Methuselah）活到了 969 岁。在《圣经》中，他是历史上最长寿的人。经文记载，玛士撒拉来自一个人人都很长寿的家族，他是亚当和夏娃的子孙，挪亚的祖父。969 岁可能是一种学术性的翻译，也可能是误译，因为如果把年换成月，得到的结果仅 80 多岁—— 一个更像人类的寿命。

　　现在很多人都能活到 90 多岁，百岁老人也不再像过去那样罕见。事实上，就在我们写这本书的时候，意大利人艾玛·莫拉诺（Emma Morano）刚刚去世，享年 117 岁。她的生日是 1899 年 11 月 29 日，是最后一位出生于 19 世纪的人。艾玛·莫拉诺的一生经历了翻天覆地的变化。1903 年，她刚度过 4 岁生日后不久，奥维尔·莱特（Orville Wright）便在 12 月 17 日进行了人类的第一次动力飞行。1914 年，她

14 岁，6 月 28 日，斐迪南大公被暗杀，引发了第一次世界大战。1939 年，当她步入中年（普通人类的中年——39 岁）的时候，德军入侵波兰，第二次世界大战爆发。1969 年 7 月 21 日，当尼尔·阿姆斯特朗（Neil Armstrong）在月球表面跨出第一步时，她已迈向老年，但那也是半个世纪前的事了。当艾玛·莫拉诺的大脑在经历这些事件的同时，她的骨骼和牙齿也成为一个档案馆，反映了很多时代的特征，例如 100 多年来欧洲人的饮食变化、她的人类同胞对化石燃料的消耗以及个别人类同胞引爆原子弹。虽然从人类的角度来说，117 年是一段很漫长的时光，但是若我们想要了解地球这颗行星在其超过 40 亿年的历史中发生的那些深远的变化，这点时间是微不足道的，我们必须挖掘得更深，找到那些保存了漫长历史信息的档案馆，而这些档案馆很多都存在于远古生物的骨骼中。

尽管玛士撒拉和艾玛·莫拉诺都很长寿，但灵长类的骨骼并不是记录过去环境变化最好的档案馆。因为和我们最亲近的类人猿的寿命和我们差不多——倭黑猩猩、黑猩猩、大猩猩、红毛猩猩的寿命都在 40~60 岁。然而，有些动物和植物可以活得很久，而且它们在存活期间，骨骼会一直逐层增长。如果年景好，夏天很温暖，陆地或海洋的食物也丰收，那么它们的骨骼会迅速生长；如果年景不好，食物供给不足，它们的骨骼生长便会停滞。对于珊瑚或双壳类软体动物来说，周边的环境变化可能会以骨骼突增或断裂的方式体现在它们身上。如果将这些生长和断裂痕迹进行可靠匹配，那么就有可能将过去数个世纪甚至数千年的时间串联起来。

然而，在这场时间逆行之旅（旅程的起点是现在，终点是5.5亿年前）中，物证的性质发生了改变。旅行伊始，我们遇到的是一些如今仍能看到的生物的化石。随着旅行的深入，我们遇到的生物化石已无法在现在的时空中找到它们的身影。再往前走，我们遇到的化石档案馆被掩埋在地下，并且在造山过程中发生了变形，其化学成分和矿物成分都发生了变化。旅行到前寒武纪的时候，可以使用的骨骼档案馆便少之又少。因此，想要从远古的岩层中提取出关于过去的画面，是一件很困难的事，虽然并非不可能。不过，我们可以从软体动物的"玛士撒拉"着手。它们如果没有被人类捕获且被置于船载冰箱中，那如今可能还在继续着它们那相当可观的寿命。

四季都可见的软体动物

北极蛤（*Arctica islandica*）是生活在北大西洋寒冷海域中的一种软体动物。它有很多通俗的名字，例如海洋圆蛤、冰岛鸟蛤和"黑蛤蜊"（图36）。海洋圆蛤是可以吃的，不过据说味道很腥。在北美洲的东海岸，人们将它们当作贝类动物而进行捕捞。它们生长迅速，很快就能达到性成熟。在这个过程中，它们的外壳只需几年就能有很大的增量，外壳直径通常能达到5厘米左右。之后，它们的生长便会缓慢下来，经过漫长的时间后，有些外壳的直径最大能达到12厘米。2006年在冰岛的格里姆塞岛（Grimsey）西面捕获到的一只海洋圆蛤是有史以来最长寿的动物。人们为它取名为"明"。[72]这个名字源于1368年建立的中国明朝。明和其他生活在海底

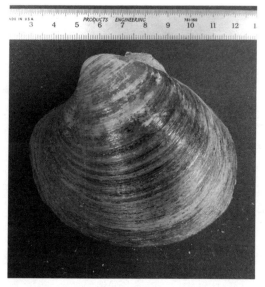

图 36　北极蛤

冰岛，双壳动物中的"玛士撒拉"，比例尺单位为厘米

的同类一起被拖上了冰岛渔业考察船比亚德尼·塞蒙德森号（*Bjarni Sæmundsson*），从而走到了生命的终点。当时它已活了 507 年。在船上，为了方便运输，明被冷冻了起来，回到岸上后再解冻以便人们进行科学研究。人们检查了这些海洋圆蛤之后发现，除了明之外，其他蛤也已经活了 300 多年。明出生于 1499 年，是迄今为止最长寿的动物，它出生的时候，正好处于明朝中期（整个明朝持续了 276 年）。在那对人类来说近乎永恒的漫长时光里，明静静地生活在北大西洋的海底。当朝圣先辈朝着南方往美洲迁徙的时候，明已经 121 岁了。当美国的殖民地在 1776 年宣布脱离英国独立时，明正准备过 277 岁的生日。人们可以根据明外壳上的生长增量来测算它的年龄。人们还可以将明外壳上的纹理与其他海洋圆蛤标本进行比较，寻找重叠的生长纹理，从而将这份档案追溯至更早的时期——公元 7 世纪中叶，即盎格鲁 – 撒克逊人统治下的黑暗时代的英国。

这些脆弱的海洋圆蛤的外壳中到底隐藏着怎样的故事呢？1868 年，人们从冰岛水域中捕获了一种动物，随后便将它放在了博物馆里。当美因茨大学的古生物学家伯恩德·舍恩（Bernd Schöne）和他的同事们再次发现它的时候，它已在德国基尔大学的动物博物馆中默默地待了 100 多年。这个特殊的海洋圆蛤并没有名字，因此在这里我们将其称为"卡尔"，以纪念基尔大学博物馆的创始人卡尔·莫比乌斯（Carl Möbius）。和明一样，卡尔的年龄也很大，死亡的时候大概有374岁。因此，卡尔诞生于15世纪后期，大约是1494年。在这一年，奥斯曼帝国最伟大的皇帝苏莱曼一世（Suleiman the Magnificent）出生了。舍恩和他的团队对卡尔的外壳进行了详尽无遗的分析。

舍恩的团队先清洗了卡尔的外壳，以便检查并计算它从1494年到1868年的生长增量。接着，他们对外壳的早期部分（卡尔处于快速生长期的外壳）进行了取样，从中钻出碳酸盐以提取氧和碳的同位素，从而获取当时海洋温度和食物供给的信息。例如他们可以辨别出，卡尔在18岁的时候（1512年）生活在温度约9℃的夏季水域中，但是通常情况下，卡尔都是生活在约6℃的水域中。此外，卡尔外壳上的纹理表明，它在出生300多年后，也就是1816年至1818年间，生长速度变得十分缓慢。这反映出当时食物供给匮乏，并且北大西洋表层海水的温度在下降。

历史上对1816年北半球的记录是"无夏之年"。1815年4月，位于印尼松巴哇岛东部的坦博拉火山发生了剧烈的爆发，山顶高度因此下降了1000多米，数十立方公里的岩浆和火山灰喷向空中。这次火山爆发的动静十分巨大，以至于在西面1300公里的雅加达都能听到动静。喷发出的火山灰柱直达平流层，与火山灰柱一起的还有大量二氧化硫气体。这些物质经由高空风吹向全球各地，形成含硫气溶胶，最终落回地面并停留在格陵兰岛的冰层中，使其成为一种富含硫酸盐的冰层。除此之外，坦博拉火山爆发对气候也产生了广泛的影响——大气污染使全球变得十分昏暗，阳光被污染物阻隔在外，因此1816年成为过去500年中最寒冷的一年。在北美和欧洲，庄稼因缺少阳光而歉收，人们因没有足够的食物而挨饿。威瑟夫·马洛德·威廉·透纳（Joseph Mallord William Turner）为这次火山爆发创作了一幅画作。画中的天空出现了一道红光，真切地反映出英格兰上空充满了火山爆发而产生的粒子的情景。诗人拜伦因为寒冷和昏暗而情绪低落，从而写下他最凄凉的诗句。同时，这次的火山爆发也成为怪物们的缪斯女神，对此我们会在后面的章节中进行讲述。这些事件发生的时候，卡尔静静地躺在北大西洋的海底，然后通过放缓的外壳生长记录下了当时寒冷的天气。

为什么这份收藏在卡尔骨骼历史深处的环境档案如此重要呢？因为从整体上看，这些外壳（即来自海洋圆蛤的外骨骼）所提供的记录可以追溯至1400年以前，远早于人类对该地区的天气或气候的记录。就其纬度而言，大西洋东北部的海水是温暖的，其表面海水来自温暖的墨西哥湾。墨西哥湾温暖的水流通过海洋深层大循环（一个连接着海洋表面及海洋深处，将太平洋深处与大西洋和南冰洋联系起来的洋流系统）跨越大西洋。数个世纪以来，北大西洋的这种海洋深层大循环发生了变化，因此海洋圆蛤可能有助于监控这种海洋深层大循环系统的强度，从而有助于我们掌控北大西洋的气候。从这种来自冰岛的软体动物的外壳中我们得知，14世纪的海水在变冷，这也预示着"小冰川期"（欧洲人对这一时期的称呼）的到来，而墨西哥湾暖流的减弱可能是造成这种情况的原因。然后到了17世纪，这些软体动物的生长速度又放缓了，这可能和温度更低的海水以及蒙德极小期（Maunder Minimum）有关。在这一时期内，伦敦的泰晤士河经常在冬天结冰，因此人们举办了冰霜集市，将泰晤士河南北两岸的伦敦人团结了起来。最早的冰霜集市举办于1608年，但最出名的冰霜集市属于1683~1684年的严冬。当时，（老）伦敦桥上游的泰晤士河从12月一直冰封到来年2月初。

海洋圆蛤在19世纪初（与1814年最后一次冰霜集市的时间相当）又一次放缓了生长速度。这一次是因为道尔顿极小期（Dalton Minimum）和后来的坦博拉火山爆发。

这些外壳充分说明了北大西洋对气候变化的敏感性。在西面的北美大陆和东面的欧洲大陆的帮助下，墨西哥湾暖流转移了方向，集中向东北方向前进。在这个过程中，暖流为上方的空气补充了水分，这些水分最后成为格陵兰岛冰盖上的白雪。正如这些长寿的软体动物所展现的那样，这里的气候在变暖和变冷之间存在着具有实质性和周期性的变化。随着对这些久远的化石记录的探索，人们可以通过这种骨骼档案馆来观察格陵兰岛冰盖逐渐覆盖北美和北欧大部分陆地的过程。

"锯齿状"的有孔虫

海洋中靠近海面的水域中常常充满了一种名为泡状抱球虫的浮游生物。19 世纪早期，法国人阿尔西德·道尔比尼第一次对这一物种进行了描述。虽然泡状抱球虫个体的寿命很短，但是它们的祖先自上新世起便霸占了海洋数百万年。泡状抱球虫的骨骼由碳酸钙组成，有一系列从小到大依次排列的球状腔。从早已死去的标本上看，泡状抱球虫就像是四个围绕在中央大孔周围的相互连接的螺旋状气球。在活着的时候，它们那玻璃状的骨骼上面覆盖着一层保护性的突起网。虽然泡状抱球虫是一种直径不到 1 毫米的小型有孔虫，但是它们广泛地分布在各个能被阳光照射到的海域中，尤其是那些富含浮游植物（它的口粮）的区域。

和海洋圆蛤一样，泡状抱球虫的骨骼记录了周围海域的状况，例如海水的盐度和温度。除此之外，有孔虫的骨骼还能感知到数千公里外两极的冰量。这听起来既荒谬又牵强。一个生活在东非海岸附近的热带大西洋近表层水域中的浮游类有孔虫是如何感知极地区域发生的事情的呢？有孔虫就是有这样的敏感性，泡状抱球虫的化石便讲述了数百万年前海洋的故事。

想要了解一个早已死亡的海洋生物的骨骼是如何做到这一点的，那我们就必须追踪氧在地球水循环中的动态。也就是说，我们必须追踪当水分子在全球移动的时候，其中的氧元素发生了什么变化。氧是一种含量丰富的元素，也是宇宙中含量第三的元素。在地球上，氧约占大气的21%，占海洋质量的90%，占地壳总质量的50%。氧元素有三种稳定的形态（同位素），它们诞生于处于生命晚期的恒星那不同的结构层中。氧18（符号是 ^{18}O ）的原子核中有10个中子和8个质子，是最重的同位素，丰度为0.2%； ^{17}O 有9个中子和8个质子，丰度为0.04%； ^{16}O 最为常见，有8个中子和8个质子，丰度为99.76%。

人们可以在同位素 ^{18}O 和 ^{16}O 经过水蒸气、雨水、河流、湖泊和冰川的循环后，从海水中追踪到两者的比率。带有相对较轻的 ^{16}O 的水更容易从海洋表面蒸发，因此云层水蒸气中 ^{16}O 含量相对较高。同时，经过蒸发后，剩余的海水或湖泊中 ^{18}O 的含量便会相对较高。云层中带有 ^{18}O 的水蒸气更容易作为降雨从云层中脱离出来——它们更重，因此更容易下降。这意味着，当云层向内陆移动，并不断形成降雨时，云层剩余水分中的 ^{16}O 含量会越来越高。因此，像南极洲这样的大型陆地的中央地区的降雪，便会富含 ^{16}O。于是，当格陵兰岛或南极的冰盖不断扩大时，它们也成为 ^{16}O 的长期储存库，与此同时，海洋中 ^{18}O 的含量变得相对丰富。这种丰富体现在了有孔虫、双壳动物和其他拥有碳酸盐骨骼的生物的骨骼中。

20 世纪 40 年代末，芝加哥大学的哈罗德·尤里（Harold Urey）发现，远古生物的骨骼将海水中 ^{16}O 和 ^{18}O 的变化保存了下来，通过这些变化，我们可以追踪漫长的时间跨度内发生的气候变化。在科学界，尤里最为人所知的成就大概便是米勒–尤里实验。这个实验展示了复杂的氨基酸通过雷电交加的暴风雨在地球早期的大气中合成的过程。然而他最具影响力的成就是在水和碳酸盐之间分馏出氧的同位素（尤其是 ^{16}O 和 ^{18}O）。事实上，这项成就奠定了整个古气候学的基础。这项成就的灵感来自 1948 年发表在《科学》杂志上的一篇论文。该论文根据生活在中生代海洋中的箭石（一种鱼类形状的头足动物）的骨骼化石中的碳酸盐，"重现"了白垩纪的海洋温度。

尤里在一开始就指出，想要从化石材料中了解到靠谱的海洋温度，就需要一个庞大又可靠的资料集。此外，这些化石必须保存得很完美，因为若它们的原始成分发生了任何变化，那么它们的主要化学信号也会发生变化。现实中，化石记录中的大部分材料都已发生变化，因为那些骨骼被埋在地下后会经历一系列变故，例如高温、高压以及穿过岩层的"移民而来"的液体。化石材料的年代越久远，人们就越难对其进行解读。不过即便如此，在那些非常古老的岩层中，还是有希望能找到那些几乎没有经历过什么变化的原始化石材料的，或者说，找到那些即便经历了一些变化，但还能识别出其中残留的环境信号的化石材料。

双壳动物提供了一份关于这数百年来气候变化的非常详细的（有时以季节为单位）记录。想要记录地质时段内的气候变化，就需要同一个生物（或者相似的同类生物）在数百年间不间断地制造骨骼，从而将这些变化刻在骨骼之中。然后，这些骨骼需要不受打扰地躺在海底，等着被"永恒的降雪"[73]——它们那无数的后代的骨骼——所掩埋。有孔虫是做这件事的"最佳人选"。它们在水体中大量繁殖，然后静静地待在不受海浪、潮汐或洋流影响的深海海底。它们在海底积累了数百万年，并在骨骼中留下了一份连续的记录，一份可以通过钻探海床，取出沉积层的核心部分而得以恢复的记录。

尽管在 19 世纪 70 年代的"挑战者号"远征途中，人们便已怀疑有孔虫对海洋学的重要性，但是真正意识到它们对古气候学的意义，是因为三位古气候学先驱——吉姆·海斯（Jim Hays）、约翰·英柏瑞（John Imbrie）、和尼克·沙克顿（Nick Shackleton）。[74] 19 世纪中期，法国人约瑟夫·阿德玛（Joseph Alphonse Adhémar）提出，地球轨道影响着地球气候。随后，人们对这一理论进行了 100 多年的计算，而海斯、英柏瑞和沙克顿的研究就是在此基础上进行的。在阿德玛之后，苏格兰人詹姆斯·克洛尔（James Croll）和塞尔维亚人米卢廷·米兰科维奇（Milutin Milankovic）在阿德玛理论的基础上发现了三个重要的轨道周期参数：地球围绕太阳运行的轨道偏心率，周期约为 10 万年；地球自转轴心的倾斜角度，周期约为 4 万年；地球自转轴心的进动（即岁差），周期约为 2 万年。他们的计算表明，地球轨道发生变化，到达地球两个半球的阳光量也会随之发生变化，因此这可能是冰盖增长和减少的一个重要主导因素。

海斯、英柏瑞和沙克顿将他们对这些天文周期的认识与深海钻探计划（Deep Sea Drilling Programme）中从沉积层核心区域获取的最新地质数据结合了起来。他们集中研究了位于南纬 40° 至南纬 50° 的印度洋南部的两个钻探地点的化石。1976 年，他们发表了研究成果，首次通过物理证据证明了在过去 50 万年间，地球轨道的变化确实对北半球冰盖范围的变化起到了控制作用。他们从泡状抱球虫的骨骼（这些浮游类有孔虫的骨骼在几千年间不断地从靠近海面的水域中下沉，积聚在南印度洋的沉积物中）中提取出的氧同位素数据清晰地表明了这一点。这些数据被绘制成图表后，就像是一张周期性此起彼伏的地震震波图。在这张图表上，那猛然上升的、代表着骨骼中 ^{16}O 特性的曲线表明，当时的海洋快速变暖，极地冰快速减少——这些变化似乎是由 10 万年的偏心率周期决定的。同时，图表上的曲线也表明，在 4 万年和 2 万年的周期中，气候和冰量的变化虽然小，但也十分明显。在这些明显的上升之后，^{16}O 的曲线又会持续下跌，这表明，随着海水中 ^{16}O 的逐渐减少，海洋温度进入了长期的下降期，同时地球上的冰量也进入了稳步增长期。从图表上可以看出，短暂而温暖的间冰期与漫长、复杂又寒冷的冰川期是交替出现的，因此整个气候模式呈现一种"锯齿状"的特征。后来很多针对不同有孔虫的骨骼的研究都重现了这一特征。

这些记录在印度洋有孔虫骨骼中的过去 50 万年北极地区的气候变化模式只是更漫长的全球气候变化的一部分。通过稳定地收集来自世界各地海洋钻探点的有孔虫化石中的氧元素数据，人们拼凑出了一份详细的气候记录：5500 万年前，地球开始逐渐降温，其间穿插着一些明显的升温和降温间隔期。在大约 3360 万年前，同位素值出现了特别大的攀升，标志着南极冰盖进入了急速增长期。而在过去 300 万年间，代

表着海洋中 ^{18}O 含量的曲线陡然攀升，记录着北半球冰盖的发展。

通过有孔虫的记录，人们得到了冰量增长或减少的周期。这种周期性的变化也是海平面波动（这些波动通常超过100米）的记录者，从而也反映了气候变化所产生的另一种影响：对于珠穆朗玛峰这样的高度来说，海平面上升100米只是一件无关痛痒的小事，但是对于低洼地区（例如雅鲁藏布江沿岸平原）来说，这种变化便具有深远的影响。对于太平洋上那些仅高出海平面几米的环礁来说，海平面的这种变化在短期内是不可逆的，且会在短短几年时间内将环礁上的陆地生态系统转移到海洋。陆地上的生命是如何应对这种海平面的波动的呢？关于这个问题，我们可以从另一座骨骼档案馆——印度洋环礁陆龟——中一探究竟。在陆龟的故事中，重要的不是那些细微的化学信号，而是它们那巨大的骨骼的出现和消失。

巨型象龟的回归

阿尔达布拉环礁（Aldabra）是一个与世隔绝的地方，由印度洋上的四个岛屿群组成，距离东非海岸约600公里，位于马达加斯加以北。环礁坐落在一处巨大的海底山脉上，有着复杂的历史。阿尔达布拉环礁的历史可以追溯至更新世，这段历史体现了受地球轨道偏心率10万年周期（轨道从圆形延伸为椭圆形再回到圆形的过程）影响的海平面变化所带来的巨大影响。

组成环礁的三个石灰岩岩层中，最"年轻"的是阿尔达布拉石灰岩（Aldabra Limestone）。它形成于12.5万年前，且位于一处非常浅的海床上。[75] 当时正值上一个温暖的间冰期，全球海平面上升，最高的时候大概比如今的海平面还要高出几米。在这个温暖的高峰之后，气候变冷，海平面持续下降。1.7万年前，极地冰达到了最大规模，海平面也因为极地冰从海洋中吸走了海水而达到了最低点——大概比如今的海平面低120米。在这之后，海平面又开始上升。随着极地冰在如今的间冰期内逐渐融化，海平面在5000年前上升到了如今的高度。如今这些环礁的岩石表面只比四座小岛的海平面高出一点点。在这个陆地表面上，人们可以看到岩石成分从（当海平面高时在海洋条件下形成的）石灰岩到（当海平面低时形成的）化石土壤和侵蚀面的交替变化。当全球气候变暖时，环礁的陆地表面会周期性地被上涨的海水覆盖，在此期间，环礁至少有两次（也可能是三次）被完全浸没，当时出现在陆地上的所有动物也都因此被淹没在了海水中。那些如今仍生活在阿尔达布拉环礁上的动物一定是通过大海从其他地方来的"殖民者"。它们可能是抱着漂浮的圆木来到了这里——这当然是一次艰苦的旅行，但是这次旅行一定成功过，并时不时地将来自大陆和周围岛屿的动物带到了这片环礁上。

虽然这片环礁远离陆地，而且目前仍与世隔绝，但它并不是一块贫瘠的土地。岛上生活着一系列生物，其中最著名的便是那 10 万只巨型的阿尔达布拉象龟（*Aldabrachelys gigantea*，图 37）。圈养的象龟体重可达 250 公斤，但是野生的象龟一般只有 150 公斤。

阿尔达布拉象龟的骨骼化石表明，它们的祖先大约在 10 万年前便移居到了这片环礁。早期象龟的骨骼和鳄鱼、蜥蜴以及鸟类的骨骼一起保存在了石灰岩层上方的含化石泥岩层中。在更新世，阿尔达布拉环礁周期性地被海水淹没，因此这片环礁也反复地受到象龟和其他动物的入侵。象龟的化石用自己特有的方式记录了气候和海平面的变化。这些档案和位于深海软泥中的微小的有孔虫所提供的档案一样有效，甚至有人认为它们比有孔虫的骨骼记录更具说服力。每当地球在太空中的旋转发生变化，极地冰融化时，海平面便会上升，阿尔达布拉象龟便会流落到海面不断上升的东印度洋中。不过，它们在其他地方还有栖息地，所以可以在几千年后地球运行到远离太阳的位置时，趁着极地冰再次增长的时候，重

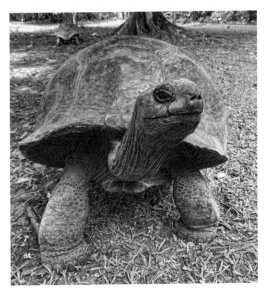

图 37　雌性阿尔达布拉象龟
它住在塞舌尔的库瑞尔岛上

新占领阿尔达布拉环礁。

19 世纪它们差点因岛上居民的捕猎而灭绝后，目前阿尔达布拉象龟的数量正在恢复。但是这个区域邻近岛屿上的巨型陆龟种群基本已经灭绝。因此，当海水再次浸没阿尔达布拉环礁（这一次海平面的上升是因为我们燃烧化石燃料，而不是因为天文周期），然后在未来某个时候海平面再次下降时，可以重新来到阿尔达布拉环礁进行繁衍的象龟便会非常少。不过，人们将阿尔达布拉象龟的新种群引进到了隔壁的马斯克林群岛，因为该岛上有着高耸的火山，不会被海水完全浸没。这也算是为巨型象龟的未来带来了一丝希望。[76] 阿尔达布拉象龟的例子很好地说明，人们可以利用那些现存物种的祖先的化石来重建地球过去的环境。这些骨骼化石直截了当地告诉了我们，它们当时的生态环境、食物类型以及生活海域的温度。不过，现存的这些物种和它们那生活在1000多万年前的，如今存在于化石中的祖先相比，大多是有区别的。同时，即便现代的一些物种也存在于过去的时空，但过去的它们对环境的容忍度可能未必和生活在现代的亲戚一样。事实上，在那些记录了地球过去环境的更古老的骨骼档案馆中，并未出现现有物种。

虽然如此，人们仍可以在更古老的地质记录中识别出现有物种的亲戚，例如，发现于白垩纪（以及更古老）地层中的腔棘鱼化石；在侏罗纪茁壮成长的银杏树；更往前，在4.4亿年前的奥陶纪海洋中的鹦鹉螺的远亲；再往前，寒武纪澄江生物群中常见的蠕虫（与许多如今仍能见到踪迹的动物也有着亲缘关系，虽然它们长得并不像）；再往前，地球的海洋中出现生命后不久出现的叠层石。叠层石是一种在生物作用下由微生物构成的结构，如今人们仍能在一些地区见到它们。数百万年前的生物与现有物种之间的相似性说明，生物对于环境信息的记录可以追溯至很久很久以前。那么，这些古老的骨骼可以作为地球过去环境变化的档案馆吗？答案之一就在泥盆纪珊瑚那脆弱的生长线中。

泥盆纪的时间长度

地球在太空中的轨迹对气候有着强烈的影响——有孔虫和象龟的骨骼中都记录了这一点。如果人们想在较短的时间内感受地球的运动，那么只要观察夜晚的天空中恒星和行星位置的变化即可。地球的这种自转运动可追溯至很久很久以前。当时，我们的太阳系刚从一个充满了凝结气体和尘埃的螺旋状圆盘中形成，但是由于地月系统产生的潮汐效应，地球自转的能量在逐渐消散，其中一部分持续不断的能量消耗是随着潮汐的涨落而产生的。随着时间的流逝，一天的时间会一点点变长，因此每经过一个世纪，一天的时长就会增加两毫秒。最终，地球的自转速度将减慢，并沿着轴线剧烈晃动，就像一个旋转到最后快要停下来的纺锤一样。这种能量消散的速度是可以计算的，因此我们可以计算出过去的一天有多长，以及一年中有多少天。时间越往回推，地球就转得越快（和今天的速度相比），一天的时长也就越短。

我们知道，很多海洋生物的骨骼都记录下了天气和潮汐的季节性变化，北大西洋的海洋圆蛤就是一个很好的例子。如果地球在早期转得更快，那么，当时的一个月便包含更多天数，一年中也会包含更多月份。这些变化能体现在那些远古骨骼的生长模式中吗？20世纪60年代，就职于牛津大学的地质学家科林·斯克鲁顿（Colin Scrutton）和就职于康奈尔大学的约翰·W. 威尔斯（John W. Wells）开始了一项利用化石来测试地球运动变化的研究。威尔斯之前主要研究现代珊瑚的生长模式，曾于20世纪40年代在太平洋上工作，他工作的地点包括曾被美军用作原子弹试验场的比基尼环礁。斯克鲁顿和威尔斯研究了4.19亿年至3.59亿年前泥盆纪保存完好的珊瑚化石。

珊瑚的骨骼是由碳酸钙组成的。碳酸钙是一种很容易从海水中获得的成分，它会一层层地叠加在珊瑚骨骼上，并在珊瑚的骨骼壁上呈现一系列生长线。威尔斯和斯克鲁顿研究了一种已灭绝的名叫四射珊瑚的类群（图38），统计了它们骨骼上的生长线总数。这些珊瑚绝大多数独居在海底，并没有形成现代珊瑚的那种巨大的珊瑚礁系统。但是很多四射珊瑚个体都长得很大，就像是倒置过来的维京人头盔上的角。同时四射珊瑚也是一种寿命很长的生物。

虽然四射珊瑚在古生代海洋中十分常见，但是它们在2.52亿年前的二叠纪晚期就灭绝了。所以还是回到先前的那个问题，一种生活在3.6亿年前，如今已灭绝的珊瑚类群的

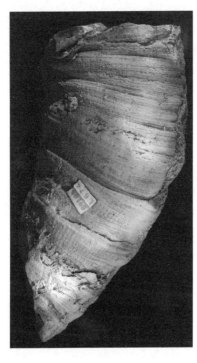

图 38　犬齿珊瑚（*Caninia*）

一种四射珊瑚，来自爱尔兰斯莱戈郡的石炭纪地层，标本从头到尾总长 10 厘米

骨骼真的能记录下泥盆纪一年的时间长度吗？威尔斯谨慎地检验了珊瑚骨骼的生长线，并在 1963 年将研究结果发表在了《自然》杂志上。[77] 他认为泥盆纪的一年有 400 天。一年后，[78] 斯克鲁顿在与威尔斯通信后，根据北美和欧洲的化石记录，证实了威尔斯的观察结果：来自泥盆纪的四射珊瑚的骨骼增长能反映出太阴月*的长度，当时的一个月有 30.6 天，

---

*　也叫朔望月，指月球绕地球公转相对于太阳的平均周期，即月相盈亏的平均周期。现在的太阴月平均约为 29.5 天。

一年有 13 个太阴月。

这种识别远古月和年的技术能否适用于年代更早的、可供分析的骨骼并没有那么多的前寒武纪呢？有些科学家认为，叠层石的碳酸钙层也许是根据天数或潮汐增长的，或者同时受到两者的影响。因此，有人提出，前寒武纪的一年为 425~450 天，但是对于叠层石是否真的能记录下这些趋势，目前科学家们还未能达成共识。

虽然叠层石能否作为计时工具还没有定论，但这丝毫不能贬低威尔斯和斯克鲁顿的研究成果。他们的论文在地质学界引起了一股通过研究一系列不同的化石来寻找它们身上隐藏着的环境特征的风潮。更重要的是，他们对珊瑚的研究表明，即便某个物种已灭绝很久，但是它们的骨骼化石中留下的证据仍能有力地说明天体运动所产生的影响。现在，该领域已开始研究地球上最古老的动物骨骼中留下的气候标记。

奥陶纪的暖海

很快人们便发现，珊瑚化石并不是唯一有效记录了古生代海洋环境变化的档案馆，其他由不同成分构成的骨骼，例如碳酸盐、二氧化硅、磷灰石、复杂的有机材料，也有重要的发言权。分析表明，大多数情况下，这些古老化石的原始化学成分在高温和压力的作用下会发生改变，因为当这些骨骼被深埋在地壳中时，其中的原始矿物质会重新结晶，原始化学成分也会被扰乱。但是人们发现，牙齿状的牙形石似乎能更好地适应这些变化，因此科学家们试图用它们来测量这些早已灭绝的脊椎动物生活过的海洋的温度。

现代热带海洋的海水温度在30℃左右，其中一些内陆海的海水温度可能会更高。热带海洋因太阳的照射而变得温暖，它们的热量会随着洋流和上方的空气循环而被带到更高纬度的地区。这种海洋热量的再分配有助于防止热带海域变得太热而极地海域变得太冷。即便是在全球温室条件下的白垩纪和古近纪，海洋热量传递的动力系统似乎也是有作用的。在它的调节下，热带海洋的温度只有偶尔几次超过30℃。

海斯、英柏瑞和沙克顿（以及他们的诸多同事）已经为如何建立恐龙时代以来的气候历史线指出了一条清晰的道路，但是随着科学家对地质记录的深入研究，这条道路变得越来越拥挤，然后突然间，路不见了——在所有来自伯吉斯页岩和澄江生物群的那些令人惊奇的化石中，并未出现有关它们所生活的海洋的温度的信息。10年前，由澳大利亚国立大学的地质学家朱莉·特罗特（Julie Trotter）领导的科学家团队开始清理这条道路。他们检测了生活在4.89亿年至4.43亿年前的热带地区的奥陶纪牙形石中的氧同位素。[79] 为了进行计算，他们必须大胆地假设奥陶纪海水的化学成分，同时还要确保牙形石在形成后的 4.4 亿年中没有重新结晶。特罗特和她的团队克服了种种困难，发现了一个颇具戏剧性的温度变化趋势：最古老的牙形石的化学成分表明，当时海水的表面温度达到了 40℃。热带海洋的这种温暖性似乎持续了好几百万年，占据了寒武纪的大部分时间。根据牙形石化石的记录，奥陶纪开始后约 2500 万年，热带海水的温度才降至与现代海水温度一样的 30℃左右。

特罗特和她的同事们发现的海水降温趋势与被称为"奥陶纪生物大辐射"（Great Ordovician Biodiversification Event，简称 GOBE）的海洋生物大繁殖时期是同时出现的。这一事件并未产生新的动物类型，而是从源于前寒武纪后期和寒武纪海洋的主要动物类群中分化出了多样化的物种。GOBE 与越来越多的生物使用碳酸钙来制造骨骼有关。这种多样性的趋势是很明显的。如果从奥陶纪早期的沉积岩中提取 1 公斤的标本，你会发现这些沉积岩中只含有几个介形虫的骨骼，而介形虫的种类也很单一。然而，（自那之后）3000 万年后同样重量的海底化石标本中，通常含有 1000 个介形虫的骨骼，且介形虫的种类也达到了 30 多个。在 GOBE 中，随着拥有骨骼的类群——例如头足动物鹦鹉螺、节肢动物、笔石类——趋向成熟和多样化，浮游生物的群体也日益壮大。这种海洋生态系统的变化为生活在海底的动物提供了更多的食物，因为体形更大的浮游动物——例如节肢动物——会源源不断地向海底输送富含有机物的粪便。这些如雨般落下的营养物质被称为"生物泵"（海洋学家也称其为"粪便快递"）。生物泵很可能从根本上影响着海洋的碳循环，因为它很可能就是奥陶纪海洋得以降温的助力。生物泵是地球生命支撑系统的主要组成部分，它将海洋表面的碳转移并储存至深海，从而防止碳元素以二氧化碳的形式在大气中过量积累。

由此可见，奥陶纪海洋温度的降低可能与其中浮游生物数量的增加有关。这些生物促进了生物泵的运行。它们将碳锁在体内，然后将这些碳输送到海底，从而减少了大气中二氧化碳的含量。由此产生的负温室效应会降低海洋的温度，从而为生物多样性——也就是 GOBE——创造条件。

海洋的温度大约稳定了 2000 万年，然后地球便突然进入了冰室气候的状态：原本只位于南极的冰层急剧增长，覆盖了南美洲和南部非洲，海平面急剧下降，大陆架露出水面，从而引发了过去 5 亿年间的第一次生物大灭绝（一共有 5 次生物大灭绝）。这次生物大灭绝的成因仍是一个未解之谜，不过科学家并不认为是动物的尸体和骨骼造成了温度的骤降。人们认为这次生物大灭绝很可能是因为大陆的大规模碰撞、巨型山脉的抬升和海洋环流模式的改变。

这类气候之谜和古代的地貌是息息相关的，而地球上地理格局的变化也为著名的板块构造学说提供了基石。随着海洋的开放和闭合，大陆的分离和合并，被卷入这些变化之中的动植物也对此做出了回应——改变它们的演化路径。因此，它们的骨骼也是陆地和海洋板块运动的档案馆。

骨骼海岸

16世纪，伟大的佛兰芒制图师亚伯拉罕·奥特柳斯（Abraham Ortelius）指出，南美大陆和非洲大陆的边界非常契合（图39）。他之所以能注意到这一点，是因为他的地图是全世界最好的，是建立在一个多世纪的跨大西洋航行所收集到的数据之上的杰作。奥特柳斯认为，大西洋两岸是被某种灾难性的事件撕扯开来的，但是他并没有相关的地质学证据来支持这个观点，而且当时还没有地质学这门学科。随着地质资料的逐渐增加，"地球表面的大陆可能会以某种方式分开"的观点慢慢得到了理论支持。但是直到20世纪早期，在德国科学家阿尔弗雷德·魏格纳（Alfred Wegener）的努力下，这个观点才作为一个严肃的理论重新面世。等到20世纪中期，科技才终于赶上了奥特柳斯的洞察力，人们因此发现

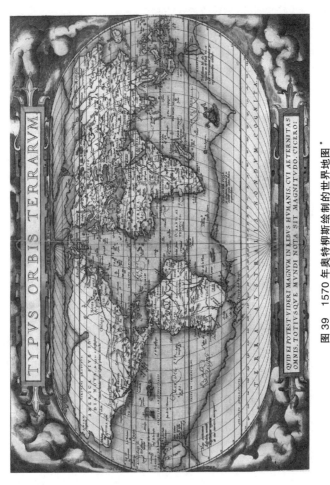

图 39　1570 年奥特柳斯绘制的世界地图 *

---

*　系原文插附地图。

了海洋能够变宽的物理证据。

20世纪60年代是一个令地质学家倍感兴奋的时代。在那10年中，玛丽·萨普（Marie Tharp）和布鲁斯·希森（Bruce Heezen）绘制了一张地图。这张地图上第一次展现了深海的海底结构——地图上那条巨大的、被淹没的中洋脊的山脉线一直延伸到大西洋中部。同一时期，加拿大人约翰·图佐·威尔逊（John Tuzo Wilson）及其同事发现海洋的地壳有两条对称的磁条带，在中洋脊山脉两侧平行分布。这些犹如巨型条形码的磁条带是通过船载磁力探测发现的。这些磁条带明确地表明，形成于中洋脊的海洋地壳在其冷却时用化石的方式记录下了当时在其磁条带范围内的地球磁场方向。当新形成的地壳离开洋脊后，随着南北磁极位置的交换，后来形成的地壳会记录下地球磁场极性的周期性转换情况。

直到20世纪中期，人们才理解深海的地貌特征和磁性对海洋及大陆的移动所产生的影响。不断演化的海洋和大陆的故事早就记录在了化石档案中，而这些档案自19世纪中期以来一直在默默地进行着系统性的积累。

在苏格兰雄伟的山脉和峡谷中，数亿年前的化石表明，当地的岩层与同时期英格兰和威尔士的岩层完全不同。因此，很久以前，如今不列颠群岛的这两块区域一定是分开的，且两者之间存在着巨大的地理屏障。若你从英格兰坎布里亚郡的湖区短途旅行至苏格兰南部高地的丘陵地带，你不会觉察到明显的地理错位感。但是化石记录清楚地表明，5亿年前，这两个地貌之间是隔着海洋的。

分隔这两块陆地的海洋存在了1亿多年，它诞生于前寒武纪晚期，直到志留纪早期才消亡。这片海洋的故事记录在了从北美到欧洲大陆这条伟大的海上航道两侧的岩层中的动物骨骼中。当这两块陆地最终碰撞在一起后，美国和加拿大东部的山脉、苏格兰高地和挪威高地便是它消亡的证据。19世纪，英国地质调查局的两位先锋本杰明·皮奇（Benjamin Peach）和约翰·霍恩（John Horne）首次提出了上述观点。"皮奇与霍恩"是英国地质学历史上的传奇人物，尤其是因为他们揭示了苏格兰西北部偏远山区中那些古老又形状怪异的岩石的历史和结构。这两位地质学家完美地互补了彼此的不足。皮奇是一个性格温和的人，他在专业领域上总是有许多灵感，而且对这些岩石复杂的三维结构有着一种奇特的直觉，能够将这些结构画成草图和地质截面图，但是他做事缺乏条理性，办事拖沓，不愿意动笔。霍恩是一个逻辑性很强、做事很有条理的人，同时也是一名多产的优秀作家。他们二人通过合作，对这些岩石进行了描述。这些描述成为后续很多研究的基础。

皮奇和霍恩注意到，苏格兰的基岩与远隔着大西洋的，相距数千公里的北美格陵兰岛的岩石更为相似，而与隔壁英格兰的岩石相去甚远。苏格兰这块极北的地貌是在刘易斯片麻岩（Lewisian Gneiss）的基础上形成的。刘易斯片麻岩是一片奇形怪状的古老岩石，名字取自赫布里底群岛的刘易斯岛，距今约有 30 亿年的历史。而在英国境内，根本没有其他与之相似的岩石，它们反而与构成了北美格陵兰岛基岩的古老岩石十分相似。在这些古老的岩石上，是更为年轻的、来自前寒武纪的、形成了高地地貌的托里东砂岩（Torridonian）。托里东砂岩和下面的古老岩层之间，是不规则的、表面风化的不整合面（unconformity）。这个不整合面代表着地质记录的重大突破。但是，能够证明苏格兰有北美遗产的骨骼证据，只在那位于托里东砂岩上方，同样被不整合面分隔开的岩石层中。

皮奇和霍恩在推演的过程中极大地认可了地质调查局的古生物学家约翰·威廉·萨尔特（John William Salter）的工作。萨尔特早在半个世纪前的 1859 年便首次发现化石可以揭秘岩层之间的关系。萨尔特是 19 世纪伟大的古生物学家，他曾和两位极具影响力的地质学家（英格兰人亚当·塞奇威克和苏格兰人罗德里克·英庇·默奇森爵士）一起工作。这两位地质学家创立了古生代早期的时间段分期。默奇森建立了寒武纪—志留纪体系，但一直纠结于两者之间的底界判定。后来，另一位伟大的地质学家查尔斯·拉普沃思确立了奥陶纪，不仅将寒武纪和志留纪分隔开，还驱散了那些（现已去世的）寒武纪—志留纪理论的拥护者。

在这些发现和争论的过程中，萨尔特对包括三叶虫在内的各种化石有了深刻的认识。据说，他有着超凡的化石鉴别能力，就算是来自遥远的喜马拉雅山和澳大利亚的化石，对他来说也不在话下。萨尔特认为，寒武纪苏格兰北部的头足动物和腹足动物更接近它们在北美的亲戚，而非欧洲的亲戚。当时，他对板块构造学说一无所知，但是，和亚伯拉罕·奥特柳斯一样，萨尔特也是那一个世纪后才上演的故事中的关键人物。萨尔特很不明智地在还有一年就能获得稳定养老金的时候辞去了他在地质调查局的工作。1869 年，由于健康状况的日益恶化以及经济上的窘境，萨尔特跳入泰晤士河，留下了一位遗孀和七个孩子。一年后，托马斯·赫胥黎在给地质协会做致辞时为萨尔特写了墓志铭。赫胥黎说，萨尔特对所有古生物方面的事物都有着孩童般的热情。

萨尔特认识到苏格兰西北高地的化石和北美的化石有相似性，但这些发现只是那些同样展示了这些特征的古生物资料洪流中的一小部分。从苏格兰的西北高地到米德兰山谷，其寒武纪和奥陶纪的化石都显示了相同的特征。例如在格文（Girvan，一个位于米德兰山谷西海岸的小渔村），从奥陶纪的泥岩层和石灰岩层发现的物种（包括介形虫）化石在美国的弗吉尼亚州也非常常见。

穿过索尔葳湾向南，寒武纪和奥陶纪的化石是截然不同的，至少在奥陶纪结束之前是这样。此后，随着那狭窄的古老海洋——巨神海因大陆的运动而逐渐消失，索尔葳湾两侧的化石开始逐渐呈现相似性。从化石资料看，第一批与对岸接触的动物是那些生活在巨神海近海深处的动物，因为它们有能力穿过狭窄的海洋。后来，海洋消失了，只留下了一条狭窄的海路。于是，那些生活在海岸附近地区的动物也开始呈现相似性。

随着巨神海的闭合，巨大的山脉在苏格兰、威尔士和英格兰的古老岩层间拔地而起，而这些陆地的颜色也随之发生了变化。在之前无尽的岁月中，这些陆地表面都是风化的岩石，也许上面会覆盖着一层薄薄的细菌或藻类，但是现在，植物开始入侵这片陆地，它们从低洼潮湿的沿海平原着手，慢慢地站稳了脚跟。这片曾经呈硅酸盐式灰色的土地开始逐渐变绿，而这些植物的绿芽也为不同地质年代的陆地环境的变化提供了有力的档案资料。

南极洲的长眠

斯卡尔岭（Skaar Ridge）位于南纬 84°，是横贯南极山脉的亚历山德拉皇后山脉中奥古斯塔山侧面的一条山岭。这是一条小的岩石岭，以堆石标为界。它距离宏伟的比尔德摩尔冰川只有几英里。这里的寒冰地貌一年中有 6 个月被黑暗笼罩着，即使在盛夏，气温也保持在零度以下。很久以前，在温暖的二叠纪，这里还生长着植物，而且这些植物覆盖的南纬范围远超现代。这些植物除了在这里，还广泛地分布在很多其他地区，从非洲到印度再到澳大利亚，都有它们的身影。

斯卡尔岭出土了许多二叠纪晚期的植物化石标本。[80] 这些化石的发现，是人们在南极洲地区长期进行地质考察的结果。罗伯特·福尔肯·斯科特（Robert Falcon Scott）的探险队曾试图成为第一批踏上南极点的人，可惜被人捷足先登。1912 年 2 月 12 日，在返回途中，这支命运不佳的探险队在比尔德摩尔冰川的顶部停下了脚步，他们观察到一些有趣的岩石，觉得这会是一个考察地质的好位置。从现在看来，当时距离斯科特写下最后一篇日记只有几周的时间。从这个角度来说，这场为了岩石而发生的逗留似乎是一种奇怪的自信行为。这次的岩石采集量为探险队增加了约16公斤的负重，而当时人们对南极洲知之甚少，因此这些岩石标本就像是从月球表面带回来的一样令人陌生。斯科特的探险队为了减轻回程时的负重而放弃了他们的野外装备，但是他们自始至终都没有放弃那些具有重大科学意义的标本。这是面对严峻的甚至是致命的逆境时，衡量真正伟大的标准。在斯科特的探险队采集到的岩石中，人们发现了二叠纪的植物——舌羊齿（*Glossopteris*）的化石。这块化石现收藏于伦敦自然历史博物馆。舌羊齿的化石证明，很久以前，南极洲和它的非洲、印度和大洋洲表亲们共同存在于一块巨大的陆地上。

斯卡尔岭上的岩石标本中还保存着一块泥炭化石。在这块化石中，保存着舌羊齿的叶子和树桩。尤其是树桩，保存得非常完好，即便在2.5亿年后仍能识别出上面的年轮。这些化石讲述了在那个与现在完全不一样的温暖的世界中，那些生长在高纬度地区的树木的故事。树每长一年，就会在树干上长出一圈年轮。年轮是成形于树皮下面的一层细胞，在温带那种四季分明的区域，树木的年轮会十分清晰。专门研究年轮特征的树木年代学家可分辨出春季长成的木材（早材）和夏季长成的木材（晚材）。同时，年景好时和年景不好（干旱）时，年轮的宽度也会有所不同。不同树木之间的年轮变化是可以相互比较的，因此就像测量双壳动物"明"的骨骼增量一样，我们也可以用这种方式，根据古老树木身上的记录来建立过去季节变化的记录。这种古代季节变化的重建可以追溯至数千年前。这样的构想并不是现在才有的。早在18世纪30年代，博学多才的布封伯爵和他的同事亨利·路易·杜默·德·孟梭（Henri Louis Duhamel du Monceau）就观察到1709年的寒冬对年轮的影响。[81]

那么在古老岩石中发现的树木，它们也能揭示很久以前它们所生长的环境的信息吗？在斯卡尔岭，舌羊齿叶化石在地上铺了厚厚一层，这说明，这些高纬度植物和如今的落叶植物一样，会在冬季来临时落叶。但是舌羊齿的树桩却传递出其与现代树木不一样的地方：它们几乎没有晚材，其年轮都是早材时形成的。现存的树木没有这样的生长模式，这说明，当时的舌羊齿是快速进入冬季休眠状态的，几乎没有过渡期。斯卡尔岭的舌羊齿树表明，当太阳落入地平线下，漫长的南极长夜开始时，这些树便迅速地进入了沉睡，直到六个月后太阳再次升上地平线时才会重新醒来。

简短的皇家结语

挖掘机在莱斯特大教堂对面的停车场上辛勤工作着。令人毛骨悚然的是，一个画得十分粗糙的"R"字打断了标记停车位的字母顺序。R字的地下，是一处建造得粗糙又匆忙的墓穴，里面躺着一副人类的遗骸（图40）。可以看出，这副骸骨的后脑勺被人用剑削去了一半，除此之外，它还有很多秘密等待解答，例如，他是谁。从样本中提取的DNA显示，这副骨骸正是金雀花王朝最后一任国王理查三世那丢失了很久的遗骸。莱斯特大学、市政厅和理查三世学会的考古学家和历史学家对这副骸骨进行了堪称经典的挖掘与法证分析，而这副骸骨也以多种方式讲述着自己的故事。

理查三世的口碑很差，因为在莎士比亚那形象的描述中，

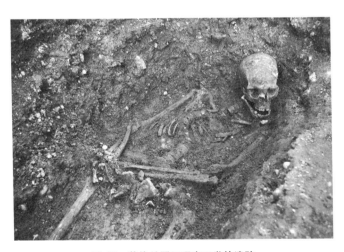

图40　英格兰国王理查三世的遗骸
发现于莱斯特一个停车场的地下，图中是刚发现时的模样

他是邪恶与野心的化身，谋杀了伦敦塔中年轻的王子，他那驼背且手臂干枯的外表也是他那黑暗内心的外在体现。最终，在博斯沃思战役（Bosworth Field）中，他在与都铎王朝的开国英雄亨利七世的对战中得到了自己的报应。事实真是如此吗？真相是时间的女儿。约瑟芬·铁伊（Josephine Tey）以此为灵感，在小说中继续着自己的猜测：或许杀死年轻王子的，并不是理查，而是都铎王朝的开国国王亨利，只不过亨利成功地隐藏了自己的罪行。[82] 而且，一个多世纪后，都铎王朝仍在执政时，莎士比亚就此话题创作了很多有史以来最令人信服、最动人的宣传资料，进一步将理查钉在了耻辱柱上。

那么理查三世的遗骸透露了哪些信息呢？很显然，传闻的身体畸形并不是谣言。理查三世患有严重的脊柱侧凸，因此很有可能造成驼背，甚至还会手臂一高一低。他的骨骼还暴露了其他许多历史信息。这些铅、锶、氮、氧和碳同位素形式的证据或许会让莎士比亚感到迷惑，但是它们所阐述的故事一定能让他写出一本生动地、真实地、充满细节地展现理查三世一生的戏剧。从某些方面来说，时间的女儿确实可以忠诚地回顾过去的片段。[83]

和所有普通人一样，理查三世的牙釉质也是在他小时候发育完全的。牙釉质在发育的过程中，会吸收其主人成长环境中的地质元素。锶同位素能反映当地的食物，而通过这些食物，就能知道当地的地质情况，因为吃的小麦是在那里生长的，吃的牛羊也是在那里放牧的。氧同位素反映了当地的降雨模式以及降雨与地质间的互动。这些从理查三世国王牙齿中提取出的同位素很清晰地表明，这位国王在7岁时离开了他出生的北安普顿郡，搬去了一个地质条件不同，雨水更充沛的地方——有可能是英格兰西部的某个地方，研究人员猜测是威尔士边界的勒德洛。

从那些自童年后仍继续生长的骨头（牙本质、股骨）中提取出的同位素表明，这位国王在中晚年的时候又搬回了更干燥的东部。他牙齿中的铅元素表明，在他活着的时候，空气、土壤和水已不再像他的远古祖先所生活的时代那样纯净。这表明，该地区的金属冶炼确实对环境造成了影响。

理查三世的肋骨所展现的，是另一幅生活画卷。肋骨在人的一生中会不断地自我修复，因此从肋骨中，可以了解到理查作为国王的晚年生活。从理查肋骨中提取出的碳和氮同位素表明，他的饮食非常丰富，主要是野禽（例如天鹅、白鹭、苍鹭）和淡水鱼，还有红酒。这是研究人员第一次将骨骼中氮同位素情况与大量饮酒联系起来。看起来，中世纪皇室的那些宴会并不是传闻。

至于理查三世的道德品行，不管是有罪还是无辜，同位素并未给出答案。因此，时间的女儿仍是个谜。但至少，我们可以为这位早已去世的君主举杯，因为他值得这份告别。

09 未来骨骼

6600万年前，一颗直径约10公里，与一座中型城市大小相当的小行星撞击了如今墨西哥的尤卡坦半岛。巨大的撞击砸出了一个直径约180公里的陨石坑，其释放出的能量大约是广岛和长崎原子弹爆炸释放能量总和的10亿倍。强烈的冲击波席卷了全球，甚至导致了地球另一边的印度火山的爆发。气候因此受到了巨大的影响：巨大的海啸横扫海洋，四处都是由此引发的猛烈大火，大气中充斥着大量的煤烟和灰尘，甚至还有可能引发了会寒冷数年的"核冬天"。同时，海洋也会因为那些释放出的硫酸盐而酸化。

直到现在，我们对于这次撞击所产生的杀戮机制仍处于激烈的讨论之中，但是不管怎样，这场杀戮成功了。待扬起的尘埃最终落定后，陆地上幸存下来的动物中再也没有体重超过25公斤的。非鸟类恐龙[84]全部灭绝，菊石类和箭石类也从海洋中消失了。这是过去 5 亿年中发生的第五次大灭绝。这次大灭绝，并不是最严重的一次（这项桂冠属于 2.52 亿年前因火山爆发而引起的二叠纪—三叠纪大灭绝），却是发生得最突然的一次。因此，生命必须做出新的安排——（再次）发展出新的骨骼来替代原先那突然中断的骨骼体系。关于这次重组有很多故事，但是就骨骼而言，就是一个哺乳动物走出恐龙的阴影继而主宰陆地和海洋的故事。

哺乳动物在阴影中待了很久很久，从三叠纪的部分时期到整个侏罗纪和白垩纪，它们都在地球上生活着。之所以知道这一点，是因为虽然哺乳动物的主要特征——羽毛、汗腺、乳腺以及它们哺育后代的方式很难留下化石记录，但是人们可以通过特殊的牙齿——那些我们所熟悉的门齿、犬齿、前臼齿、臼齿——来辨认早期的哺乳动物。这些牙齿是哺乳动物骨骼中最坚硬的部分，它们经常出现在含有恐龙化石的地层中。同时，这些牙齿很小，这也意味着，当时的哺乳动物个头都不大，大多数的体形从老鼠到家猫的大小不等。目前已知的当时最大的哺乳动物和獾差不多，例如白垩纪时生活在如今马达加斯加的幸运兽（*Vintana*），以及在中国发现的、与幸运兽个头相似的、同样生活在白垩纪时的爬兽（*Repenomamus*）。而在白垩纪晚期的小行星撞击中幸存下来的动物，体形都比老鼠还要小。

既然恐龙已经从食物链的顶端消失，这刚刚空出来的生态空间便为那些小型幸存者提供了可能性。最终，这些体形微小的前辈成为新的哺乳动物的"聚宝盆"，演化出了形式各样的哺乳动物。甚至在灾难发生后的头1000万年中，也就是古新世，哺乳动物便出现了转变。它们从只有老鼠大小的幸存者，迅速演化成了个头更大、多样性更丰富的物种。撞击发生后不到100万年的时间里，哺乳动物沃特曼兽（*Wortmania*）的体重就达到了20公斤。接着便出现了骨骼粗壮的大型植食性动物，例如笨脚兽（*Barylambda*）。笨脚兽的体形就像是早期的巨型树懒，体重可超0.5吨。还有长相恐怖的巨脊齿兽（*Titanoides*），体形和猪差不多，有着巨大的军刀般的犬齿和爪形足，但它很有可能是以树根为食的植食性动物。当然，肉食性哺乳动物也出现了，例如长相奇怪的、其巨大的门牙像喙一样伸出来的鹦鹉兽（*Psittacotherium*）。

这还只是最初1000万年内发生的变化。在接下来的始新世及后来的时代中，那些原始的、体形与老鼠类似的祖先的后代演化出了更丰富的物种。始新世的犹因他兽（*Uintatherium*）重2吨，跟犀牛或河马差不多大，长得有点像两者的结合体。但就是这样的动物，也很有可能成为安氏兽（*Andrewsarchus*）的猎物。安氏兽可能是有史以来体形最大的陆地肉食性哺乳动物。安氏兽十分神秘，其颅骨化石发现于一个世纪前的蒙古荒野。目前，人们只知道它有着一个近1米长，布满了恐怖牙齿的巨大颌骨*。然而，如此令人印象深刻的动物后来也因为巨犀（*Indricotherium*）和鲸鱼的出现而黯然失色。巨犀体重可达20吨，已接近蜥脚类恐龙的体形；鲸鱼中的蓝鲸则是地球上最大的哺乳动物。除了这些动物，还有马、骆驼、大象、老虎、大猩猩、貘等——所有这些动物（包括蓝鲸）都是从6600万年前那些毛茸茸的、大小如老鼠般的祖先演化而来的。古希腊人和古罗马人时常会挖掘出那些大型动物的骨骼，并认为它们是巨人（食人魔或英雄）的遗骸。它们不仅让人敬畏又着迷，还被人们奉为圣物以及能在战争中带来好运的护身符。在那个时代，它们是名人才能拥有的物品，若谁发现了不错的骨骼，便会引起一阵淘骨热。[85]

当然，支撑那些演化了的动物的骨骼也经历了演化。例如，那些长度曾经只有数厘米，重量也只有数克的老鼠大小的祖先的颌骨，最终演化出了锋利的牙齿。现在，我们先快进几千万年，乘上伦敦巴尼特市的107路公交车，然后在伍德街的鲸骨公园下车。车道入口处有一道拱门，是由一对固

---

* 此处原文为下颌骨（lower jaw），但经核查资料，安氏兽化石的下颌骨是缺失的，所以这里用了颌骨。

定在地上的蓝鲸颌骨组成的。这副颌骨的主人是在太平洋赤道以南的海域中被人猎杀的。这副颌骨长近 7 米，重约 1.5 吨。蓝鲸的颌骨中并没有牙齿，只有一帘一帘从海水中过滤浮游生物的鲸须。

在巴尼特市这个奇怪又可怕的纪念物面前，人们常会驻足思考。有一个结论可能很多人都想过：在占地球年龄 1% 的时间段内，演化的力量竟然能让骨骼发生如此大的变化。如果想要更彻底地了解这一过程的多样性和奇特之处，我们可以参照蓝鲸的表亲——一种体形没那么大但同样引人注目的独角鲸。虽然独角鲸只有一颗牙，但它们不属于须鲸，而是一种齿鲸。事实上，独角鲸几乎所有的牙齿都在演化过程中消失了，只保留了一颗犬齿。雄性独角鲸（以及部分雌性独角鲸）的牙齿直接长在其前方，长度可超 3 米。独角鲸的牙齿是这种"海底独角兽"的定义性特征。这颗巨大的长牙有很多作用，上面布满了神经末梢，可以将海水状况的信息传输至独角鲸的大脑。同时，也有人认为，如果其他鲸鱼摩擦了独角鲸的长牙，它们的大脑也能接收到长牙传输的信息。此外，独角鲸还会用自己的长牙攻击并击晕它的猎物（小型鱼类）。独角鲸的骨骼是科幻小说中才会有的结构，但它又真实地存在于现实生活之中，而创造它的秘方也很简单：达尔文那绝妙的演化机制再加上一点点的地质时间。

为后续做准备

如今，我们已很难想象，在过去，地球上的生物能够丰富到何种程度。虽然现在的陆地上有着数量庞大的脊椎动物，并且可能是其他地质年代无法比拟的，但是这些数量庞大的物种主要集中在两个渺小又熟悉的群体——人类和我们牧场上的那些动物。野生的陆地脊椎动物现在已被逼到了边缘——根据科学家瓦茨拉夫·斯米尔（Vaclav Smil）的推测，如今的野生陆地脊椎动物的总质量，不到人类和我们选择的猎物的总质量的 5%，甚至可能不到 3%。[86]

一两个世纪前存在的大多数物种如今仍旧存在，但是大型哺乳动物的数量早在那之前便已被削减。在 5 万年至 1 万年前，大型哺乳动物的数量大幅减少，体重超过 44 公斤的动物消失了 90 个属，[87] 接近总量的一半。在那些消失的动物中，有美洲的剑齿虎、巨型树懒和乳齿象，有欧亚大陆的猛犸象、披毛犀、原牛和大角鹿，还有澳大利亚那类似犀牛的双门齿兽（*Diprotodon*）。它们的消失可能与气候变化有关，但是在之前的几百万年中，气候变化了很多次，也没有引发物种的灭绝。因此，几乎可以肯定的是，这一波灭绝是人类通过可怕又精湛的狩猎技巧在地球上留下的第一个重大印记。在全新世的 11700 年中，这种规模的灭绝只出现在人类发现了新的领地之后，例如新西兰。新西兰曾经庇护着好几种不会飞的大鸟，其中最大的恐鸟身高超过 3 米，唯一的天敌是巨大的哈斯特鹰。公元 1300 年，毛利人来到新西兰，不到一个世纪，所有恐鸟和哈斯特鹰都消失了。

剩余的大型野生动物被逼到了荒野。但如今那些荒野正在快速萎缩，因为人类的数量增长得实在太快，从 1800 年的 10 亿，到 1950 年的 30 亿，再到现在的 73.5 亿，预计 21 世纪中叶将达到 110 亿。20 世纪，全球物种灭绝率增长了一个数量级，现在则有可能是那时背景值（Background Levels）的 1000 倍。如果这个趋势持续下去，距离下一次生物大灭绝还会有多久呢？安东尼·巴诺斯基（Anthony Barnosky）和他的同事们认为，如果按照现在的速度（不包括罕见变化带来的影响）发展下去，只需几个世纪，就会发生一场堪比白垩纪晚期那次的生物大灭绝。[88]

我们希望这场悲剧（之所以称其为悲剧，是因为没有其他词来形容它）不会发生，但是目前不断加大的生态压力并没有减弱的迹象。从地质学的角度来看，生态空间有可能很快便会再次被清空。到时，生活节奏比其他物种更快，生活方式比其他物种更危险的人类也可能成为受害者。从长远角度来看，我们应该如何做呢？

后续的骨骼

古生物学家道格尔·狄克森（Dougal Dixon）被誉为演化猜想（Speculative Evolution）的奠基人。他构想了一个人类灭绝5000万年后的世界。在这个世界中，很多物种因为人类而灭绝，后来人类也灭绝了，而那些留下来的幸存者——"人类灭绝之后的动物"（*After Man*，也是他第一本小说的名字）[89]——则演化出了一群看似合理但完全是想象出来的动物。狄克森说，如果大象在人类短暂的统治期间灭绝了，那么它们的生态位便有可能通过部分幸存下来的羚羊的演化而得到填补。狄克森将羚羊演化后的物种称为巨羚（gigantelope），它们的体形与大象差不多，头上长着羚羊式的角，角盘旋着向前延伸，替代了象牙的功能。狄克森还说，真正的食蚁兽灭绝后，它们的生态位会被猪的后代图米兽（turmi）填补。图米兽口鼻部的骨骼延长了，头上长着朝外的长角，方便挖白蚁的巢穴，它们的下颌不再有牙齿，而是成为用来容纳吞食白蚁的长舌头的通道。狄克森还创造了许多掠食者，其中有一种长相凶恶的猫的后代，它的四肢非常长，爪子也强壮有力。在追捕猎物的时候，它可以通过摇荡树木间的树枝而快速前进。

他还描写了其他很多动物。这是一本不管是想象力还是图片都非常精美的书，讲述了在一个类似新生代的地质年代，未来的生物可能的模样。事实上，根据我们对那个地质年代（记住，是我们生活的新生代，而不是书中的地质年代）的各种超凡动物的了解，这本书算是保守的，因为狄克森并没有做任何极端的猜想，例如白垩纪晚期幸存下来的哺乳动物会演化出蓝鲸那质量重了10万倍（且形态完全重建）的颌骨。因此，真实的故事可能比科幻小说或是科学地想象出来的小说更加离奇。

道格尔·狄克森聚焦哺乳动物，为它们在新生代壮观的演化提供了一个"未来"镜像。若想更全面地了解在没有人类的世界里未来骨骼的演化历程，我们就需要将网撒向更广泛的生物群体。在爬行动物中，蛇类正在设法从人类的冲击中存活下来，在这个过程中，有些种类甚至成为幸存者中的王者。例如被引入佛罗里达大沼泽地的蟒蛇，如今数量激增，并成为当地一个势不可挡的贪婪的掠食者。这种重新分布的幸存者会演化成古新世的泰坦巨蟒（*Titanoboa*）那么大吗？将泰坦巨蟒几块巨大的脊椎骨化石重组后，我们认为，这条巨蟒体长超过12米，体重远超1吨。

当然，除了脊椎动物，还可以畅想无脊椎动物的未来。

下一个礁脉断层？

2015 年末，太平洋开始了一场周期性的变化。温暖的海水从西部海域流向东部海域——科学家将这种现象称为"厄尔尼诺"，是气候振荡的一部分。气候振荡每隔数千年（也可能是数百万年）就会发生一次。厄尔尼诺为美洲西部带来了洪水，同时却为西太平洋、印度和澳大利亚带来了干旱。厄尔尼诺曾经摧毁了秘鲁沿海的鳀鱼捕捞业，曾为非洲和欧洲带去饥荒，也曾导致南美地区前哥伦布时期文化的消亡，甚至还有可能引发了 1789 年的法国大革命。然而，在 2016 年初的厄尔尼诺中，出现了一个新的受害者——大堡礁。

随着澳大利亚东部海域的水温上升至数万年来从未有过的水平，大堡礁的珊瑚承受着巨大的高温压力。这会触发它们的经典应对机制：排出虫黄藻。如此一来，它们会失去主要的营养来源，同时原本鲜艳的色泽会褪变为幽灵般的苍白色。白化严重的珊瑚会很快死去。

大堡礁的北部情况最糟，已有 60% 的珊瑚出现了白化。一般来说，大堡礁的南部更脆弱，也更容易因人类的活动而遭到破坏，但是幸好南部的天气变幻莫测，从而保护了那里的珊瑚。例如 2016 年初，飓风经过了南部，充分冷却了海水，从而防止了大部分珊瑚的白化。如果没有那反常的天气，珊瑚的状况只会更糟。

就在我们写这本书的这一年（2017年），大堡礁的情况更糟了。尽管厄尔尼诺正在消退，但是在澳大利亚的这个夏天，海水的温度仍然高到了足以白化大堡礁中部珊瑚的程度。近两年来，近2/3的大堡礁正在饱受白化之苦。澳大利亚的这座明星珊瑚礁并不是唯一的受损礁脉。在中国南海，温暖的水温正在摧毁着那里的珊瑚。在东沙环礁附近，出现了局部的温度放大效应，海水温度因此升高了6℃，造成了40%的珊瑚死亡。随着珊瑚组织的腐烂，那些白化的骨骼也在逐渐变黑。

受高温、污染和人类侵扰的综合影响，世界上大约50%的珊瑚礁消失了。现在，高温已成为珊瑚的头号杀手，但是在我们的预期中，这种情况并不会这么早出现。几年前，科学家更担心在未来一个世纪中，随着人类产生的二氧化碳持续溶解到海水中，海洋会进一步酸化，从而对珊瑚产生影响。可是现在，海洋酸化的（真正的）威胁在逐渐升高的海洋温度面前黯然失色。人们预测，到21世纪中叶，大概90%的珊瑚礁会消失，但海洋变暖的趋势不会在2050年停下脚步。

在未来几十年中，海洋的温度曲线注定还要继续向上攀升。现在那些白化的珊瑚，只要没有彻底死亡，给它们足够的时间（10年或20年），就能恢复。但是二氧化碳含量和海洋温度注定会进一步升高（如今连增长放缓的迹象都没有，更别说降低了），因此，出现更多白化现象的概率很高，而珊瑚礁继续维持其生态系统并造礁的概率很渺茫。只有碳排放量突然间显著下降，才能阻止珊瑚的死亡。但是在我们写这本书的时候，这似乎是不可能发生的事。目前看来，人类针对全球环境问题而采取的集体行动，并没有什么效果。这些从外太空都能看到的巨大骨骼（珊瑚礁）似乎很可能再一次从地球上消失，而上一次消失是在5500万年前。我们也希望估算错误，但是根据现有的证据，珊瑚礁的灭绝是大概率事件。正如某位科学家曾说的，珊瑚礁可能早已是一个僵尸生态系统，是海洋中的"活死人"。

或许，很久很久以后的人类会看到，有生命从如今珊瑚礁系统的灰烬中，像凤凰一样涅槃而出——这样的远景大概能让人感到些许安慰。如果现在的造礁珊瑚已经毁坏到无法恢复的地步（很快就会到这个程度），那么当地球摆脱了如今刚刚开始的气温过高和海洋酸化的状况，地球温度开始下降时，谁又会取代它们的位置呢？

5500万年前，珊瑚礁灭绝，在那之后直至石珊瑚卷土重来之前，它们的许多生态系统都被能够制造骨骼的原生动物——有孔虫所主导的生态系统所取代。当然，有孔虫的生态系统在强度、几何（生态）复杂性上，是无法和珊瑚那交错的骨骼所创造的生态系统相比拟的。

我们现在生活在一个有壳软体动物（尤其是双壳动物和腹足动物）的时代，它们的这种支配地位早在恐龙还行走在地球上时便开始了，并一直持续到现在。因此，也许那些与白垩纪的管状固着蛤相似的骨骼，会在未来温暖的浅海海底建造起巨大的集成结构。又或许，对温度的变化并不像脆弱的珊瑚那样敏感的珊瑚藻仍然可以附着在类礁结构上。我们真心希望人类不会回到前寒武纪的叠层石礁的世界，否则那将意味着，人类真的会让生命系统崩塌至"出厂设置"。

精心设计的骨骼

玛丽·戈德温（Mary Wollstonecraft Godwin）18岁时，已与她的爱人——诗人雪莱（Percy Bysshe Shelley）在一起两年了。1816年，她、雪莱、她的继妹克莱尔·克莱尔蒙特（Claire Clairmont）和诗人拜伦及拜伦的私人医生约翰·波里道利（John Polidori）在日内瓦湖的一栋别墅里停留了一整个夏天。前一年坦博拉火山的爆发对全球的气候造成了巨大影响，因此1816年是一个"无夏之年"。在这样的背景下，当时的人们更关注欲望、阴谋和智力上的探险，于是因为恶劣的天气而被困在别墅里的众人开始通过讲述灵性世界的故事来自娱自乐。拜伦提议每个人都写一个志怪故事——这个提议大概是文学史上最具生产力的一次号召了。自此以后，这个世界多出了两个令人毛骨悚然的怪物。波里道利根据拜伦的一首诗写了小说《吸血鬼》（*The Vampyr*），从此开创了吸血鬼的小说体裁；玛丽·雪莱（当时她已这样称呼自己）经过几天的构思后，在 1816 年 6 月 16 日凌晨两三点开始动笔创作《科学怪人：另一个普罗米修斯》（*Frankenstein: Or, the Modern Prometheus*）。

科学怪人的故事是一场源于人类傲慢的经典灾难。聪明但有缺陷的弗兰肯斯坦医生将那些来自屠宰场和解剖室的动物的各种身体部位拼接成了一个不幸的怪物。这个被发明出来的、敏感的、不快乐的怪物身高 8 英尺（因为那位野心勃勃的医生需要一个巨大化的对象来研究人体精密的解剖细节），面目可憎（因为覆盖在那些巨大骨骼上的皮肤被绷得太紧了），并且毫不意外地引发了全球的混乱。最终，那位雄心勃勃的医生（在作者一视同仁的文笔下）也遭了殃。

被精心设计的人类还未（完全）出现，但是被精心设计的动物已陪伴我们一段时间。众所周知，查尔斯·达尔文在写《物种起源》的时候，对"微不足道的"地质记录不屑一顾，认为它们无法成为他的新理论"生物的特征代代相传，略有改变"的证据。不过达尔文也注意到，在大自然的设计中，旧结构的遗迹会隐藏在新的结构中。因此，鲸鱼虽然早已脱离了它们那毛茸茸的祖先的外形，变成了巨大的鱼形动物，但是它们身上仍有着代表了骨盆、股骨、胫骨的骨骼。此外，达尔文对动物育种员的工作充满了显而易见的热情。

《物种起源》第一章的中心位置属于鸽子以及人类对鸽子的饲养。达尔文说自己"饲养着所有他能买到或得到的鸽子品种"。事实上，达尔文故居确实有一间精心设计的巨大鸽舍，并且很可能聘请了一名能干的鸽舍管理员，否则他不会有时间来做其他事。达尔文曾自豪地表示自己"被允许加入两个伦敦的鸽子俱乐部"——可能就是那种会员费高达1基尼*，以便"将难民和穷人排除在外"[90]的富人俱乐部。达尔文对鸽子各品种间的差异性感到非常惊奇，因为这些差异不仅体现在羽毛上，还影响着这些鸟类的骨骼结构。达尔文表示，在骨骼方面，它们面部的骨骼在长度、宽度和弯曲度上可以有着"巨大的"差异，而且它们的下颌骨"彼此之间变化显著"。不同品种的肋骨数量不同，而且椎骨和许愿骨的形状也有可能不同。这些基础骨骼的变化是一项由人类驱动的重

* 基尼，英国旧货币名，1633年开始发行，1733年后逐渐成为人们的收藏品，实际价值远超币面价值。1816年英国政府正式宣布停止作为货币流通。

组工程——人类基于鸽子的基础骨骼设计，通过选择育种的方式，仅用了一个世纪，就培育出了各种各样的家鸽（达尔文认为，这些家鸽都源自岩鸽）。

当然，并不只有鸽子经历了这些变化。达尔文关注动物育种，是为了向人们展示，动物的基础骨骼形态可以从它们祖先那原始的、野生的结构发展到何种程度。如果给人类数千年（而不是数个世纪）的时间，人类在对动物的重新塑造方面便可以做出非凡的成绩。自冰川期晚期的狩猎采集时代起，狗已被人类驯养了至少 14700 年。从最初的类狼动物到现在，狗发展出了许许多多的品种，随便举几个例子：吉娃娃、圣伯纳犬、腊肠犬、梗类犬、格力犬、迷你雪纳瑞等。如果将每个犬种的骨骼拿给古生物学家看，单从骨骼的特征来看，他们很可能会认为这些骨骼分属于不同的物种。

那么，动物育种需要多久才能看到成效呢？ 20 世纪 50 年代，美国人为了培育出个头更大，成长周期更短的鸡，开启了“明日之鸡”（Chicken-of-Tomorrow）项目。这个项目，就算是弗兰肯斯坦医生，也得对它致敬。鸡在很早以前就被人类驯化了，不过鸡的驯化史不如狗的长。大约在公元前 2500 年，南亚和东南亚出现了一种野生的原鸡。原鸡是一种身体精瘦、跑得很快的鸟，寿命超过 15 年。人类对原鸡的驯化很成功，移民和商人还将它们带去了罗马帝国的近东和欧洲领土，殖民者也带着它们去了新世界。家鸡似乎一直都在那里——它们总是在有人的地方挖扒，为人类提供鸡蛋和鸡肉。经过如此漫长的时间后，它们并没有发生巨大的变化。事实上，要确定早期驯化发生的时间是一件挺难的事，因为那些野生的原鸡骨骼和早期家鸡的骨骼十分相似。后来，在诸如欧洲这样从别处引进了家鸡的地方，家鸡的演化经历了很长一段时间的停滞。考古学家经常在古罗马和中世纪遗址附近发现它们的骨骼，并通过标准的测量方法来跟踪这些骨骼的变化。鸡的胫跗骨是一块比较常见也比较容易辨认的骨头，类似于人类的胫骨，只不过胫跗骨是几块跗骨融合而成的。鸡的胫跗骨在几千年间并未在尺寸上有明显的变化，只是在中世纪晚期变得稍微厚一些而已。

在 19 世纪末、20 世纪初的时候，家鸡的骨骼开始发生变化。当"明日之鸡"团队将魔爪伸向"二战"后的家鸡时，这种变化一下子升级了好几个档次。在不到 50 年的时间里，家鸡胫跗骨的宽度增加了一倍，变得更大更结实。家鸡本身也从战前的骨瘦如柴被改造成了体重比过去重四五倍的现代肉鸡。这种肉鸡是鸡中巨人，但是个虚胖的巨人，因为人们改造它们的目的不仅是要它们长得更大，还要它们在孵化后的 6 周内就能端上餐桌。因此，它们的骨骼虽然变大了，但千疮百孔、畸形又脆弱。在那过度增大的胸肌的影响下，它们的身体会向前倾斜，别说飞翔，就是走路也很勉强。由于人类的持续干预，它们的生命周期很短，即便离开密集式的饲养场，它们也会很快死去。如今，这种人类世（Anthropocene）的肉鸡已成为世界上最常见的鸟类，其数量超过 200 亿只，再加上它们那短得荒谬的生命周期和快速的迭代，这个数量还会进一步增加。在如此庞大的体量面前，最常见的野生鸟类（撒哈拉沙漠以南非洲的红嘴奎利亚雀，约有 15 亿对）便显得相形见绌。此外，人们吃完鸡后，会将它们的骨骼扔进垃圾桶，然后送到填埋场进行掩埋，而几乎所有野生鸟类的骨骼则会很快被其他动物吃掉。人类的这个习惯意味着，现代肉鸡一定会为人类世提供一些标志性的骨骼化石。[91]

除了家鸡，人类还改造了牛、猪、羊以及其他驯养动物的骨骼形状。这些动物再加上人类，占据了陆地上中大型脊椎动物总生物量的 95% 以上。至于小型脊椎动物，因为很难清点它们的数量，便没有计算进去，但是即便将它们计算进去，大概率也不会对这个数字产生很大的影响。小型脊椎动物中，褐鼠的数量最为庞大，大约有 70 亿只，与人类的数量相当。但褐鼠的平均体重只有 0.3 公斤，而人类的平均体重是 62 公斤，因此褐鼠的总生物量约为人类总生物量的 0.5%。家畜们那常常被包裹在塑料袋中的骨骼——就像鸡的骨骼一样——都会被它们的人类掠食者清理到垃圾填埋场，然后在未来的某一天成为化石。

此外，这些大量人工填埋的骨头的碎裂方式也和过去地质年代的骨头不一样——后者主要是由那些智力上不及现代人类聪慧，技术上也没有现代人类复杂的掠食者用牙齿或爪子撕碎的。从这个角度来说，我们已经站在了骨骼制造的巅峰。斯坦福大学的安东尼·巴诺斯基计算得出，现在陆地脊椎动物的总质量已接近人类控制陆地食物网之前的 10 倍，而且更重要的是，从地质学角度来说，人们对现在土地中磷元素（取自地下某稀有岩层）和氮元素（通过能源密集型的哈伯法从大气中提取出来。哈伯法可以将惰性氮转化成可作肥料的氨）的输入是史无前例的，从而进一步促进了陆地脊椎动物的生长。在已显著扩大且已改造过的新的全球骨骼链中，人类现在普遍种植的农作物，除了作为我们的食物，大多数被用来饲养那几种数量庞大的圈养动物。

这一切都是通过选择性育种来实现的。选择性育种已有千年传统，如今在肥料的作用下更是大显身手。现在，弗兰肯斯坦这个标签已和一种能够进一步改造生物特征的新技术——基因工程——相挂钩。基因工程是一种人们可以通过直接操纵动物的基因来改变动物的技术。目前，这项技术还处于饱受争议的早期阶段，而且它主要针对的是那些隐藏的性状（至少对骨骼而言是这样）。例如，猪经过改良，排出的磷更少；奶牛经过改良，可以产出低乳糖牛奶；甚至人们还把蚕的基因注入了山羊体内，希望能在山羊奶中提取出蚕丝。时代在迅速地变化。我们认为，源自基因工程实验室的、精心设计的、新的骨骼形式已离我们不远。它们的到来会让人类世的肉鸡相形见绌。

不过，人类如果想改造自己的骨骼，都不需要基因工程师，一个普通工程师就够了。

增加的骨骼

考古学家发现了新石器时代的人类头骨。在这些头骨中，1/10 的头骨顶部都有一个整齐的圆孔，甚至很多圆孔的边缘还有愈合的痕迹，这说明头骨的主人挺过了打孔的过程。头部穿孔（trepanation）是不管在旧世界还是新世界（从石器时代到中世纪）都广泛流行的一种手术，指通过钻孔或挖除的方式在头骨上穿一个圆孔。为什么要这么做呢？也许是为了释放恶灵，或者治疗反复发作的头疼。令人惊讶的是，这种手术居然是一种普遍的做法。数千年来，人们常会在发生意外或战役后进行接骨或即兴的截肢，而古人留下来的骨骼表明，这些手术还是有成功案例的。还有一些文化风俗也会对骨骼进行"手术"，例如中国的缠足。缠足的风俗普遍存在于10~19世纪的中国，指的是将年轻女子的脚趾系统性地折断，然后用布包裹成符合当时社会审美的"三寸金莲"。缠足后的脚并不是缩小版的完美足，而是一种骨骼结构永久变形的畸形足。缠足的过程极其痛苦，而且会造成终身疼痛，难以走路。缠足的风俗直到20世纪才被政府勒令禁止。还有缅甸克耶部落的"长颈"传统——女性从小会在脖子上嵌入铜圈，随着年纪的增长，铜圈也越绕越多，以打造"长颈"的效果。她们会终身佩戴这些铜圈。佩戴铜圈后，脖子并不会被拉长，但是下面的胸腔会被沉重的铜圈压缩。总之，长久以来，人类一直在修改自己的骨骼。

　　同时，人们也会为自己添上一些身体部位。海盗的故事，虽然有些是虚构的，但总体上生动地宣传了这种添加的身体部位。J. M. 巴里（J. M. Barrie）曾通过流行文化传播自己对于当时的现实生活中并不存在的海盗和义肢的想象（例如，他创造了钩子船长这个角色）。确实，海盗很容易失去四肢。一般来说，一艘船上的医生和厨师是同一个人，可能是因为两者都需要用到切肉刀和砧板吧。如果他们的病人侥幸没有死于坏疽，他们也无法在病人剩余的残肢上通过手术或某种复杂的保护带来插入一个可用的钩子，因为这实在太痛，而且病人的残肢也没有插入钩子的条件。因此，人造木腿似乎是一个更现实的方案。16世纪，真正可怕的法国海盗弗朗索瓦·勒克莱尔（Francis le Clerc）就是因为义肢而成为后来出现在小说和电影中（偶尔也会出现在现实生活中）的后辈们的榜样。在一次海盗行动中，勒克莱尔失去了一条腿，因此他不得不换了一条木腿，并在后来的海盗行动中越战越勇。那些被他攻击过的英国、法国和西班牙船只上的船员都敬畏地称呼他为"穿义肢的人"（Peg Leg/Jambe de Bois/Pata de Palo）。他曾摧毁了当时古巴的首都圣地亚哥，这座城市一直未能恢复过来，哈瓦那因此成为新的首都。他最后也死得其所。伊丽莎白一世拒绝了他的养老金诉求（当初他抢劫了一艘法国船只，进而提出了关于养老金的要求），随后他在一次攻击西班牙宝船的行动中丧命。

此后，人类在为自己添加骨骼的路上越走越快，越走越远。如今，那些添加在人类身上的骨骼已变得更安全、更普遍、更日常以及更融合。如果一个人的球窝状髋关节因为衰老或疾病而发生磨损，可以切除他的部分上腿骨，然后用钛合金代替（球状的股骨头可以用铬、钴和钼的合金），而髋关节也可以用金属、陶瓷或塑料材质替换，然后用丙烯酸骨水泥将整个部件黏结在剩余的骨头上。如今，大约250万美国人体内有这种人工髋关节，大约占美国总人口的0.8%。不灵活的膝关节也可以用钴、铬以及塑料代替，大约400万美国人有人工膝关节，大概占美国总人口的 1.5%。摔断的腿可以打钢钉，破裂的头骨上的碎骨也可以用金属来替换。到目前为止，最常见的是用银汞合金来填补因现代饮食中的糖而被虫蛀掉的牙齿。银汞合金是一种汞与银、锡、铜的合金。在英国，超过 80% 的人至少补过一颗牙，而在这些人群中，平均每人补 7 颗牙。大多数现代人类的骨骼在以这样或那样的方式进行着改造，对于未来的古生物学来说，这些变化会产生永久性的影响。

随着技术革命不断地加速并扩张至人类的身体领域，人工骨骼的应用范围也在迅速扩大。现在，植入成长中儿童体内的金属骨骼可以做成仿生的，并结合由电子信号控制的电机，使其能够随着孩子的成长而在人体内自动延伸长度。仿生手臂上也开始出现带有电机的可移动的手指，这些手指连着电极，可以通过残肢上的肌肉信号来做出回应。这种骨骼的增加能够解除生物学的限制，例如仿生手掌可以轻松地进行 360 度的旋转。那些正在加速这些设备更迭的生物工程师早就想过将人类身体 50% 的部件替换成人工部件，并将人工骨骼、人工器官和皮肤连接为具体的功能系统。对此，这些设计团队中的伦理学家提出了疑问：如果还想被称为人，人体部件可以被替换掉的比例是多少？

这是一个很好的问题，因为这种内部演化正在与人类身上发生了数千年的外部演化相互冲突。古希腊人和古罗马人就很认可手工制的外骨骼。

骨骼 DIY

只有人类可以建造和改造骨骼的说法是不正确的。那些娴熟的原生生物（黏结起来的有孔虫）会精心挑选大小不同的沙砾和贝壳碎片来建造自己的盔甲和住室。石蛾幼虫也有同样的习性，而非凡的笔石类也用自己的方式建造着外骨骼。

除了添加永久性骨骼，人类从早期开始，就十分擅长发明制作能让自己变得更强大的临时性骨骼。毕竟，作为一个牙齿和爪子都平平无奇的生物，想要生存下去，就必须有强大的临时应变能力。从锋利的燧石和鹿角，到剑、长矛和箭矢，几乎每个人类社会都会发展自己的进攻能力。同时，大部分的进攻手段都是用来对付其他人类社群的，因此人们需要临时的防御性外骨骼。于是，一场关于盾牌、头盔和盔甲的军备竞赛开始了。这场竞赛与 5.5 亿年前第一个带壳的克劳德管与它那未知的攻击者之间发生的"军备竞赛"十分相似。

人类的这场军备竞赛创造了很多神话故事。1415 年的阿金库尔战役（图41）在莎士比亚的描述下变得十分精彩。在那著名的一天，一小撮英格兰弓箭手的箭矢穿过了那些汹涌而来的法兰西贵族的铠甲。然而事实并非如此，因为莎士比亚的描述，更像是针对战士们的勇气和技术进步的一种爱国主义式的描述。当8000名全副武装的法兰西骑士骑着他们那同样全副武装的战马向英法边境线靠近并进入250米的射程内时，亨利五世的5000名弓箭手确实释放了一阵箭雨（几分钟内可能超过了10万支）。这些箭矢是专为穿透板状铠甲而设计的特殊的"锥子"箭。在如此致命的箭雨中，理论上那些法兰西骑士一个都活不了，但是他们的防御铠甲起了作用，英格兰的大多数箭矢被他们的钢板弹了回来，法兰西军队顺利到达了英格兰边界。但是他们的铠甲非常重，他们脚下的麦田也因为雨水的浸透而变成了一片沼泽。最后，打败那些筋疲力尽且因沉重的金属外套而无法动弹的法兰西贵族（他们为了预期的奖金而贪婪地将专业的法兰西士兵挤到了一边，争先冲到前线）的不是长弓，而是沉重的金属锤、长柄斧和大槌，正如历史作家伯纳德·康威尔（Bernard Cornwell）所写的那样，是"中世纪肉搏所能用到的所有可怕的随身用具"。亨利五世因为害怕再次遭到攻击，便下令屠杀了所有刚被俘的法兰西人，恐怖的气氛也因此再次升级。在生存竞争中，人类外骨骼的军备竞赛也走过弯路。残酷无情的，并不

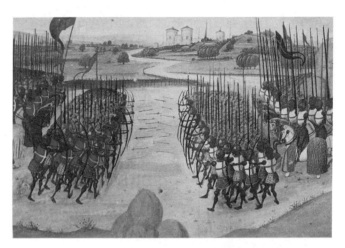

图 41　1415 年 10 月 25 日，阿金库尔战役中穿着
"外骨骼"的英法士兵阵列

只有大自然。

自此之后，我们自制的外骨骼作为尖牙和利爪的替代品，迅速地发展了起来，例如改良后跟上了子弹技术步伐的凯夫拉防弹背心、坦克与大炮，以及离人类身体更遥远的外骨骼——埋伏着等待核导弹的星载激光器。不过，人类的这些发明中，不是所有都是为了军事服务的。

寄居蟹会利用废弃的腹足动物外壳（或废弃的塑料瓶盖）为自己挡风遮雨，并进行移动。现在的人类和寄居蟹一样，每天都爬进车里上下班。汽车上精心设计的钢板和隔板不仅可以保护车里的人不受风雨侵袭，还可以保护他们免受其他装在轮子上的高速运动的外骨骼的伤害，以及免受高速行驶时可能遇到的静止的墙壁或树木的伤害。这些对人类来说，已经是一种新常态。这些有着金属包层的事物得到改良后，可以带着我们飞上天空，甚至宇宙。在宇宙中，宇航员穿上了贴身且灵活的外骨骼——宇航服，以便更好地探索那个十分荒凉，没有空气，也几乎没有尽头的新领域。

不管是和平年代还是战争时期，个人硬件不断演化出适合日常生活的新产品。据报道，国防工业领域正在研究"可穿戴机器人"，旨在打造有着更强承载能力的兵团。生物医学工程师已设计出一种仿生外骨骼，能让双腿失去行走能力的人再次行走。这些都是未来派的东西，但是这样的未来似乎已经到来。人工外骨骼的核心技术与人工内骨骼的是一样的，因此随着这个领域出现越来越多令人眼花缭乱的进展，内外骨骼的界限似乎开始变得模糊。有人也许会说，当我们自己的聪明才智重塑了我们自己的物理骨骼时，若想保持人性，最重要的是保持人类的思想和某种意义上的"精神"。

不过，我们那超强度的、增强了的人体，会听命于一个超强度的、增强了的大脑吗？随着生物工程师创造出了新型的人工骨骼、人工器官和皮肤，计算机工程师也在人工智能和自治系统方面取得了巨大的进展。我们很好奇，这些技术会将我们带往何方，而我们所生活的世界，又会变成何种模样。地球上的骨骼似乎在一眨眼的地质时间内便演化到了现在的新形态，因此是时候离开地球，去看看其他星球上可能会有怎样的骨骼。

10 外星骨骼

　　"好奇号"火星探测器是一台奇妙又巨大的机器（图42）。首先，它很大——其主体部分长3米，宽3米，高度超过2米，整台探测器重达900公斤。在4.8公斤的钚的供能下，它的6个轮子夜以继日地带着它在火星表面缓慢地移动。在这个过程中，它的摄像头和显微镜会提示它，在它经过的岩层中，岩石信息发生了变化。美国国家航空航天局（NASA）的制作者为"好奇号"添加了人工智能技术，如果"好奇号""认为"某块岩石有些意思，那它便会用激光蒸发掉这块岩石的一部分，用红外线读取岩石的化学特征，然后摆动着单杆机械臂，通过X射线和显微镜来仔细地"审问"这份样本。这些超级探索手段旨在探究火星的形成过程，以及火星随着时间而发生的变化。但是在这些目的的背后，有一个最核心的问题——正是因为这个问题，人们才将"好奇号"这个由数十

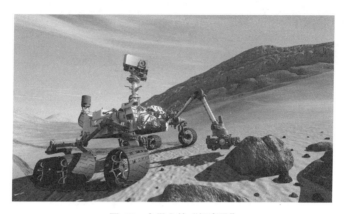

图42 火星上的"好奇号"

它是一个人工骨骼，勇敢地去往了人们尚未踏足过的地方

亿美元打造的用于科学分析的怪物送上火星。这个问题与生命有关。在那更早、更温和、更潮湿的岁月中，火星上有过生命吗？"好奇号"试图寻找骨骼的痕迹。不过，想要找到头骨、肢骨、珊瑚碎片或外壳是不大可能的。对于那些喜欢惊悚故事的人来说，如果找到的是这些骨头，这将是一种耻辱，毕竟，外星人的骨骼作为科幻小说中的经典元素，总得有些特别才行。电影《异形》中的外星人就生动地展现了这一优良传统。《异形》中的外星人是邪恶的缩影，正因如此，它们那只剩骨架且极度令人毛骨悚然的外形就非常贴合其设定。同时，《异形》中的其他设定似乎也非常合适，例如人类女英雄雷普利（Ripley）在与异形女王的最后对决中穿上了机械外骨骼战服，而被误解但仍忠心耿耿的生化人主教（Bishop）虽

然在先前的对抗中被撕裂了，但仍为最后的战斗提供了帮助。不管是人类、异形或生化人，他们拥有的都是"高级的"骨骼。根据地球的历史和我们对其他星球结构的了解，我们在探索地球以外的世界时，应该期待看到一些和这些"高级的"骨骼完全不一样的东西。

地球已被证明是最适合持续维持生命的星球，在地球上，生命已存在了40亿年。如果我们允许外星人拥有恐龙般的身体结构，那么我们在《异形》中看到的那些骨骼，只会出现在40亿年最后5%的时间段中（约2亿年）。而在那之前，或者在40亿年最后10%的时间段里，生物的栖息地大多是由那些带有外部甲壳的动物主宰的。在这些生物中，（正如我们之前讨论过的）有些可以非常巨大，例如石炭纪那两米长的节胸蜈蚣。只不过当时的大多数生物体形比较小。

有人曾认为，这种从小至大的演化历程，将涵盖宇宙中大多数能够孕育生命的星球。在地球上，多细胞动物以及复杂的大型骨骼结构在5亿多年前才出现，而在那之前的30多亿年间，地球上只有不断演化的微生物的生物圈。同时我们也要明白，这些生物不管有着多么精良的盔甲，至多只能在地球上再活10亿年，因为到了那个时候，无法遏制的强烈阳光会烤干地球上的海洋和大气。地球上的证据表明，很多星球都有条件进入微生物的阶段，但是无法进入更复杂的真核细胞生物和多细胞生物阶段。即便能进入这些阶段，那些更为复杂的生命试验也会因为星球的变迁而消亡。大约 2.5 亿年前，在二叠纪—三叠纪交界处发生了一场野蛮又旷日持久的火山活动，在那之后，地球上 95% 的多细胞物种消亡了。当时的地球，似乎已经走到了尽头，马上就要变回前寒武纪那种完全由微生物构成的全球生态系统。

但是，地球的罕见性在于，它提供了非常有利于生命成长的环境，并在如此漫长的时光里成就了多细胞生物这种困难的生物戏法。相比之下，火星可能只为生命提供了几亿年的萌发与演化时间。即便是如今就像地狱一样贫瘠且炎热的金星，早期也可能有过宜居的时段。这些星球的生命窗口期太过短暂，不大可能跨越微生物的阶段。因此，在探索其他星球时，外星生物学家，或者说外星古生物学家最好不要期待能找到肋骨、头骨或奇异的甲壳，更明智的做法是寻找微生物的骨骼遗骸。

微生物的骨骼，其实是存在的，而且它们可以大到肉眼或者"好奇号"的电子眼（"好奇号"至少有 17 个电子眼）就能看到。在前寒武纪世界的某些地方，微生物的骨骼比比皆是，有些微生物甚至活到了今天。但是人们对微生物的研究走入了死胡同——方向不对，没有系统的发现，解读也不对。即便是现在，经过了一个多世纪的研究，包括那些最著名的地质学家和古生物学家的研究，人们仍无法直截了当地辨认出微生物的骨骼。

因此，当那些探索火星及更遥远星球的无畏探险家努力寻找外星生命的痕迹时，他们有必要回顾一下在地球上发现微生物骨骼的过程。随着人们展开越来越多的对外星生命（过去或现在的生命）的搜寻，我们会遇到很多难题，而先前的经验和教训则会帮助我们为此做好必要的准备。未来很可能会出现更多的死胡同和错误的方向来折磨新一代的外星古生物学家。因此，新一代科学家或许可以仔细思考一下他们的前辈曾努力想解决的谜团。想要了解其他星球上的未来科学，我们可以先立足于地球，回到地球那遥远的过去，从中寻找线索，因为那时的地球对于现在的地球，可以说也是一颗完全陌生的外星球。

黎明虫，假的原始骨骼

威廉·洛根（William Logan）的履历十分辉煌。他出生于加拿大，在苏格兰的爱丁堡接受教育，后成为南威尔士煤田的地质学家。他声名在外，因此被邀请创立了加拿大地质调查局（Geological Survey of Canada）并担任了第一任局长。在他那闪闪发光的职业生涯中，他获得了 27 枚奖章，并被授予了骑士头衔，他的名字还被用来命名了一座山脉（加拿大最高峰洛根山）、一条山脉边缘线（标记了阿巴拉契亚山脉西侧边缘的洛根线）以及一种化石（劳氏劳氏笔石，*Loganograptus logani*）。他是一位经验丰富的地质学家，见识过无数的岩石。他很了解那个曾让查尔斯·达尔文感到困惑的现象——寒武纪及更年轻的岩层中出现了大量的骨骼化石，其数量多到将岩层挤得满满当当，但令人困惑的是，在更古老的、代表了很长地质年代的岩层中，却不见它们的踪影。

1858 年，当调查局的一位采集人员将一块岩石标本拿到他面前时，他看着这块来自渥太华河那古老的前寒武纪岩层暴露的岩石，一下子就警觉起来，并开始思考。他在安大略省的珀斯镇见过类似的岩石标本，两者都有着令人震惊的同心圆图案，其中一块岩石是由方解石层和辉石层交错组成的，另一块则是由白云石和（但还有什么呢？）洛根石（loganite）组成的。这种图案看起来像是某种生命的化石，但是当时的传统观点认为，这些岩石太古老了，不可能是化石。这些岩石在构造应力的作用下发生了强烈的变形和再结晶。通常，在这个过程中，岩石中的化石会被抹除。但是，洛根认为这些图案可能真的是地球上早期生命的化石，并称其为加拿大黎明虫（*Eozoön canadense*）。[92] 他在美国和英国的交流会上展示了这些岩石，却遭到了大多数人的怀疑。

后来，他将标本切成了厚度只有 0.001 英寸，需要显微镜才能进行分析的"薄片"，并寄给了当时另一位声名显赫、广受尊敬的地质学家约翰·威廉·道森（J. William Dawson）。道森当时是蒙特利尔麦吉尔大学的校长。直到这时，人们才开始接受洛根的观点。道森的资历和洛根一样可靠——他是更为著名的查尔斯·莱尔的门生。莱尔是一位英国学者，也是现代地质学当之无愧的创始人。道森检查了这些薄片，然后宣布它们是一种巨大的有孔虫的壳体，因此它们肯定是有机的。如今的有孔虫是一种可以用方解石建造精致骨骼的生物，它们通常非常小（它们是单细胞动物，是阿米巴虫的亲戚），体长很少会超过 1 毫米，但是这些生物的远古版本很巨大。道森对此曾抒情地说，这种"非凡的化石，是加拿大地质调查局拥有的那顶科学皇冠上最闪亮的宝石之一"。

于是，当时的科学界掀起了一股研究这种公认的最早的骨骼化石的风潮。古生物学家詹姆斯·霍尔（劳氏劳氏笔石这个名字的创造者）与道森的观点一致，称黎明虫是"至少半个世纪以来最伟大的地质发现"。查尔斯·达尔文和人称"达尔文的斗牛犬"的托马斯·赫胥黎也认为这些岩石是真正的化石。达尔文在 1866 年版的《物种起源》中还提到了这一发现。这个发现也成为莱尔本人在英国科学促进会的会长报告中的一大亮点。不过，也不是所有人都认同这个观点，而且对黎明虫进行猛烈抨击的是一个意想不到的群体。

1866年，两位来自戈尔韦女王学院的爱尔兰矿物学家威廉·金（William King）和托马斯·罗尼（Thomas Rowney）在地质学会的季刊上发表了一篇强烈反对洛根和道森的文章。他们说自己原本也"热诚地认为黎明虫是一种有机物化石"，但是现在，"经过长时间的调查后"，恕他们不能同意这个观点。他们认为，那些被鉴定为有孔虫壳体腔室的结构，被保存在了经历过质变的岩层中那些类似石棉的矿物质中，也就是说，这些结构只是矿物生长留下的痕迹，根本不是化石。

他们的论文引发了争论。一开始，大家在争论时还保持着礼貌和好脾气，但是后来变得越来越愤懑。这样的情况持续了30年。每当新的标本和与之相对立的标本卷入战争时，支持与反对黎明虫是有机化石的专家们会相互质疑对方的证据、逻辑和能力。洛根似乎没有参与这些后续的讨论。他满载荣誉，退休后便去了南威尔士彭布罗克郡的一个安静村庄，但道森一直挥舞着短棒，为黎明虫战斗至生命的尽头。达尔文也提到了这种珍贵的化石，这让道森很沮丧，因为他是狂热的反演化主义者。

到了20世纪初，人们终于达成了共识：黎明虫是一块伪化石，或者说是假化石。它是一种复杂的、纯无机的矿物质偏析现象，是在特定的温度、压力和岩石类别条件下形成的一种现象，因此绝对不是有机物。从这场辩论的持续时间以及参与其中的优秀地质学家的数量可以看出，通过纯粹的物理和化学过程来模拟骨骼化石很容易，同时想要准确地区分它们又很困难。黎明虫并不是那些古老岩层中唯一一个被误作真化石且名字也很像真化石的伪化石，其他"骗子"还有 *Archaeospherina*、*Manchuriophycus*、*Rhysonetron*、*Brooksella* 等。它们中大多数已被戳穿谎言，但也有一些至今仍是神秘的"可疑化石"。

火星上的微骨骼？

即便有丰富的岩石证据，有谨慎且经验丰富的地质学家，还有当时最先进的显微镜，也很容易造成完全错误的解读。这让人想起，1996 年克林顿总统在白宫草坪上宣布，美国在火星陨石 ALH84001 中发现了细菌的化石。克林顿惊人的发言激起了热烈的讨论，有人赞同，有人反对，就像维多利亚时期黎明虫引发的辩论一样。两次讨论的结果是相似的：这些微小的结构，很可能不是细菌，而是极微小的矿物生长痕迹。

在遥远星球上的外星世界中，或者在我们自己星球上的陌生地质年代中，科学探索之路上都充满了陷阱。当"好奇号"

带着价值数十亿美元的装备在火星表面缓慢移动时，我们需要知道的是，ALH84001 陨石只是迄今为止确认过的 100 多颗火星陨石中的一颗，而在地球的主要陨石猎场（沙漠和南极洲的冰雪）上，一定还有更多的陨石等着人们的发掘。目前所知的火星陨石大多数是火成岩，即便是名声不佳的 ALH84001 陨石也一样。因此，在这种岩石类型中寻找化石一般难以有好结果。相比之下，数量很少的角砾岩则提供了更多的可能性（不仅正常的表面侵蚀会产生角砾岩化作用，当冲向地球的火流星将火星表面的岩石碎片炸飞的时候，也会发生角砾岩化作用）。或许，人们需要在地球上更仔细地寻找火星上存在生命的证据。那些成分为砂岩或泥岩的火星陨石可能是真正的宝藏——这不是没可能的，因为火星上广泛分布的沉积岩可能也受到过来自宇宙的冲击从而来到了地球。

在地球上，一两克泥岩中便会含有数以万计的、肉眼不可见的迷你骨骼，例如那些疑源类。它们在地球上存在了超过 30 亿年，远早于那些更大、更明显的壳体和骨头的演化。因此，在火星表面变得干燥、冰冻、充满了高氯酸盐这种杀菌物质之前的 10 亿年中，火星上也可能演化出了类似的迷你骨骼。[93] "好奇号"很难识别这种微小的骨骼，即便这些骨骼就存在于它经过的岩层中。哪怕地球上有一小块这样的岩石，经验丰富的古生物学家就会努力地挖掘出那些微小的遗骸。

　　地球上古老的前寒武纪岩层中确实存在着最后被证明是原始生命，甚至是原始骨骼的巨大结构。如果"好奇号"在这里，便可以用它的17只眼睛来检查这些结构。这一段漫长得几乎难以想象的时期是叠层石的鼎盛时期。在那漫长的时间内，微生物使周围的矿物质结晶，从而创造出特殊的岩石纹理。人们将这些岩石纹理看作一种原始骨骼。也许，它们确实就是原始骨骼，因为它们可能代表着某种星际常态，而不仅仅是一种复杂的巴洛克式骨骼结构（这也是如今地球所在的显生宙的特征）。目前，在不知疲倦的"好奇号"探测器的"愿望清单"上，叠层石所代表的原始结构赫然在列。但是人们对地球上的叠层石的早期研究并非一帆风顺，因此对于那些火星上可能存在的叠层石的研究，也绝非易事。

活的岩石?

　　早在威廉·洛根和 J. 威廉·道森开始白费力气地探索黎明虫的前几十年，地质学家约翰·斯蒂尔（John Steele）在纽约州的寒武纪岩层中发现了一种有着一层层圆形纹路，就和卷心菜一样的岩石。[94] 他称它们为"钙质结核"（calcareous concretions）。这个名字说明，斯蒂尔认为它们是一种经过地下化学作用而形成的无机结构。后来在1865年，劳氏劳氏笔石这个名字的创造者詹姆斯·霍尔将这种结构取名为陀螺状隐生藻（*Cryptozoon proliferum*）。霍尔也是洛根和道森对于黎明虫解读的支持者之一。霍尔对这个似乎是远古生物重大突破的发现充满了兴趣，他将斯蒂尔的"钙质结核"重新归类为生物，而非化学物质，并宣称它们是某种早期动物的骨骼。后来，在其他前寒武纪岩层中也发现了类似的结构，并被命名为古隐藻叠层石（*Archaeozoon*）。到了19世纪末，人们在前寒武纪和寒武纪岩层中发现了各种各样的层状结构，而人们对它们的解读围绕着一个最基本的问题：它们到底是动物还是矿物？在无法做出判断的情况下，另一个选项——植物——便顺理成章地进入了"赛道"。

提出这个建议的是恩斯特·卡尔科夫斯基（Ernst Louis Kalkowsky），[95] 他主要研究的是欧洲相对年轻且未被改变过的三叠纪岩石。19世纪晚期，卡尔科夫斯基已是德国萨克森州一位知名地质学家，也是德累斯顿国家矿物和地质博物馆的馆长。1895年，卡尔科夫斯基在参加德累斯顿召开的地质大会时留下了一张照片，照片中所有在场的人（除了钢琴家）都愉快且戏剧化地举着啤酒杯对着镜头。照片上的人们有的留着精致的小胡子，有的留着浓密的络腮胡，看上去就像是一个大型的马克斯兄弟团队[*]。由此可见，卡尔科夫斯基生活在一个充满活力又欣欣向荣的地质学家群体中。卡尔科夫斯基在博物馆的职位反映出他的兴趣和偏见。他认为自己是一个矿物学家和地质学家，并且轻蔑地认为古生物学是一门"附属学科"，与生物学的关系较大，与地质学的关系较小。不过，卡尔科夫斯基最伟大、最令人印象深刻的洞见本质上却属于古生物学的范畴。地球科学就是这样，其发展方式总是那么奇特。

到了 20 世纪初，卡尔科夫斯基在研究下萨克森州的三叠纪早期岩层时注意到，一层一层叠起来的石灰岩那弯曲的叠层通常会形成一个几厘米高的圆顶状团块。这些团块很像北美的隐生藻，不过，鉴于卡尔科夫斯基对古生物学的轻视，他可能不知道这个词。他为这种圆顶状的结构取名为"叠层石"，并认为它们是因"类似植物的简单生物"的活动而形成的。也就是说，它们实际上是一种微生物产生的结构，并且会一层层地不断增长。"叠层石"这个名字很快就被广泛地接受了，但是卡尔科夫斯基的解读推翻了地质学家先前的理解——地质学家曾认为，这些结构只是层状的化学沉淀物。人们围绕这种结构的讨论，本质上和当初围绕黎明虫进行的讨

论是一样的。人们的基本分歧点在于，在这种结构中，怎样算是生物属性，而怎样又算是化学属性？当 1938 年卡尔科夫斯基去世时，人们还是普遍认为叠层石是一种无机物。

更多的证据正在来的路上，而这一次，这种来自现代的证据再一次表明，现代证据也可以成为探索远古历史的钥匙。

活着的叠层石

在不列颠哥伦比亚省的伯吉斯页岩上发现了寒武纪化石库的查尔斯·杜利特尔·沃尔科特所在的家族是非常保守的，至少在某些方面是非常保守的。他的父亲也叫查尔斯·杜利特尔·沃尔科特，并遵照传统，为自己的一个儿子取了和自己一模一样的名字（谢天谢地，他没有让所有儿子都用自己的名字）。斯蒂芬·杰·古尔德（Stephen Jay Gould）在他的著作《奇妙的生命》（*Wonderful Life*）一书描述了沃尔科特的性格，认为沃尔科特是传统信仰的化身。但是，在叠层石上，沃尔科特的研究展现了非凡的想象力和洞见力。由于某种巧合，沃尔科特的职业生涯与詹姆斯·霍尔的职业生涯交汇了（他曾是霍尔的助理），后来，沃尔科特的职业成就达到了和威廉·洛根差不多的程度（他先是美国地质调查局的一把手，后接管了史密森尼学会）。人们曾用沃尔科特的名字命名了一座山（尽管只是伯吉斯山脉的一座山峰）。

沃尔科特在野外进行地质工作时，时不时便会遇到鳞茎状的层状岩石结构，他称之为霍尔的隐生藻。后来，他为另一种圆顶状特征没那么明显的层状岩石创造了一个专属名字——聚环藻（*Collenia*，是以蒙大拿州大贝尔特山脉的一位农场主的名字命名的）。他并没有受卡尔科夫斯基的影响，但是在1914年，他也提出这些结构是蓝菌活动的结果。[96] 他的研究比卡尔科夫斯基更进一步，提出了这种结构在现代的一个相似体。他举了一个例子—— 位于石灰岩地形中的湖泊浅水表面下，肉眼可以瞥见的、被黏稠的微生物席覆盖着的土丘状结构——钙质凝灰岩（calcareous tufa）。沃尔科特认为，钙质凝灰岩是那些前寒武纪结构的现代版本。

人们对于沃尔科特的想法，和当初对卡尔科夫斯基的观点一样，呈现褒贬不一的态度。并不是所有研究人员都认为钙质凝灰岩是叠层石的现代版本。反对的声音认为，虽然现代的钙质凝灰岩与覆盖它们的蓝菌有关，但是现代钙质凝灰岩的孔隙比古代叠层石多得多，而且它们的分层很脆弱。因此，讨论再次陷入僵局。下一个突破性的证据，则来自海洋。

研究石灰岩和化石的好处之一是，探索现代石灰岩的最佳地点通常是在海边，气候炎热，阳光充沛，且风景如画。从20世纪30年代起，地质学家就开始前往巴哈马群岛和佛罗里达等潜水天堂，凭肉眼观察现代石灰岩形成纹理和结构的过程。在这个过程中，有些地质学家也在努力地寻找能够解开叠层石之谜的线索。人们发现了很多微生物席，却没有发现那古老的前寒武纪结构的现代对等体。

真正的突破来自世界的另一端——尽管也是在热得喘不过气来的沿海地区。鲨鱼湾位于澳大利亚的最西端，是一大片因沙堤而与印度洋隔离开来的水域。当法国探险家亨利-路易·德·索尔塞斯·德·弗雷西内（Henri-Louis de Saulces de Freycinet）在 19 世纪初来到这里时，他（误）以为沙堤完全阻隔了人类进入这个本可以十分吸引人的港口，因此他为这个地方取名为"无法使用的港口"（Havre Inutile）。对译名做调整后，如今这个小镇因"无用之环"（Useless Loop）这个名字而闻名。

"无用之环"的居民们靠晒盐为生。他们借助炎热的太阳，让大盐田中的水分迅速蒸发。这种强大的蒸发体系，再加上海湾中的高浓度盐水，帮助鲨鱼湾保存了那些古老的叠层石，而鲨鱼湾也因为这些现存的令人印象深刻的叠层石而声名鹊起（图 43）。另一位地质学家布莱恩·洛根（Brian Logan，据我们所知，他和威廉·洛根没有亲缘关系）在 20世纪 60 年代中期对这些叠层石进行过描述，他直接将这些结构与前寒武纪的隐生藻和聚环藻做了比较。[97] 这些现代结构在

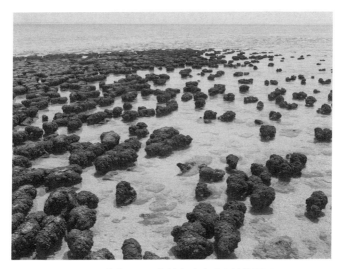

图43　澳大利亚西部鲨鱼湾中现存的叠层石

湖泊的潮间带随处可见，它们看起来就像是一片由倒过来的大象脚掌组成的稀疏的森林。

　　他仔细检查这些结构后发现，柱子的顶部覆盖着一层厚厚的、像橡胶一样有弹力的微生物席。这层微生物席由极其微小的，大约几毫米厚的蓝藻丝体组成。微生物席下方的柱状结构是由海湾中沙质沉积物所形成的弯曲层组成的。洛根认为，微生物席会分泌出黏稠的有机物质，从而困住沙子，形成沉积层。每形成一层，其顶部就会迅速形成微生物席，以便困住更多的沉积物。微生物席刺激了碳酸钙颗粒的自然黏结，因此这些原始的微生物骨骼很快就转化成了新形成的岩石。

为什么是鲨鱼湾呢？为什么这些结构很少在世界其他地方出现呢？洛根认为，鲨鱼湾的环境——半封闭的海湾，有着炎热的蒸发型气候—— 起了重要作用。高盐度的海水劝退了那些会吃掉微生物席的蜗牛和甲壳动物，而在前寒武纪，世界上还没有蜗牛或甲壳动物，因此这些微生物席（以及叠层石）可以在海床上不受干扰地建造自己的骨骼。这是大规模骨骼建造的原始阶段，而早期的地球在这个阶段停留了约30亿年。

或许，火星也经历过这个阶段。

火星叠层石？

"好奇号"火星探测器的前辈"勇气号"火星探测器在火星上发现了类似叠层石结构的痕迹。这些痕迹的成分并不是碳酸盐岩（火星上很少有碳酸盐岩），而是在温泉周边形成的乳白色的水合二氧化硅。"勇气号"拍回来的照片显示，火星表面的土壤中伸出了这种矿物质的小型节状结构。相关的空间科学家们描述其"形似花椰菜"——这个类比和维多利亚时期的前辈们用来描述地球早期叠层石的类比是一致的。那么，它们是原始的微生物骨骼吗？它们可以证明古代火星上曾存在生命吗？更引人注意的是，这些火星花椰菜很像智利那极度干旱的阿塔卡马沙漠中间歇泉周围形成的那些结构。阿塔卡马沙漠是地球上为数不多的几个接近火星环境的地方之一。人们认为，在智利那些指状凸起的形成过程中，微生物起了重要作用。研究它们的学者称这些结构为"微叠层石"。那么，在火星上发现的痕迹，是真正的火星骨骼的证据吗？

"不要太快下结论"是人们的普遍态度。某些事物看起来像生物，并不意味着它一定是生物。现在，让我们的注意力从那颗火红的星球回到自己的地球。近年来，关于叠层石的讨论涉及更为细致的方面，人们不再纠结过去是否存在过由生物产生的叠层石。答案很明显，因为我们能清楚地看到它们的存在。现在人们纠结的是，是否所有类似叠层石的结构都是生物性的，或者说，是否有纯化学来源的叠层石。如果是的话，那么就需要非常慎重地考虑火星和其他行星上类似叠层石的结构了，毕竟，那些星球上，任何微生物都有可能不遵守地球的规则。

现在我们需要回忆一下，地球海洋充满了钙元素、碳酸盐、碳酸氢盐和其他离子。这些化学成分是陆地上的岩石在化学风化作用下的溶解物，经由河流而大量地汇入海洋。一旦海洋中这些离子饱和，它们就会沉淀析出，成为海床上新的分层。在这个过程中，生物有可能参与其中，也有可能没有。在地球上的其他环境中，也存在着这种分层的岩石结构，例如以纯化学形式存在的石灰岩洞穴中的钟乳石和石笋。而在其他星球上，化学元素饱和的任何液体都会遵守这样的规则。因此，如何辨别化学性结构和生物性结构呢？

仔细地查看了地球上的叠层石状结构后，人们发现了两种分层情况。[98] 一种是由晶体方解石构成的或多或少连续的分层，另一种则是由碳酸盐胶结物组成的不均匀的分层。前者被认为是化学性结构，后者被认为是生物性结构（尽管也存在混合式结构）。根据这个标准，地球上最古老且具有说服力的生物性叠层石可追溯至大约35亿年前。[99] 在澳大利亚皮尔布拉地区的斯特尼湖（Strelley Pool），很多沉积岩逃脱了其他太古岩石所经受过的严重质变的命运。那里的岩石包含各种样式的叠层石——有些高度不高且坡度平缓，有些像装鸡蛋的盒子，还有一些是很高的相互连接的锥形体。这些形状无法简单地用化学沉淀来解释，但如果这些结构在形成过程中涉及不同种类的黏稠微生物席，那一切就都说得通了。这些结构是地球上最古老的原始骨骼，在它们形成的时候，火星表面还流动着液态水。

在斯特尼湖的叠层石中，没有发现微生物的化石，但是当地有伴生的燧石层。燧石层是一种颗粒极其细且富含硅元素的岩石，具有保存单个细胞的软体组织的能力。人们现在对寻找这类化石的过程已经很熟悉。早期曾有一份关于丝状微体化石的报告，不过后来被证明并不正确，那些细丝只是充满了铁元素和二氧化硅的断裂横截面。但是，仔细研究其他分层后，人们还是找到了具有说服力的微体化石标本。[100]

所有这些，都让那些试图在火星及其他行星上寻找叠层石的科学家充满了希望。当然，分辨生物性骨骼和化学沉淀物的经验法则也许并不适用于地球之外的星球。每一颗可能存在或曾经存在生命的星球都有自己的经验法则。因此，在密切关注那些可能是外星叠层石的分层结构的同时，我们还需要明白，生物生成的层状岩石和那些通过纯物理或化学作用而形成的层状岩石只是在细节上有所不同。在这种情况下，细节决定成败，而不同的星球肯定会有不同的细节。

多元化的地外骨骼

或许，我们可以从另一个角度来搜索外星骨骼。就目前我们所知道的而言，水是生命的必要条件。目前，地球是太阳系中唯一一个表面有大量液态水的行星——火星和金星的表面可能都存在过海洋。[101] 但是，随着对太阳系的探索，人们也在其他天体上发现了丰富的液态水，有些天体上的液态水储量甚至比地球还大。木卫二、土卫六、木卫四、木卫三、土卫二、海卫一、土卫一——所有这些太阳系其他行星的卫星都被证实或被怀疑拥有海洋，不过这些海洋都隐藏在厚厚的冰层之下。

现在，先让我们来思考一下骨骼的主要成分——某种可溶解的物质，可以从溶液中轻松地析出，从而成为骨骼的刚性矿物结构。在地球上，骨骼的主要成分是碳酸钙、二氧化硅、磷酸盐以及复杂的有机物质。在其他星球上，符合这些条件的，可能是不同种类的物质。例如，对于火星来说，不管是很久以前还有水圈的时期还是后来没有水圈的时期，火星都缺少或者说可能缺少碳酸盐。这可能是因为在火星上，碳酸盐的主要成分二氧化碳很容易被太阳风带至外太空。二氧化硅是火星上那些逐渐缩小的海洋和湖泊中的主要离子，除此之外，还有作为硫酸盐的硫。在地球上，硫酸盐在微生物的作用下会还原成硫化物，然后与铁结合形成黄铁矿。所以，火星上会有由愚人金制成的闪闪发光的骨骼吗？这种骨骼会和地球上的化石获得的黄铁矿盔甲一样吗？或者，会和深海的腹足动物在活着的时候形成的边缘含有硫化铁的骨骼一样吗？

我们也可以想象其他能够形成骨骼的物质。在比地球寒冷的行星或太阳系的那些卫星上，冰也许能发挥作用。镁盐、钾盐、钠盐、硒盐或许也能起作用。此外，碳氢化合物也可能成为骨骼制造时的常见成分。在土卫六上，甲烷和乙烷形成的雨在类似岩石的冰层地貌上形成了河流、湖泊和碳氢化合物的海洋。这些碳氢化合物通常会发生聚合反应，从而组成更复杂的高分子化合物的烟雾和颗粒，部分烟雾和颗粒会被氮气风吹进移动的沙丘。也许这个零下180℃的环境并不适合孕育生命（至少就我们所知而言）。但是，在那冰壳下方，存在着一个海洋，海洋中可能溶解了来自卫星岩石核心的盐分（表面的有机化合物可能会通过裂缝和裂纹向下渗透至岩石核心），从而有可能滋养了那阳光无法照射到的黑暗的岩石深层。在这里，物理手段（例如潮汐）和化学手段（例如液体—岩石反应）可以产生能量，从而为某种生命提供动力。对于这种生命来说，有了这些碳氢化合物，它们就能试验类似疑源类的微骨骼或泰坦式的巨大骨骼。我们可以将这种形式想象为地外生态系统的一部分。

如果在这些地方，生命最终发展出了复杂的命令与控制系统，从而能使许多细胞共同生存和行动，并且能分化出专门的组织，那又会如何呢？下一代的骨骼会是什么呢？

下一阶段出现的通用骨骼结构可能是从某种海底形成的珊瑚状的结构。毕竟，在地球上，不仅3种不同种类的珊瑚采用了这种模式，海绵、层孔虫、古杯动物、双壳动物、腕足动物和外肛动物也采用了这种模式。在机动性和保护性方面，双壳动物的壳就很耐寒，而且不仅是双壳类软体动物，腕足动物、蚌虫和介形虫的壳都是如此。而在长寿和生存能力方面，就不要想那些巨大的蛤蜊了，因为在漫长的地球岁月中延续下来的，都是那些体形微小的东西。米粒大小的介形虫安然地度过了地球上的每一次生物大灭绝——即便它们不是完好无损，但至少比大部分生物群体好得多。在地球的历史中，小型底栖动物一直都在。因此，外星生物学家或外星古生物学家乘坐着星际飞船在外星着陆时，最好随时带上一个简单但功能强大的手持放大镜。

真正令人害怕的有骨骼的生物，大概是那个只出现过一次的物种，即那个地球上数十亿物种之一的人类。按照地质时间比例尺来说，这些充满科技的骨骼只出现了"几分钟"，但他们从出现开始，便逐渐演化，从而接管并改变了这个星球，而且他们还在以更快的速度继续演化。不可否认，"我们"和我们的机器的故事，可能很快就会因为某场自然灾难而结束。当然，我们和我们的机器也可能成功地度过接下来几个危险的世纪，从而在地球上获得更长久的住所，并开始探索移居其他星球的方式。在那些遥远又充满危险的区域，由金属和硅制成的骨骼可能比我们那由软体组织包裹着的磷酸盐骨头组成的原始骨骼更为可靠及耐用。

在宇宙某处的其他星球可能也遇到了类似的转折点。在历史上，这种突然的岔路口不是走向悲剧，就是走向变革。也许，一个成熟的生物学历史的真正开端，要抛弃祖先的骨骼，并设计出能够在星际间维持生命的骨骼。

注　释

01　骨骼出现

1. Hua et al. 2005.
2. 不过，有些海葵已经演化到可以在沉积物中钻洞的地步。
3. Babcock et al. 2014.
4. Hua et al. 2003.
5. Chen et al. 2008; Cai et al. 2015.
6. Lee et al. 2013.
7. Vartanyan et al. 1993.
8. 在《海洋世界》(*Ocean Worlds*) 第六章中讲述了完整的故事 (Zalasiewicz and Williams 2014)。
9. E.g. Gabbott et al. 2008.
10. Caron and Jackson 2008; Vannier 2007.
11. Moysiuk et al. 2017.
12. Welland 2009.
13. Rundell and Leander 2010.
14. Fortey et al. 1997.
15. Harvey and Butterfifield 2017.

02　外骨骼

16. Hou et al. 2014.
17. Butterfield and Harvey 2012.
18. Knell and Fortey 2005. 也可见于理查德·福提的《三叶虫》(*Trilobite*) 一书 (Fortey 2000)。
19. Campbell 1975.

20. Hou et al. 2017.

21. Selden and Read 2008.

22. Choo et al. 2014.

23. Dunlop 1996.

24. Yao et al. 2010.

25. Yoon 1995.

26. Vermeij 1995.

27. Daniel et al. 1997.

03　内骨骼

28. 粗略估计，这是一个 40 亿年前就存在的微生物的星球。

29. 关于节肢动物，我们推荐读者了解那只叫 Archy 的蟑螂，它和一只名叫 Mehitabel 的可耻的猫是朋友，它写了一首自由诗，这首诗经由 Don Marquis（人类）呈现在了我们面前。

30. 目光敏锐的观众可能会在宫崎骏的《天空之城》中看到它们在护城河中平静地游泳。

31. 我们在《海洋世界》一书中描述了该化石产地的发现过程（Zalasiewicz and Williams 2014）。

32. 阿加西用这种奇异鱼的发现者休·米勒的名字来命名这种鱼，以此让这位天才石匠永垂不朽。这种奇异鱼只是米勒发现的物种之一。

33. 团队成员之一的尼尔·舒宾后来写了一部经典著作《你体内的鱼》（*Your Inner Fish*），书中描述了这一发现（Shubin 2009）。

34. Paton et al. 1999.

35. 这是由好莱坞演员维克多·迈彻（Victor Mature）主演的电影，而不是由拉寇儿·薇芝翻拍的那部。

36. By Jostein Starrfelt and Lee Hsiang Liow of the University of Oslo（Starrfelt and Liow 2016）.

37. Groenewald et al. 2001.

38. Brunet et al. 2002.

39. Villmoore et al. 2015.

40. Ward et al. 2014.

41. Henshilwood et al. 2002.

42. Zamora et al. 2012.

43. 确切地说，是关于后来被称为演化的东西。达尔文本人并没有使用这个术语，而是称之为"血统修正"（Descent with Modifification）。

44. Gahn and Baumiller 2003.

04　植物骨骼

45. Knauth and Kennedy 2009.

46. Stein et al. 2007.

47. Buffon 2018.

48. Winchester 2001.

49. Davies and Gibling 2010; Davies and Gibling 2013.

50. Williams et al. 2014.

51. Williams 2010.

52. Lateiner 2002.

05　巨型骨骼

53. 包括三叠纪—侏罗纪交界的那一次生物大灭绝。这次生物大灭绝直到最近才有学者像研究二叠纪—三叠纪生物大灭绝和白垩纪—古近纪生物大灭绝那样对它展开研究，见 Pálfy and Kocsis 2014。

06　迷你骨骼

54. 我们在《海洋世界》一书中讲述了这个非凡概念的诞生和消亡（Zalasiewicz and Williams 2014）。

55. 最强的酸似乎是目前的"超强酸"氟锑酸，它的酸性大约是浓硫酸的 100 万倍。

56. Javaux et al. 2010.

57. 这并未对他的旅行造成永久的妨碍。后来他对俄罗斯的考察就组织得很好。不过也有观察员指出，俄罗斯人的过度好客其实存在显著的风险。

07　飞行骨骼

58. Hu et al. 2016.

59. Trewin 2004.

60. Engel and Grimaldi 2004.

61. Norberg 2006.

62. Chapelle and Peck 1999.

63. Xu et al. 2013.

64. Bressan 2014.

65. Hone 2009.

66. Witton 2015.

67. 我们注意到，这块化石所在的沉积层的年代是有争议的，可能是白垩纪早期。

68. Balter 2015.

69. Morris 2017.

70. Meng et al. 2006.

71. McCracken et al. 2016.

08　骨骼档案馆

72. Morelle 2013.

73. 环境活动家蕾切尔·卡逊（Rachel Carson）说过的话。她最著名的作品是关于杀虫剂的《寂静的春天》（*Silent Spring*），她还写过几本关于海洋的好书。

74. Hays et al. 1976.

75. 实际上，10万年的周期会因为2万年周期和4万年周期的影响而被延长或缩短。最近的一次周期就因此被延长了。

76. Mauritian Wildlife Foundation 2017.

77. Wells 1963.

78. Scrutton 1964.

79. Trotter et al. 2008.

80. Schopf 1970.

81. Du Hamel and de Buffon 1737.

82. 她的同名小说《时间的女儿》（*The Daughter of Time*）被认为是世界上最棒的侦探小说之一。

83. Lamb et al. 2014.

09　未来骨骼

84. 鸟类恐龙——鸟类——仍在我们身边。

85. Mayor 2000.

86. Smil 2011.

87. Koch and Barnosky 2006.

88. Barnosky et al. 2011.

89. Dixon 1983.

90. 不是达尔文的原文，见 Ross 2017。

91. 这是莱斯特大学的卡里斯·本尼特（Carys Bennett）和理查德·托马斯（Richard Thomas）领导的团队的研究结果。

10　外星骨骼

92. 关于这个故事更多引人入胜的细节，参见 O'Brien 1970，Adelmann 2007。

93. Wadsworth and Cockell 2017.

94. Riding 2011.

95. Gehler and Reich 2008.

96. Riding 2011.

97. Logan 1961.

98. Riding 2011.

99. Allwood et al. 2006.

100. Wacey et al. 2011.

101. 我们在《海洋世界》中讨论过可能性（Zalasiewicz and Williams 2014）。

参考文献

01 骨骼出现

Babcock, L.E., Peng, S., Zhu, M., Xiao, S., and Ahlberg, P. 2014. Proposed reassessment of the Cambrian GSSP. *African Journal of Earth Sciences* **98**, 3–10.

Cai, Y., Xiao, S., Hua, H., and Yuan, X. 2015. New material of the biomineralizing tubular fossil *Sinotubulites* from the late Ediacaran Dengying Formation, South China. *Precambrian Research* **261**, 12–24.

Caron, J.B., and Jackson, D.A. 2008. Paleoecology of the Greater Phyllopod Bed community, Burgess Shale. *Palaeogeography Palaeoclimatology Palaeoecology* **258**, 222–56.

Chen, Z., Bengtson, S., Zhou, C., Hua, H., and Yue, Z. 2008. Tube structure and original composition of *Sinotubulites*: shelly fossils from the late Neoproterozoic in southern Shaanxi, China. *Lethaia* **41**, 37–45.

Fortey, R.A., Briggs, D.E.G., and Wills, M.A. 1997. The Cambrian evolutionary 'explosion' recalibrated. *Bioessays* **19**, 429–34.

Gabbott, S., Zalasiewicz, J., and Collins, D. 2008. Sedimentation of the Phyllopod Bed within the Cambrian Burgess Shale Formation of British Columbia. *Journal of the Geological Society* **165**, 307–18.

Harvey, T.H.P., and Butterfield, N.J. 2017. Exceptionally preserved Cambrian loriciferans and the early animal invasion of the meiobenthos. *Nature Ecology and Evolution* **1**, 0022.

Hua, H., Chen, Z., Yuan, X., Zhang, L., and Xiao, S. 2005. Skeletogenesis and asexual reproduction in the earliest biomineralizing animal *Cloudina*. *Geology* **33**, 277–80.

Hua, H., Pratt, B.R., and Zhang, L-Y. 2003. Borings in *Cloudina* shells: complex predator–prey dynamics in the terminal Neoproterozoic. *Palaios* **18**, 454–9.

Lee, M.S.Y., Soubrier, J., and Edgecombe, G.D. 2013. Rates of phenotypic and genomic evolution during the Cambrian explosion. *Current Biology* **23**, 1889–95.

Moysiuk, J., Smith, M.R., and Caron, J-B. 2017. Hyoliths are Palaeozoic lophophorates. *Nature* **541**, 394–7.

Rundell, R.J., and Leander, B.S. 2010. Masters of miniaturization: Convergent evolution among interstitial eukaryotes. *Bioessays* **32**, 430–7.

Vannier, J. 2007. Early Cambrian origin of complex marine ecosystems. In: Williams, M., Haywood, A.M., Gregory, F.J., and Schmidt, D.N. (eds) *Deep Time Perspectives on Climate Change*. Geological Society.

Vartanyan, S.L., Garutt, V.E., and Sher, A.V. 1993. Holocene dwarf mammoths from Wrangel Island in the Siberian Arctic. *Nature* **362**, 337–40.

Welland, M. 2009. *Sand*. Oxford University Press.

Zalasiewicz, J., and Williams, M. 2014. *Ocean Worlds: The Story of Seas on Earth and Other Planets*. Oxford University Press.

02　外骨骼

Butterfield, N.J., and Harvey, T.P.H. 2012. Small carbonaceous fossils (SCFs): A new measure of early Palaeozoic palaeobiology. *Geology* **40**, 71–4.

Campbell, K.S.W. 1975. The functional morphology of *Cryptolithus*. *Fossils and Strata* **4**, 65–86.

Choo, B., Zhu, M., Zhao, W., Jia, L., and Zhu, Y. 2014. The largest Silurian vertebrate and its palaeoeocological implications. *Scientific Reports* **4**, 5242.

Daniel, T.L., Helmuth, B.S., Saunders, W.B., and Ward, P.D. 1997. Septal complexity in ammonoid cephalopods increased mechanical risk and limited depth. *Paleobiology* **23**, 470–81.

Dunlop, J. 1996. A trigonotarbid arachnid from the Upper Silurian of Shropshire. *Palaeontology* **39**, 605–14.

Fortey, R. 2000. *Trilobite!* Harper Collins.

Hou, X., Siveter, D.J., Siveter, D.J., Aldridge, R.J., Cong, P., Gabbott, S.E., et al. 2017. *The Cambrian Fossils of Chengjiang, China: The Flowering of Early Animal Life*. John Wiley and Sons.

Hou, X., Williams, M., Siveter, D.J., Siveter, D.J., Gabbott, S., Holwell, D., et al. 2014. A chancelloriid-like metazoan from the early Cambrian Chengjiang Lagerstätte, China. *Scientific Reports* **4**, 7340.

Knell, R.J., and Fortey, R.A. 2005. Trilobite spines and beetle horns—sexual selection in the Palaeozoic? *Biology Letter* **1**, 196–9.

Selden, P., and Read, H. 2008. The oldest land animals: Silurian millipedes from Scotland. *Bulletin of the British Myriapod and Isopod Group* **23**, 36–7.

Vermeij, J. 1995. *A Natural History of Shells*. Princeton Science Library.

Yao, H., Dao, M., Imholt, T., Huang, J., Wheeler, K., Bonilla, A., et al. 2010. Protection mechanisms of the iron-plated aromour of a deep-sea hydrothermal vent gastropod. *PNAS* **107**, 987–92.

Yoon, C.K. 1995. Scientist at work: Geerat Vermeij; getting the feel of a long ago arms race. *New York Times*. Available at: http://www.nytimes.com/1995/02/07/science/

scientist-at-work-geerat-vermeij-getting-the-feel-of-a-long-ago-arms-race.html?
pagewanted=all (accessed Aug. 2017).

03 内骨骼

Brunet, M., Guy, F., Pilbeam, D., Mackaye, H.T., Likius, A., Ahounta, D., et al. 2002. A new hominid from the Upper Miocene of Chad, Central Africa. *Nature* **418**, 145–51.

Gahn, F.J., and Baumiller, T.K. 2003. Infestation of Middle Devonian (Givetian) camerate crinoids by platyceratid gastropods and its implications for the nature of their biotic interaction. *Lethaia* **36**, 71–82.

Groenewald, G.H., Welman, J., and MacEachern, J.A. 2001. Vertebrate burrow complexes from the Early Triassic Cynognathus Zone (Driekoppen Formation, Beaufort Group) of the Karroo, Basin, South Africa. *Palaios* **16**, 148–60.

Henshilwood, C., d'Errico, F., Yates, R., Jacobs, Z., Tribolo, C., Duller, G.A., et al. 2002. Emergence of modern human behavior: Middle Stone Age engravings from South Africa. *Science* **295**, 1278–80.

Paton, R.L., Smithson, T.R., and Clack, J.A. 1999. An amniote-like skeleton from the Early Carboniferous of Scotland. *Nature* **398**, 508–13.

Shubin, N. 2009. *Your Inner Fish*. Vintage.

Starrfelt, J., and Liow, L.H. 2016. How many dinosaur species were there? Fossil bias and true richness estimated using a Poisson sampling model. *Philosophical Transactions of the Royal Society* **B371**, 20150219.

Villmoare, B., Kimbel, W.H., Seyoum, C., Campisano, C.J., DiMaggio, E.N., Rowan, J., et al. 2015. Early *Homo* at Ledi-Geraru, Afar, Ethiopia. *Science* **347**, 1352–5.

Ward, C.V., Tochen, M.W., Plavcan, J.M., Brown, F.H., and Manthi, F.Y. 2014. Early Pleistocene third metacarpal from Kenya and the evolution of modern human hand-like morphology. *PNAS* **111**, 121–4.

Zalasiewicz, J., and Williams, M. 2014. *Ocean Worlds: The Story of Seas on Earth and Other Planets*. Oxford University Press.

Zamora, S., Rahman, I.A., and Smith, A.B. 2012. Plated Cambrian bilaterians reveal the earliest stages of echinoderm evolution. *PloS One* **7**, e38296.

04 植物骨骼

Buffon, Comte de. 2018. *The Epochs of Nature*. (Translated and compiled by Zalasiewicz, J., Milon, A.-S., and Zalasiewicz, M., with an introduction by Zalasiewicz, J., Sorlin, S., Robin, L., and Grinevald, J.) Chicago University Press.

Davies, N.S., and Gibling, M.R. 2010. Cambrian to Devonian influence of alluvial systems: The sedimentological impact of the earliest land plants. *Earth Science Reviews* **98**, 171–200.

Davies, N.S., and Gibling, M.R. 2013. The sedimentary record of Carboniferous rivers:

Continuing influence of land plant evolution on alluvial processes and Palaeozoic ecosystems. *Earth Science Reviews* **120**, 40–79.

Knauth, L.P., and Kennedy, M.J. 2009. The late Precambrian greening of Earth. *Nature* **460**, 728–32.

Lateiner, D. 2002. Pouring bloody drops (Iliad 16.459): The grief of Zeus. *Colby Quarterly* **38**, 42–61.

Stein, W.E., Mannolini, F., Hernick, L.A., Landing, E., and Berry, C.N. 2007. Giant cladoxylopsid tress resolve the enigma of the Earth's earliest fossil forest at Gilboa. *Nature* **446**, 904–7.

Williams, C.G. 2010. Long-distance pine pollen still germinates after meso-scale dispersal. *American Journal of Botany* **97**, 846–55.

Williams, M., Zalasiewicz, J., Davies, M., Mazzini, I., Goiran, J-P., and Kane, S. 2014. Humans as the third evolutionary stage of biosphere engineering of rivers. *Anthropocene* **7**, 57–63.

Winchester, S. 2001. *The Map that Changed the World: William Smith and the Birth of Modern Geology*. HarperCollins.

05　巨型骨骼

Pálfy, J., and Kocsis, A.T. 2014. Volcanism of the Central Atlantic magmatic province as the trigger of environmental and biotic changes around the Triassic–Jurassic boundary. *Geological Society of America Special Papers* **505**, 245–61.

06　迷你骨骼

Javaux, E.J., Marshall, C.P., and Bekker, A. 2010. Organic-walled microfossils in 3.2-billion-year-old shallow-marine siliciclastic deposits. *Nature* **463**, 934–8.

Zalasiewicz, J., and Williams, M. 2014. *Ocean Worlds: The Story of Seas on Earth and Other Planets*. Oxford University Press.

07　飞行骨骼

Balter, M. 2015. Feathered fossils from China reveal dawn of modern birds. *Science News*. Available at: http://www.sciencemag.org/news/2015/05/feathered-fossils-china-reveal-dawn-modern-birds (accessed Aug. 2017).

Bressan, D. 2014. Bat-pterodactyls. *Scientific American*. Available at: https://blogs.scientificamerican.com/history-of-geology/bat-pterodactyls (accessed Aug. 2017).

Chapelle, G., and Peck, L.S. 1999. Polar gigantism dictated by oxygen availability. *Nature* **399**, 114–15.

Engel, M.S., and Grimaldi, D.A. 2004. New light shed on the oldest insect. *Nature* **427**, 627–30.

Hone, D. 2009. What on Earth are pycnofibers? *Archosaur Musings*. Available at: https://

archosaurmusings.wordpress.com/2009/08/05/what-on-earth-are-pycnofibers/ (accessed Aug. 2017).

Hu, G., Lim, K.S., Horvitz, N., Clark, S.J., Reynolds, D.R., Sapir, N., et al. 2016. Mass seasonal bioflows of high-flying insect migrants. *Science* **354**, 1584–7.

McCracken, G.F., Safi, K., Kunz, T.H., Dechmann, D.K., Swartz, S.M., and Wikelski, M. 2016. Airplane tracking documents the fastest flight speeds recorded for bats. *Royal Society Open Science* **3**, 160398.

Meng, J., Hu, Y., Wang, Y., Wang, X., and Li, C. 2006. A Mesozoic gliding mammal from northeastern China. *Nature* **444**, 889–93.

Morris, H. 2017. How many planes are there in the world right now? *Telegraph*. Available at: http://www.telegraph.co.uk/travel/travel-truths/how-many-planes-are-there-in-the-world/ (accessed Aug. 2017).

Norberg, U.M.L. 2006. Evolution of flight in animals. *WIT Transactions on State of the Art in Science and Engineering*, vol. 3. WIT Press.

Trewin, N.H. 2004. History of research on the geology and palaeontology of the Rhynie area, Aberdeenshire, Scotland. *Transactions of the Royal Society of Edinburgh: Earth Sciences* **94**, 285–97.

Witton, M.P. 2015. Were early pterosaurs inept terrestrial locomotors? *PeerJ* **3**, e1018.

Xu, G.H., Zhao, L.J., Gao, K.Q., and Wu, F.X. 2013. A new stem-neopterygian fish from the Middle Triassic of China shows the earliest over-water gliding strategy of the vertebrates. *Proceedings Biological Sciences* **280**, 20122261.

08 骨骼档案馆

Carson, R. 2000. *Silent Spring*, reprinted. Penguin.

Du Hamel and de Buffon. 1737. De la cause de l'excentricité des couches ligneuses qu'on apperçoit quand on coupe horisontalement le tronc d'un arbre; de l'inégalité d'épaisseur, & de different nombre de ces couches, tant dans le bois formé que dans l'aubier. *Histoire de l'Académie Royale des Sciences*, 121–34.

Hays, J.D., Imbrie, J., and Shackleton, N.J. 1976. Variations in the Earth's orbit: pacemaker of the ice ages. *Science* **194**, 1121–32.

Lamb, A.L., Evans, J.A., Buckley, R., and Appleby, J. 2014. Multi-isotope analysis demonstrates significant lifestyle changes in King Richard III. *Journal of Archaeological Science* **50**, 539–65.

Mauritian Wildlife Foundation. 2017. Tortoise re-wilding. Available at: http://www.mauritian-wildlife.org/application/index.php?tpid=30&tcid=80 (accessed Aug. 2017).

Morelle, R. 2013. Clam-gate: the Epic Saga of Ming. Available at: http://www.bbc.co.uk/news/science-environment-24946983 (accessed Aug. 2017).

Schopf, J.M. 1970. Petrified peat from a Permian coal bed in Antarctica. *Science,* **169**, 274–7.

Scrutton, C.T. 1964. Periodicity in coral growth. *Palaeontology* **7**, 552–8.

Tey, J. 2009. *The Daughter of Time*, reprint. Arrow.

Trotter, J.A., Williams, I.S., Barnes, C.R., Lécuyer, C., and Nicoll, R.S. 2008. Did cooling oceans trigger Ordovician biodiversification? Evidence from conodont thermometry. *Science* **321**, 550–4.

Wells, J. 1963. Coral growth and geochronometry. *Nature* **197**, 948–50.

09 未来骨骼

Barnosky, A.D., Matzke, N., Tomiya, S., Wogan, G.O., Swartz, B., Quental, T.B., et al. 2011. Has the Earth's sixth mass extinction already arrived? *Nature* **471**, 51–7.

Dixon, D. 1983. *After Man*. St Martin's Press.

Koch, P.L., and Barnosky, A.D. 2006. Late Quaternary extinctions: State of the debate. *Annual Review of Ecology, Evolution and Systematics* **37**, 215–50.

Mayor, A. 2000. *The First Fossil Hunters: Palaeontology in Greek and Roman Times*. Princeton University Press.

Ross, J. 2017. *Darwin's Pigeons*. Available at: http://darwinspigeons.com/ (accessed Aug. 2017).

Smil, V. 2011. Harvesting the biosphere. *Population and Development Review* **37**, 613–36.

10 外星骨骼

Adelmann, J. 2007. *Eozoön*: Debunking the dawn animal. *Endeavour* **31**, 94–8.

Allwood, A.C., Walter, M.R., Kamber, B.S., Marshall, C.P., and Burch, I.W. 2006. Stromatolite reef from the Early Archaean era of Australia. *Nature* **441**, 714–18.

Gehler, A., and Reich, M. 2008. Ernst Louis Kalkowsky (1851–1938) and the term 'stromatolite'. In: Reitner, J., Quéric, N-V., and Reich, M. (eds) *Geobiology of Stromatolites*. University of Gottingen, 9–17.

Logan, B.W. 1961. Cryptozoon and associated stromatolites from the recent, Shark Bay, Western Australia. *Journal of Geology* **69**, 517–33.

O'Brien, C.F. 1970. *Eozoön canadense* 'The Dawn Animal of Canada'. *Isis* **61**, 206–23.

Riding, R. 2011. The nature of stromatolites: 3500 million years of history and a century of research. In: Reitner, J., Quéric, N.V., Arp, G. (eds) *Advances in Stromatolite Biology, Lecture Notes in Earth Sciences*, Vol. **131**. Springer, 29–74.

Wacey, D., Kilburn, M.R., Saunders, M., Cliff, J., and Brasier, M. 2011. Microfossils of sulphur-metabolizing cells in 3.4 billion-year-old rocks of Western Australia. *Nature Geoscience* **4**, 698–702.

Wadsworth, J., and Cockell, C.S. 2017. Perchlorates on Mars enhance the bactericidal properties of UV light. *Scientific Reports* **7**, 4662.

Zalasiewicz, J., and Williams, M. 2014. *Ocean Worlds: The Story of Seas on Earth and Other Planets*. Oxford University Press.

图片版权

1. Iván Cortijo.
2. Adrian Rushton, John Ahlgren.
3. Derek Siveter, Xianguang Hou.
4. Derek Siveter, Xianguang Hou, Peiyun Cong, Xiaoya Ma.
5. Derek Siveter, Xianguang Hou.
6. Derek Siveter, Xianguang Hou.
7. Photo by Rob Stothard/Getty Images.
8. Tom Harvey.
9. Derek Siveter, Xianguang Hou.
10. Derek Siveter.
11. Jason Dunlop.
12. Jan Zalasiewicz.
13. Daderot/Wikimedia Commons/Public Domain.
14. Derek Siveter, Xianguang Hou.
15. Mark Purnell.
16. Mark Purnell.
17. Reconstruction by Bashford Dean in 1909. Public Domain.
18. Figure 4 of Zhu M, Yu X, Choo B, Qu Q, Jia L, et al. (2012) Fossil fishes from China provide first evidence of dermal pelvic girdles in osteichthyans. *PLoS ONE* 7(4): e35103. Brian Choo/CC-BY-SA-2.5.
19. Nobu Tamura/CC-BY-SA-4.0.
20. DiBgd at English Wikipedia/CC-BY-SA-3.0.
21. National Museum Cardiff/Wikimedia Commons/Public Domain.
22. Didier Descouens/CC-BY-SA-4.0.
23. Scott Cuper/CC-BY-SA-4.0.
24. Ulrich Salzmann.

图书在版编目(CIP)数据

不可思议的骨骼：支撑生命的杰作 / (英) 扬·扎拉斯维奇 (Jan Zalasiewicz)，(英) 马克·威廉姆斯 (Mark Williams) 著；林安萧译. -- 北京：社会科学文献出版社，2022.11

书名原文：Skeletons: The Frame of Life

ISBN 978-7-5228-0329-6

Ⅰ.①不⋯ Ⅱ.①扬⋯ ②马⋯ ③林⋯ Ⅲ.①骨骼－普及读物 Ⅳ.①R322.7-49

中国版本图书馆CIP数据核字（2022）第109802号

不可思议的骨骼：支撑生命的杰作

著　　者 / ［英］扬·扎拉斯维奇（Jan Zalasiewicz）
　　　　　 ［英］马克·威廉姆斯（Mark Williams）
译　　者 / 林安萧
审　　校 / 邢立达

出 版 人 / 王利民
责任编辑 / 王　雪　杨　轩

出　　版 / 社会科学文献出版社（010）59367069
　　　　　 地址：北京市北三环中路甲29号院华龙大厦　邮编：100029
　　　　　 网址：www.ssap.com.cn
发　　行 / 社会科学文献出版社（010）59367028
印　　装 / 三河市东方印刷有限公司

规　　格 / 开　本：889mm×1194mm 1/32
　　　　　 印　张：12　字　数：218千字
版　　次 / 2022年11月第1版　2022年11月第1次印刷
书　　号 / ISBN 978-7-5228-0329-6
著作权合同
登 记 号 / 图字01-2020-3329号
审 图 号 / GS（2022）3681号
定　　价 / 89.00元

读者服务电话：4008918866